U0598434

中国控烟协会康复与中医学专业委员会

中国康复医学会心血管病专业委员会

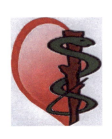

献给

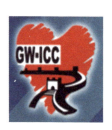

第十届中国控烟与心血管疾病预防康复学术论坛
暨第二十届全国控烟学术研讨会

本书由
浙江省卫生领军人才经费
浙江省卫生高层次创新人才经费
资助出版

中国医师控烟手册

（第三版）

主　审　胡大一　廖文科　高玉莲　尹荣秀
主　编　郭航远　池菊芳　张邢炜　郭诗天
副主编　朱　冰　金　煜　徐亚维　吴韩锦

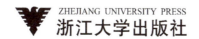
ZHEJIANG UNIVERSITY PRESS
浙江大学出版社

核心提示

1. 心脑血管疾病是全球首位的致死和致残原因。在我国，心脑血管疾病引起的死亡占总死亡人数的 40% 以上。吸烟和二手烟暴露是心脑血管疾病最主要的可预防因素。

2. 吸烟可以导致心脏损伤，增加发生冠心病的风险。每天只抽 1 支烟也会使男性冠心病风险增加 74%，女性增加 119%。

3. 吸烟可以导致脑血管和颈动脉损害，增加脑卒中的风险。吸烟者发生脑卒中的风险是非吸烟者的 1.5 倍。

4. 吸烟量越大，吸烟年限越长，冠心病和脑卒中的发病及死亡风险越高。

5. 二手烟可迅速损伤心脑血管，导致心脏病和脑卒中。可导致发生冠心病的风险增加 25% ~ 30%，导致脑卒中的风险增加 20% ~ 30%。

6. 短暂暴露于二手烟也能导致心脏病急性发作。

7. 无烟环境可以有效保护非吸烟者免受二手烟的危害。

8. 戒烟可迅速降低发生心脏病的风险。戒烟 5 ~ 15 年，脑卒中发病风险可降低至非吸烟者水平。

9. 与持续吸烟者相比，戒烟者更少伴有疾病和残疾。

10. 任何年龄戒烟都会获益，戒烟越早越好。全国戒烟热线电话为 12320、4008085531。

序 一

烟草危害是当今世界严重的公共卫生问题之一。世界卫生组织（World Health Organization, WHO）已将烟草流行作为全球最严重的公共卫生问题列入重点控制领域。目前，WHO 将烟草依赖作为一种慢性成瘾性疾病列入了国际疾病分类，并确认烟草是目前对人类健康最大的威胁。

数据显示，中国约有 3.5 亿烟民，约占全球 13 亿烟民的 1/3；且每年有近百万人死于吸烟相关疾病，50 年内将有 1 亿中国人死于烟草相关疾病。吸烟已经被定义为是一种慢性、高复发性疾病。控烟和戒烟不仅可使冠心病的发病率下降，降低很多疾病的发病率和病死率，也是改善心血管病远期预后最经济有效的措施，因此，我们应积极推动控烟和戒烟工作。

从国外多年控烟和戒烟的成功经验来看，医师是帮助吸烟者控烟和戒烟的主力。先有医师吸烟率下降，才有全民吸烟率的下降。此外，研究显示，70% ~ 90% 的吸烟者每年与医师接触，约 70% 的戒烟者的成功由医师的劝告实现，由此可见，医师在劝导吸烟者控烟和戒烟中有重要作用。当吸烟者因病痛就医时，一个能以身作则拒绝烟草的医师给患者提出的不要再吸烟的简单忠告，可能会完全改变患者以后的吸烟行为，即便是简短的建议也会使患者的戒烟率提高一倍。

但是，目前我国医务工作者的吸烟率还是很高的，男性医师吸烟率高达 56%，其中心内科男医师吸烟率为 29.8%。此外，医师缺乏对戒烟和控烟的责任感和紧迫感；缺少关于戒烟知识和技能的学习与培训；缺乏对吸烟有害的认识、未担当起表率作用、未积极履行医师控烟责任等等，也是目前我国控烟、戒烟和禁烟工作中存在的重大问题，应引起全国医疗界同仁的重视和应对，控烟和戒烟不容忽视，心内科医师更是责无旁贷。

可喜的是，我们已经开始行动。我们在长城国际心脏病学会议上郑重承诺：戒烟以身作则，从"心"做起，拒绝烟草，争当戒烟表率。我们还提倡每个心血管专科医师在每个吸烟患者身上多花3分钟时间劝导其控烟和戒烟，并设置控烟门诊、开通咨询电话等，将控烟工作真正付诸行动。另外，在王宁夫、郭航远教授及其团队的坚持和努力下，我国心血管病领域唯一的控烟与预防康复学术会议也在杭州和绍兴召开了十届。鉴于此，我们有理由坚信，我们能取得与国外同仁一样的成功。然而，控烟工作任重而道远，我们每一个医师应认识到这一工作的艰巨性，应投入更大的热情和行动，打好这一场控烟大战。

胡大一

2019年6月1日

序　二

中国拥有全世界 1/5 的人口，吸烟人数占了世界的 1/3，消费了全世界 44% 的烟草，这比第二位和第三位国家加起来的总和还要多。现在估计每年有超过百万人死于与烟草相关的疾病。到 2050 年，如果没有有效控制，年死亡人数将达到 300 万人。中国是最大的烟草生产国和消费国，但也是最大的受害国，我们必须要认识到这一点。

我国人群 2015 年的吸烟率与 5 年前相比没有显著变化，为 27.7%。其中男性吸烟率为 52.1%，女性为 2.7%。由于人口总数增长，根据当前吸烟率推算，中国现在 15 岁以上的吸烟人数比 5 年前增长了 1500 万，已高达 3.2 亿。吸烟者每天平均吸烟 15.2 支，与 5 年前相比，增加了 1 支。

与 5 年前相比，公众对吸烟危害的认识没有提高。同时，烟草广告和促销活动仍广泛存在，烟草零售点成为重灾区。另外，卷烟平均价格有所上升，但相对于居民的购买力，烟草反而变得更加便宜。

不过，也有一些可喜的变化。二手烟暴露情况有所改善，特别是在学校、卫生健康机构和政府大楼。与 5 年前相比，在室内工作场所、公共场所、公共交通工具和居民家中的二手烟暴露率均有所下降。

我国作为世界上最大的烟草受害国，总吸烟人数接近 3.5 亿，另有约 7.4 亿不吸烟人群遭受二手烟的危害。吸烟及二手烟暴露已经成为人民群众生命健康与社会经济发展的不堪承受之重。医师担负着保护人类健康权益的神圣职责，控制烟草使用应该是临床医师义不容辞的责任。

2017 年中国控烟协会的调查显示，九成被调查者支持室内公共场所 100% 禁烟，支持者包括 95.7% 的非吸烟者和 80.3% 的吸烟者，说明不论是吸烟还是非吸烟的公众都支持更严格的烟草控制政策。

要想控制慢性疾病人数的攀升，实现到 2030 年 15 岁以上人群吸烟率降低到 20% 的"健康中国 2030"目标，烟草业应实行政企分开；国家烟草专卖局应退出八部委控烟履约协调机制；尽快出台《公共场所控制吸烟条例》，并规定室内公共场所全面禁烟；卷烟包装必须采用大而明确、醒目和清晰的图文健康警示；持续不断地提高烟草税和烟草价格，降低卷烟支付能力；禁止所有烟草广告、促销和赞助，加强烟草广告执法监管力度；将戒烟服务纳入国家基本公共卫生服务；社会共治，加强对青少年学生的控烟教育；加强烟草成分管制及其释放物信息披露，禁止"低焦低害"及中草药卷烟减害的虚假宣传。

党的十九大明确提出"实施健康中国战略"，强调把健康融入所有政策，明确了控烟具体目标。控烟是一项重要的健康工程，关乎民众的福祉、国家的未来。这项工作需要政府主导和民众参与，需要社会共治和资源投资。控烟是一场斗争，只有同心协力，不断克服困难和排除干扰，才能实现"健康中国 2030"规划的控烟目标。让我们共同努力，迈向无烟中国。

高玉莲

2019 年 6 月 1 日

前　言

　　20世纪共计有1亿人死于烟草制品，死于烟草的总人口数量超过了战争。2001年死于烟草制品的人数达到210万，2011年又增加到了将近600万，而且，这个数字还在继续攀升。目前，全世界每10个死亡者中就有1人与烟草有关，长期吸烟者有一半人最终将死于烟草。吸烟已经成为成年人可避免死亡原因当中最大的一个，其危害程度超过了酗酒和不良饮食习惯。

　　在这600万死于烟草的人中，有80%来自低收入和中等收入国家，其中的120万人来自中国。如果这个趋势不加以制止，2030年后，全球每年将有800万人死于烟草制品，其中中国人将达到350万，而整个21世纪全球将有10亿人被烟草毒杀。

　　在死亡原因中，癌症、心血管病和呼吸道疾病大约各占1/3，也有少数人死于吸烟引发的消化系统疾病、糖尿病和肺结核。癌症中尤以肺癌居首，全世界80%的男性肺癌患者和50%的女性肺癌患者得病的原因与烟草相关。总的来说，全世界15%的男性和7%的女性死于烟草引发的各种疾病，原因在于燃烧的烟草中含有超过7000种化学物质，其中至少有69种已被证明能够致癌。

　　目前，已有许多研究报道了吸烟对心血管病的不良影响。吸烟使首次发生心肌梗死的时间提前10年，急性心肌梗死发病风险增加7倍。每日吸烟量越大，风险越高。吸烟也使晚期和极晚期支架内血栓形成风险增加1.6倍，冠状动脉介入术（PCI）后的死亡相对风险增加1.8倍，发生心肌梗死的相对风险增加2.1倍，猝死的相对风险升高3倍以上。

吸烟已经被界定为一种慢性、成瘾性疾病，对吸烟者自身及其他人的健康都是有危害的，与心脑血管疾病的关系更大。吸烟不仅会缩短人群平均寿命，使人群罹患冠心病、脑卒中、猝死等疾病的风险大大增加，而且给整个社会带来巨大的经济负担。因此，我们必须坚决戒烟。有研究表明，从吸完最后一支烟后起，20分钟后血压下降，体温、心率恢复到正常，24小时后致命性冠心病风险即可降低，1年后发生冠心病的风险可降低50%；戒烟5年后发生脑卒中的风险可降至与不吸烟者相似的水平，15年后发生冠心病的风险可降至与不吸烟者相似的水平，其花费却远小于血压、血糖或血脂的药物控制。从这个意义上说，戒烟是最经济的干预方式。

戒烟可降低吸烟者患心肌梗死的风险。对于吸烟的冠心病患者，戒烟可使病死的风险降低约36%，高于其他任何一项二级预防措施（他汀类降低29%，β受体阻滞剂降低23%，ACEI / ARB降低23%，阿司匹林降低15%）。戒烟可使发生非致死性心肌梗死的风险降低约32%，PCI术后心血管死亡相对风险降低44%，冠状动脉旁路移植术后的心血管死亡相对风险降低75%，再血管化风险降低41%。戒烟还可使心博骤停的绝对风险降低8%，因心力衰竭再住院或死亡的风险降低40%。

在欧美和我国心血管病相关指南中，已将戒烟列为重要干预措施，主要归纳为以下三点：

（1）针对心血管病一级预防，对20岁以上的所有成人，需评估吸烟情况，并建议戒烟。

（2）针对心血管病二级预防，对所有冠状动脉粥样硬化和 / 或外周血管动脉硬化患者，需评估吸烟情况，并建议戒烟。

（3）特别强调需要戒烟的疾病包括：PCI围手术期和术后、冠状动脉搭桥术（CABG）围手术期和术后、慢性稳定型心绞痛、不稳定型心绞痛 / 非ST段抬高型心肌梗死、ST段抬高型心肌梗死及外周血管疾病。

我们必须理性地认识到目前我国的控烟现状，认识到控烟和戒烟是一场持久战，需要全体吸烟者坚定的决心和不懈的努力。只有戒烟者强烈坚持，辅以药物及心理的综合干预，运用科学的方法，我们才能打胜这一场控烟大战。基于国外50多年来控烟的成功经验，我们有理由相信，控烟和戒烟是可以成功的。

戒烟已经不是一种个体行为，它已经上升为一种社会群体的控烟行动。控烟有两层含义：一是针对3.5亿的吸烟人群而言，通过各种方式进行宣教和劝阻，使其认识到吸烟的危害性，尽最大可能，动用各种资源，使吸烟人数得到有效控制；二是针对7.4亿的被动吸烟者而言，这一群体无吸烟的意愿，但由于主动吸烟者无空间、无场所限制的随意吸烟，使得这一人群被卷入烟雾之中，特别是妇女、儿童成为最大的受害者。任何年龄段戒烟都有好处，戒烟最重要的益处在于找回健康，增加更多的寿命年数，而且戒烟增加的寿命年数都是"健康的生命年数"。我们有责任呼吁有关部门，应该在公共场所设置无烟区，保护这些可能会受到烟草毒害的人群。

发达国家50年成功控烟的经验告诉我们，医师是控烟行动的主导力量，他们可使全民吸烟率大大下降，最终引导公众迎来控烟事业的黎明。考虑到吸烟与心血管病的关系，吸烟是与高血压、高血脂、糖尿病等同等重要的心血管病危险因素，心内科医师应成为控烟先锋、戒烟模范。

烟草依赖是一种慢性、成瘾性疾病（WHO国际疾病分类ICD-10，F17.2）。我们心内科医师更应带头戒烟，不在病房和门诊等工作场所吸烟，不面对患者吸烟，主动拒绝吸烟的邀请，给患者做出戒烟的榜样；积极将控烟和戒烟知识融入心内科门诊和住院诊疗的日常医疗实践中，积极为患者提出控烟和戒烟建议，并经常性参与各种戒烟培训、参与政府的控烟活动。

吸烟是一种疾病，戒烟可以获得一分健康。在控烟的道路上，我们还是新兵、小兵。控烟的路很长，任重而道远。将来医学科学的发展，一定是临床、教学、科研、预防和康复并重，而预防对医学发展的作用和贡献将更加突出。我们心内科医师要一肩挑规范诊疗，一肩挑疾病预防，为全社会健康事业贡献自己的力量。2009年，我们出版了《中国医师控烟手册》。2014年，我们又出版了第二版，受到了中国控烟协会和临床医师的高度肯定。又时隔5年，在第一版、第二版的基础上，我们进行了第三版的修订，突出了戒烟、控烟对健康的贡献，突出了预防与康复的先进理念。

感谢我国著名的心血管病学专家、医学教育家、中国控烟协会会长胡大一教授，中国控烟协会常务副会长廖文科先生，秘书长高玉莲女士和副秘书长尹荣秀女士主审了本书。本书由浙江省卫生领军人才经费和卫生高层次创新人才经费资助出版。

郭航远

2019年6月1日

目 录

烟 草 篇

1. 烟草最早起源于哪里？ …………………………………………001

2. 烟草在考古学上有哪些发现？ …………………………………002

3. 国外烟草的历史如何？ …………………………………………003

4. 我国烟草的历史如何？ …………………………………………005

5. 国外的烟草是如何传播的？ ……………………………………006

6. 我国的烟草是如何传播的？ ……………………………………007

7. 烟草的命名是如何得来的？ ……………………………………007

8. 烟草的品种有哪些？ ……………………………………………008

9. 烟草的种类有哪些？ ……………………………………………009

10. 烟制品经历了哪些演变？ ………………………………………010

11. 新型烟草制品有何特点？ ………………………………………011

12. 新型烟草制品有哪些？ …………………………………………012

13. 卷烟的发展经历了哪些？ ………………………………………013

14. 历史上与卷烟相关的革命有哪些？ ……………………………014

15. 卷烟过滤嘴是如何演变的？ ……………………………………014

16. 烟草制品的制作流程是怎样的? ·············015

17. 烟叶的主要成分有哪些? ·············016

18. 烟草燃烧时会产生哪些物质? ·············017

吸烟现状篇

19. 世界烟草的流行情况如何? ·············018

20. 不同国家之间烟草流行的情况有何不同? ·············019

21. 全球烟草导致死亡的发展趋势如何? ·············019

22. 中国烟草的流行现状如何? ·············020

23. 中国成人烟草调查报告的主要内容是什么? ·············021

24. 中国成人烟草调查报告的结论和建议是什么? ·············022

25. 轻度吸烟者包括哪些类型? ·············022

26. 吸烟人群可分为哪几类? ·············023

27. 哪些烟民最令人不舒服? ·············024

28. 吸烟分哪些类型? ·············025

29. 我国吸烟人群的分布如何? ·············026

30. 我国青少年吸烟的现状如何? ·············026

31. 青少年开始吸烟的心理因素有哪些? ·············027

32. 女性吸烟的现状如何? ·············029

33. 女性吸烟的心理因素有哪些? ·············030

34. 医务人员吸烟的现状如何? ·············030

35. 公民对吸烟危害的认识如何? ·············031

36. 什么是被动吸烟? ·············032

37. 被动吸烟的影响因素有哪些? ·············033

38. 中国的被动吸烟现状如何? ·············033

39. 什么是三手烟? ·············034

40. 三手烟的特性是什么？ ·································034

41. 三手烟的主要成分有哪些？ ·························035

42. 三手烟的主要危害有哪些？ ·························035

43. 为什么说儿童更易受三手烟的危害？ ··············036

44. 为什么说三手烟的防范难度很大？ ···············037

45. 避免三手烟的方法有哪些？ ·························038

46. 为什么要关注女性和青少年这些特殊烟民？ ·······038

47. 影响青少年吸烟的主要因素有哪些？ ···············039

烟草危害篇

48. 我国古代是怎样描述烟草危害的？ ···············041

49. 烟草的危害涉及哪些人群？ ·························042

50. 吸烟数量与危害的关系如何？ ·····················042

51. 吸烟对人体最大的危害是什么？ ···················042

52. 为什么说烟草制品在经济学上也是有害的？ ·······043

53. 什么情况下吸烟的危害更严重？ ···················043

54. 吸烟者寿命会缩短吗？ ·······························044

55. 吸烟是否会令人上瘾？ ·······························044

56. 尼古丁的毒性有多大？ ·······························045

57. 尼古丁可对人体造成哪些损害？ ···················046

58. 烟焦油和一氧化碳对人体的危害有哪些？ ·········046

59. 烟雾其他成分对人体的危害有哪些？ ···············046

60. 吸烟对人体哪些脏器有致癌作用？ ···············047

61. 吸烟对心脑血管的影响如何？ ·····················048

62. 吸烟对呼吸道的影响如何？ ·························049

63. 吸烟对消化道的影响如何？ ·························050

64. 吸烟对人体还有哪些其他危害？ ⋯⋯⋯⋯⋯⋯⋯050
65. 被动吸烟对人体各脏器可造成哪些危害？ ⋯⋯⋯051
66. 男性吸烟可引起哪些危害？ ⋯⋯⋯⋯⋯⋯⋯⋯052
67. 男性吸烟会引起脱发吗？ ⋯⋯⋯⋯⋯⋯⋯⋯⋯053
68. 吸烟对男性生殖健康可产生哪些影响？ ⋯⋯⋯⋯053
69. 吸烟引起男性不育的机制是什么？ ⋯⋯⋯⋯⋯⋯054
70. 吸烟对男性心肺功能的影响有哪些？ ⋯⋯⋯⋯⋯055
71. 吸烟对男性患肿瘤有何影响？ ⋯⋯⋯⋯⋯⋯⋯056
72. 男性吸烟易患风湿性关节炎吗？ ⋯⋯⋯⋯⋯⋯056
73. 女性吸烟危害与男性有何不同？ ⋯⋯⋯⋯⋯⋯057
74. 女性吸烟与妇科疾病有何关系？ ⋯⋯⋯⋯⋯⋯058
75. 女性吸烟还可引起哪些不良后果？ ⋯⋯⋯⋯⋯059
76. 吸烟可以引起宫颈癌吗？ ⋯⋯⋯⋯⋯⋯⋯⋯⋯059
77. 女性吸烟与衰老有何关系？ ⋯⋯⋯⋯⋯⋯⋯⋯060
78. 吸烟对女性生育有何影响？ ⋯⋯⋯⋯⋯⋯⋯⋯061
79. 女性吸烟容易生女儿吗？ ⋯⋯⋯⋯⋯⋯⋯⋯⋯062
80. 吸烟可引起宫外孕吗？ ⋯⋯⋯⋯⋯⋯⋯⋯⋯⋯063
81. 吸烟对女性患肿瘤有何影响？ ⋯⋯⋯⋯⋯⋯⋯064
82. 孕产妇吸烟可引起胎儿哪些危害？ ⋯⋯⋯⋯⋯064
83. 孕期吸烟会影响儿子的精子数量吗？ ⋯⋯⋯⋯065
84. 孕期吸烟会增加婴儿唇腭裂风险吗？ ⋯⋯⋯⋯066
85. 父母吸烟对子女有何影响？ ⋯⋯⋯⋯⋯⋯⋯⋯066
86. 儿童咽痛与父母吸烟有关吗？ ⋯⋯⋯⋯⋯⋯⋯067
87. 父母吸烟会引起婴儿腹痛吗？ ⋯⋯⋯⋯⋯⋯⋯067
88. 父母吸烟对孩子的心脏有害吗？ ⋯⋯⋯⋯⋯⋯068
89. 吸烟对青少年的危害有多大？ ⋯⋯⋯⋯⋯⋯⋯068
90. 吸烟对青少年呼吸系统的危害有哪些？ ⋯⋯⋯069
91. 吸烟对青少年生长发育的危害有哪些？ ⋯⋯⋯070

92. 吸烟对青少年大脑功能的危害有哪些？ ·····070

93. 吸烟对青少年心理行为的危害有哪些？ ·····071

94. 青少年犯罪与母亲吸烟有关吗？ ·····071

95. 吸烟对青少年视力的影响有哪些？ ·····072

96. 儿童吸烟与罹患感染性疾病的关系如何？ ·····073

97. 吸烟与老年性失明有何关系？ ·····073

98. 吸烟与老年痴呆有何关系？ ·····074

99. 被动吸烟的危害有哪些？ ·····074

100. 被动吸烟对女性的危害有哪些？ ·····075

101. 被动吸烟对儿童的危害有哪些？ ·····076

102. 孕产妇被动吸烟有哪些危害？ ·····076

103. 孕产妇被动吸烟对胎儿有哪些危害？ ·····077

104. 烟草能产生放射性损害吗？ ·····078

105. 烟草产生放射性损害的机制是什么？ ·····079

106. 熬夜时吸烟有危害吗？ ·····079

107. 为什么说车内吸烟害人害己还"害车"？ ·····080

吸 烟 与 疾 病 篇

108. 吸烟者在体检时会发现哪些异常？ ·····082

109. 吸烟与疾病发生的时间性关系如何？ ·····082

110. 为什么说吸烟与呼吸系统疾病的关系最密切？ ·····083

111. 吸烟可引起哪些恶性肿瘤？ ·····084

112. 为什么说吸烟是肺癌的"罪魁祸首"？ ·····085

113. 吸烟会增加罹患 COPD 的风险吗？ ·····086

114. 吸烟会增加肺纤维化的风险吗？ ·····087

115. 吸烟能诱发哮喘的发生吗？ ·····088

116. 吸烟会加重肺结核的病情吗？ ……………………………088

117. 吸烟会损害大脑吗？ ………………………………………089

118. 吸烟可引起脑卒中（中风）吗？ …………………………090

119. 吸烟与头痛有关吗？ ………………………………………091

120. 吸烟可引起哪些眼部疾病？ ………………………………092

121. 吸烟可引起口臭吗？ ………………………………………093

122. 吸烟可引起口腔白斑吗？ …………………………………094

123. 吸烟可引起口腔癌吗？ ……………………………………095

124. 吸烟可引起喉癌吗？ ………………………………………096

125. 吸烟可引起牙周病吗？ ……………………………………096

126. 吸烟会加重颈椎病的病情吗？ ……………………………097

127. 吸烟可引起哪些胃部疾病？ ………………………………098

128. 吸烟会增加消化性溃疡穿孔的发生率吗？ ………………098

129. 吸烟与大肠癌的关系如何？ ………………………………099

130. 吸烟如何引起膀胱疾病？ …………………………………100

131. 吸烟会增加罹患肾癌的风险吗？ …………………………100

132. 吸烟可引起黑色素瘤吗？ …………………………………100

133. 吸烟可引起鳞状细胞癌吗？ ………………………………101

134. 吸烟可引起冻疮吗？ ………………………………………101

135. 吸烟可引起老年腰背痛吗？ ………………………………102

136. 吸烟可增加多发性硬化症的风险吗？ ……………………102

137. 吸烟可引起儿童渗出性中耳炎吗？ ………………………103

138. 吸烟会增加罹患白血病的风险吗？ ………………………103

139. 吸烟对艾滋病患者有哪些影响？ …………………………104

140. 吸烟可诱发腹股沟疝吗？ …………………………………104

141. 吸烟会增加罹患糖尿病的风险吗？ ………………………104

142. 糖尿病患者吸烟会引起病情恶化吗？ ……………………105

143. 吸烟可导致哪些心血管病？ ………………………………106

144. 为什么说吸烟是冠心病的独立危险因素？ ·················107

145. 吸烟如何诱发冠心病？ ·················108

146. 烟雾中哪些物质与冠心病有关？ ·················108

147. 为什么吸烟会加重动脉粥样硬化？ ·················109

148. 吸烟可诱发心绞痛吗？ ·················110

149. 冠心病吸烟患者的冠脉造影有何特点？ ·················110

150. 吸烟对接受冠脉介入治疗患者有何影响？ ·················111

151. 吸烟会增加 PCI 术冠脉再狭窄风险吗？ ·················111

152. 吸烟会增加 ACS 患者体内的 CRP 水平吗？ ·················112

153. 吸烟可诱发心律失常吗？ ·················112

154. 吸烟对心率变异性有何影响？ ·················113

155. 吸烟如何诱发心房纤维化的发生？ ·················113

156. 年轻女性吸烟易发心肌梗死吗？ ·················114

157. 吸烟为什么会引起高血压？ ·················115

158. 吸烟可影响心脑血管疾病的治疗吗？ ·················115

159. 吸烟会增加血栓的形成吗？ ·················116

160. 吸烟如何引起血栓闭塞性脉管炎？ ·················116

161. 吸烟会增加静脉血栓栓塞的风险吗？ ·················117

162. 吸烟会增加猝死的发生率吗？ ·················117

163. 吸烟会增加心源性猝死的风险吗？ ·················118

164. 吸烟会增加脑血管意外的风险吗？ ·················119

165. 吸烟会增加外周血管疾病的风险吗？ ·················119

166. 吸烟会增加动脉瘤的危险吗？ ·················120

167. 吸烟可影响哪些药物的作用？ ·················120

168. 吸烟如何影响手术效果？ ·················121

169. 被动吸烟如何致病？ ·················122

170. 被动吸烟会增加冠心病的风险吗？ ·················123

171. 被动吸烟会增加急性心梗的风险吗？ ·················123

目
录

172. 被动吸烟可诱发心绞痛吗？ …………………………124

173. 被动吸烟可引起维生素 C 缺乏吗？ …………………124

174. 被动吸烟可诱发哮喘吗？ …………………………124

175. 被动吸烟可引起打鼾吗？ …………………………125

176. 吸烟对机体身心健康还可产生哪些负面效应？ ………125

177. 吸烟会降低人的智商吗？ …………………………126

178. 吸烟会增加老年人罹患抑郁症的风险吗？ ……………126

烟草依赖篇

179. 什么是烟草依赖？ …………………………………127

180. 什么是吸烟的恶性循环？ …………………………127

181. 从吸烟到成瘾经历哪几个过程？ …………………128

182. 为什么说烟草依赖是一种慢性成瘾性疾病？ ………128

183. 烟草依赖表现的特征是什么？ ……………………129

184. 烟草依赖的病理生理机制是什么？ ………………129

185. 吸烟成瘾的经济文化因素有哪些？ ………………130

186. 烟草与药物的协同作用如何？ ……………………130

187. 烟草成瘾的形成过程如何？ ………………………131

188. 产生烟草依赖的原因有哪些？ ……………………132

189. 引起烟草成瘾的基因有哪些？ ……………………133

190. 治疗烟草依赖的重点是什么？ ……………………133

191. 烟草依赖的药物治疗有哪些？ ……………………134

192. 什么是尼古丁依赖？ ………………………………134

193. 尼古丁依赖的症状有哪些？ ………………………135

194. 尼古丁成瘾分几期？ ………………………………135

195. 如何对尼古丁依赖进行评分？ ……………………135

196. 什么是明尼苏达烟草戒断症状量表？ ·····················137

197. 什么是吸烟严重指数？ ··138

198. 什么是判定尼古丁依赖的 DSM-IV-TR 标准？ ·············139

199. 尼古丁依赖的发病机制是什么？ ·····························139

200. 什么是尼古丁成瘾环？ ···139

201. 尼古丁对机体可产生哪些影响？ ···························140

202. 如何看待环境刺激在尼古丁依赖形成过程中的作用？ ·······140

203. 烟草依赖的干预原则是什么？ ·······························140

戒 烟 篇

009

204. 戒烟应该从什么时候开始？ ·····························142

205. 戒烟能减少心血管病吗？ ·······························143

206. 戒烟对呼吸系统疾病的预后有什么影响？ ·············143

207. 戒烟的认识误区有哪些？ ·······························144

208. 有效戒烟的 14 条法则是什么？ ·······················145

209. 戒烟可使掉牙的风险降低吗？ ·························146

210. 戒烟能改善睡眠吗？ ···································147

211. 有哪些经典趣招可以帮助我们戒烟？ ·················148

212. 有哪些窍门可以帮助我们彻底戒烟？ ·················149

213. 为什么说戒烟成功重在方法选择？ ···················150

214. 什么是科学可靠的戒烟方法？ ·························150

215. 什么是心脏康复管理的五大处方？ ···················151

216. 如何制定戒烟处方？ ···································151

217. 如何评估吸烟者的戒烟意愿？ ·························153

218. 什么是十步渐进戒烟法？ ·······························153

219. 什么是戒烟的十二步骤？ ·······························154

目录

220. 如何做好戒烟者的咨询工作？⋯⋯⋯⋯⋯⋯⋯⋯⋯155

221. 戒烟的有益变化有哪些？⋯⋯⋯⋯⋯⋯⋯⋯⋯⋯155

222. 戒烟后会出现哪些好处？⋯⋯⋯⋯⋯⋯⋯⋯⋯⋯157

223. 戒烟的近期好处有哪些？⋯⋯⋯⋯⋯⋯⋯⋯⋯⋯157

224. 戒烟的远期好处有哪些？⋯⋯⋯⋯⋯⋯⋯⋯⋯⋯158

225. 戒烟能减少癌症的发生吗？⋯⋯⋯⋯⋯⋯⋯⋯⋯159

226. 戒烟可带来哪些心血管方面的益处？⋯⋯⋯⋯⋯160

227. 戒烟使心血管病获益的机制有哪些？⋯⋯⋯⋯⋯160

228. 为什么说戒烟是难治性哮喘的强效干预措施？⋯⋯160

229. 为什么说戒烟是冠心病的强效干预措施？⋯⋯⋯161

230. 戒烟可使心梗患者得到哪些益处？⋯⋯⋯⋯⋯⋯162

231. 为什么说戒烟是一次行为矫正？⋯⋯⋯⋯⋯⋯⋯163

232. 戒烟的方法有哪些？⋯⋯⋯⋯⋯⋯⋯⋯⋯⋯⋯⋯163

233. 什么是尼古丁替代治疗（NRT）？⋯⋯⋯⋯⋯⋯165

234. 尼古丁替代治疗安全吗？⋯⋯⋯⋯⋯⋯⋯⋯⋯⋯165

235. 尼古丁替代治疗会引起依赖吗？⋯⋯⋯⋯⋯⋯⋯165

236. 尼古丁替代治疗产品会导致滥用和成瘾吗？⋯⋯166

237. 年轻人可以使用尼古丁替代治疗吗？⋯⋯⋯⋯⋯166

238. 孕妇可以使用尼古丁替代治疗吗？⋯⋯⋯⋯⋯⋯167

239. 常用的尼古丁替代品有哪些？⋯⋯⋯⋯⋯⋯⋯⋯167

240. 使用尼古丁贴片应注意哪些事项？⋯⋯⋯⋯⋯⋯167

241. 如何使用尼古丁咀嚼胶？⋯⋯⋯⋯⋯⋯⋯⋯⋯⋯168

242. 使用尼古丁咀嚼胶应注意哪些事项？⋯⋯⋯⋯⋯169

243. 使用尼古丁喷鼻剂应注意哪些事项？⋯⋯⋯⋯⋯170

244. 如何正确使用尼古丁喷鼻剂？⋯⋯⋯⋯⋯⋯⋯⋯170

245. 使用尼古丁吸入剂应注意哪些事项？⋯⋯⋯⋯⋯171

246. 如何正确使用尼古丁吸入剂？⋯⋯⋯⋯⋯⋯⋯⋯171

247. 使用尼古丁舌下含片应注意哪些事项？⋯⋯⋯⋯171

248. 尼古丁舌下含片与其他剂型相比有什么优点？……………172

249. 使用尼古丁戒烟糖应注意哪些事项？………………………172

250. 尼古丁替代产品可联合使用吗？……………………………173

251. 尼古丁乙酰胆碱受体部分激动剂的作用机制是什么？………173

252. 伐尼克兰的戒烟机制是什么？………………………………173

253. 如何正确使用伐尼克兰？……………………………………174

254. 盐酸安非他酮的戒烟机制是什么？…………………………174

255. 如何正确使用安非他酮？……………………………………175

256. 使用安非他酮有哪些注意事项及禁忌证？…………………175

257. 服用安非他酮会出现哪些不良反应？………………………176

258. 可乐定的戒烟机制是什么？…………………………………176

259. 去甲替林的戒烟机制是什么？………………………………176

260. 药物联合治疗方案有哪几种？………………………………176

261. 如何选择戒烟药物？…………………………………………177

262. 目前常用戒烟药物的疗效如何？……………………………177

263. 逐渐减量法和突然停止法哪个更佳？………………………177

264. 是否应鼓励使用戒烟药物？…………………………………178

265. 畅沛是一种什么药？…………………………………………178

266. 畅沛的戒烟机制是什么？……………………………………178

267. 畅沛用于戒烟有哪些优势？…………………………………179

268. 畅沛临床疗效评价如何？……………………………………179

269. 畅沛的服用方法及注意事项有哪些？………………………180

270. Rimonabant 能帮助戒烟吗？………………………………180

271. 甲氧呋豆素如何帮助吸烟者戒烟？…………………………180

272. 中医中药戒烟方法有哪些？…………………………………181

273. 针灸戒烟疗法可行吗？………………………………………182

274. 什么是尼古丁疫苗？…………………………………………183

275. 戒烟的非药物治疗措施有哪些？……………………………184

276. 什么是戒烟行为疗法？ ……………………184

277. 戒烟的心理疗法有哪些？ …………………185

278. 运用催眠疗法戒烟有效吗？ ………………185

279. 什么是成功的戒烟法？ ……………………186

280. 什么是"五日戒烟法"？ …………………186

281. 什么是"主动戒烟法"？ …………………187

282. 什么是锻炼戒烟法？ ………………………188

283. 为什么经常参加锻炼的人不爱吸烟？ ……188

284. 器械戒烟法有哪些？ ………………………189

285. 什么是电子烟？ ……………………………189

286. 电子烟对戒烟有用吗？ ……………………190

012

287. 什么是电子烟盒？ …………………………191

288. 戒烟的新产品还有哪些？ …………………191

289. 适合戒烟者的营养处方有什么要求？ ……192

290. 鱼类食物能减轻吸烟的损害吗？ …………193

291. 解烟毒的食物有哪些？ ……………………193

292. 戒烟者应如何科学饮水？ …………………193

293. 戒烟茶有哪些？ ……………………………193

294. 戒烟的通常模式是什么？ …………………194

295. 如何识别愿意戒烟的吸烟者？ ……………194

296. 为什么说戒烟者应了解自己的吸烟特点？ …195

297. 如何计算吸烟指数？ ………………………195

298. 如何确定开始戒烟的日期？ ………………196

299. 如何创造一个有助于戒烟的环境？ ………196

300. 如何制定个体化的戒烟方案？ ……………197

301. 做好戒烟的准备了吗？ ……………………198

302. 如何预测烟瘾？ ……………………………198

303. 哪些诱惑可使戒烟者复吸？ ………………199

304. 临床医师在劝导患者戒烟中的作用？ ·····················200

305. 临床医师如何对戒烟者进行非药物干预？ ···············200

306. 临床医师如何对戒烟者进行药物干预？ ···················201

307. 临床医师如何对戒烟者进行随访？ ·························203

308. 临床医师如何对戒烟者进行复吸处理？ ···················203

309. 复吸的原因与对策是什么？ ·······························205

310. 如何制定一个戒烟总体规划？ ···························206

311. 戒烟的常见理由有哪些？ ·································206

312. 不同吸烟者的戒烟理由有何不同？ ·······················207

313. 签一份戒烟协议书有必要吗？ ···························208

314. 如何写戒烟日记？ ·······································209

315. 哪几类人群需及早戒烟？ ·································210

316. 女性如何戒烟？ ···211

317. 什么是戒烟5A？ ··213

318. 什么是戒烟5R？ ··214

319. 如何帮助有戒烟意愿者戒烟？ ···························215

320. 明确吸烟者戒烟意愿有什么意义？ ·······················215

321. 如何强化个体的戒烟意识？ ·······························216

322. 如何控制吸烟者持续吸烟的欲望？ ·······················217

323. 什么是戒烟后复吸？ ·····································217

324. 如何应对那些能增加复吸危险的环境因素？ ···············218

325. 应对复吸的实用处理方法有哪些？ ·······················218

326. 心理治疗对防止复吸有用吗？ ···························220

327. 如果复吸了应该怎么办？ ·································221

328. 如何对待复吸人群？ ·····································221

329. 什么是防止复吸的初级方案和规范方案？ ···············222

330. 什么是尼古丁戒断症状？ ·································223

331. 尼古丁戒断症状的诊断标准是什么？ ···················223

013

目
录

332. 如何减轻和消除尼古丁的戒断症候群？……224

333. 常见戒断症状的处理方法有哪些？……225

334. 如何应对戒烟初期的戒断症状？……225

335. 如何度过戒烟最难熬的前 5 天？……226

336. 如何维持戒烟成绩？……226

337. 如何应对烟瘾发作？……227

338. 什么是抗烟瘾疫苗？……227

339. 吸烟者存在哪些错误认识？……228

340. 转吸无烟烟草产品能降低患病风险吗？……229

341. 戒烟者常犯的错误有哪些？……230

342. 为什么说戒烟不当可以引起糖尿病？……231

343. 戒烟会引起体重增加吗？……231

344. 戒烟过程中如何应对体重增加？……231

014

控 烟 篇

345. 禁烟、戒烟与控烟有何不同？……233

346. 世界各国控烟形势如何？……234

347. 世界各国有哪些控烟奇招？……235

348. 我国目前的控烟形势如何？……236

349. 如何尽量减少吸烟带来的伤害？……237

350. 国外医疗机构有哪些成功的控烟经验？……238

351. 国外医护人员有哪些成功的控烟经验？……239

352. 烟盒包装印有图形警示与控烟的关系如何？……240

353. 什么是国际脏烟灰缸奖？……240

354. 什么是中国脏烟灰缸奖？……241

355. 为什么需要医师做戒烟表率？……242

356. 医师的劝说可对吸烟者产生怎样的影响？ ·················242

357. 临床医师在控烟工作中应扮演怎样的角色？ ·············243

358. 为什么说医师是帮助吸烟者戒烟的最佳人选？ ···········243

359. 目前我国医师在戒烟工作中的现状如何？ ·············244

360. 针对医护人员有何控烟对策？ ·····················245

361. 心内科医师如何做好戒烟表率？ ···················246

362. 科主任在控烟工作中扮演的角色有哪些？ ·············247

363. 如何把控烟工作融入日常的临床诊疗工作中？ ·········248

364. 中国控烟工作中的大事件有哪些？ ·················248

365. 我国控烟工作面临的挑战有哪些？ ·················250

366. 哪些公共场所应禁止吸烟？ ·····················251

367. 无烟单位的基本标准是什么？ ···················251

368. 无烟医疗卫生机构的标准包括哪些？ ···············252

369. 无烟医院的评估标准是什么？ ···················252

370. 如何执行无烟医院标准？ ·······················254

371. 医院可提供的戒烟服务模式有哪些？ ···············254

372. 如何开设戒烟门诊？ ···························255

373. 如何才能开好戒烟门诊？ ·······················256

374. 戒烟门诊的评价指标有哪些？ ···················256

375. 公共场所应如何控烟？ ·························257

376. 如何提供戒烟热线服务？ ·······················258

377. 如何推进戒烟社区教育？ ·······················259

378. 历年无烟日主题是什么？ ·······················260

379. 我国控烟办公室是怎样的机构？ ···················262

380. 什么是中国控烟协会？ ·························262

381. 什么是《烟草控制框架公约》？ ···················262

382. 中国履行《烟草控制框架公约》的现状如何？ ···········264

383. 什么是 MPOWER 策略？ ·······················265

015

目
录

384. 什么是《中国心血管医师临床戒烟实践共识》？ ……………266

385. 《2007 年版中国临床戒烟指南》主要内容是什么？ …………266

386. 什么是"SHAO 100"原则？ ……………………………………267

387. 如何拒吸二手烟？ …………………………………………268

388. 戒烟在预防策略中的地位如何？ …………………………268

389. 控烟禁烟的标语有哪些？ …………………………………269

附　表

烟 草 篇

1. 烟草最早起源于哪里?

关于烟草，目前普遍认为其最早起源于中南美洲。《简明不列颠百科全书》的说法最具权威性:"普通烟草原产美洲、墨西哥和西印度群岛。"

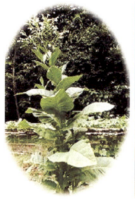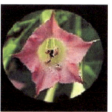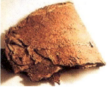

虽然没有人能确定烟草种植是从什么时候开始的，但可以肯定地说，美洲大陆的原住民是最先种植烟草，并且也是最早抽烟草的一群人。他们可能是从墨西哥尤卡坦（Yucatan）半岛引进烟草的。中美洲的玛雅人早有使用烟草的历史，当玛雅文明瓦解后，散落的部落就将烟草带到南美洲和北美洲。在北美洲，很可能是密西西比印第安人最先在其祭典仪式上使用烟草。直到1492年，哥伦布发现了新大陆，烟草才受到世界其他地区的瞩目。

早在4000年前，当人类还处于原始社会时期，烟草就已进入了拉丁美洲人的生活，当时的玛雅人（居住在今天墨西哥）就开始了烟草的种植和吸食。他们在摘取植物时闻到烟草有醉人的香气，能提神解乏，便把烟草当作刺激物咀嚼，后来渐渐成了一种嗜好。人类的吸烟是从咀嚼烟叶演变过来的。在人类学的著作中，苏联人柯斯的《原始文化始纲》和美国人摩尔根的《古代社会》都曾指出，美洲印第安人早在原始社会时期就有了吸烟的嗜好。当地居民吸食烟草，据说主

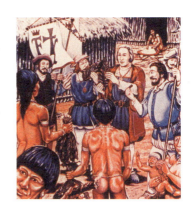

要是为了祛邪治病，颇有迷信色彩，后来慢慢成了一种癖好。最早记载人类吸食烟草的是在 14 世纪的萨尔瓦多。

2. 烟草在考古学上有哪些发现？

墨西哥南部的阿帕斯州有一座建于公元 432 年的宫殿，其中的石刻浮雕上有玛雅神职人员身着礼服吸着管状烟斗的形象，这被公认为世界上最古老的吸烟图。美国亚利桑那州北部的布罗城发现了一个公元 656 年印第安人居住过的地穴，其中留有烟草和烟斗中吸剩的烟丝。另据考古发现，在墨西哥德雷山中的一个海拔 4000 英尺（约 1219.2 米）的山洞里，也曾发现一根塞有烟草的空心草秆，经放

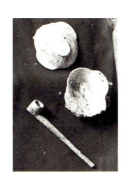

射线测量，科学家判断是 700 年前之物。很久以前，美洲土著人就有崇拜太阳和祭祀吸烟的习俗。一些考古分析还发现，3500 年前的美洲居民便有了吸烟的习惯。随着美洲史的进一步发掘，烟草史也许会向印第安史更早的时期延伸。

我国郧县五峰乡考古发掘队在当地的一座东汉墓中，发现一根精致的铜烟斗。参与此

次考古发掘的专家惊讶不已："墓主人既抽烟又喝酒。可见早在1900多年前，古人就已开始烟酒不分家了。"

3. 国外烟草的历史如何?

1492年，哥伦布的船员杰雷兹是欧洲吸烟的第一人。返回西班牙后，人们吃惊地发现，他嘴里一直在往外冒烟，断定其一定是魔鬼附身，按当时的天主教教规，他被送进了监狱。

1499年，委内瑞拉的一个岛上有人使用嚼烟。

1518年，西班牙探险家发现阿兹台克人和玛雅人用空芦苇吸烟草，西班牙人也学着吸了起来，第一支卷烟就这样产生了。

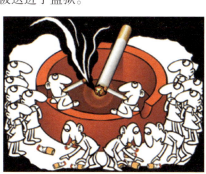

1531年，西班牙人从墨西哥引进烟种，开始在海地进行种植。

1545年，加拿大人开始吸烟。

1558年，巴西有了关于烟草的记载。

1560年，法国开始种植烟草，葡萄牙人将烟草引入东非。

1561年，葡萄牙人将烟草引入意大利。

1565年，烟草传入英国。后西班牙人入侵菲律宾，将烟草带入亚洲。

1573—1620年，烟草传入中国。

1599年，烟草传入印度。

1600年，烟草传入德国、瑞士、荷兰等国。

1612年，约翰·罗尔弗在美国弗吉尼亚州种植了第一批商用的烟草。

1616年，烟草传入朝鲜。

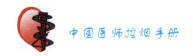

中国医师控烟手册

1652年，烟草引入南非。

1828年，德国的两位化学家首次从烟草中分离出一种重要的活性毒物——尼古丁。

1843年，法国烟草经营商开始生产西班牙式烟卷，并以法文正式命名其为cigarette，英文"香烟"一词由此而来。

1881年，一种日生产12万支的卷烟机获发明专利，在这之前烟卷都是用手卷制而成的。

1889年，杜克成立美国烟草公司。

1911年，杜克退出烟草业，捐赠建立了杜克大学。

1913年，"骆驼牌"美式混合型香烟问世。

1916年，美国烟草公司请一位从不吸烟的著名歌剧演员为"好运牌"香烟做广告，广告词为：此烟对嗓子无害。

1920年，第一次女权运动兴起，妇女开始吸烟。

1924年，美国《读者文摘》第一次发表文章，提醒人们注意：吸烟有害身体健康。

1941年，第二次世界大战期间，罗斯福总统宣布烟草是农业必需品之一，并在征兵时规定烟草种植者可延期入伍。

1955年，美国联邦商业委员会规定，禁止在香烟广告中使用有关健康等词汇。

1960年，西方烟草公司推出降焦油计划。

1962年，英国伦敦皇家医学院发表《吸烟与健康》报告。

1966年，美国香烟包装上开始印有新标志：当心！吸烟有害健康。

1968年，第二次女权运动兴起，女性吸烟率进一步上升。

1971年，美国法律规定，禁止在广播、电视中做香烟广告。

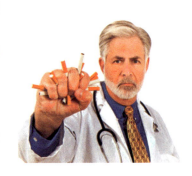

004

1973年，美国航空公司国内航班给乘客提供吸烟舱，使非吸烟乘客免受其害。

1986年，美国医学权威人士报道：被动吸烟同样严重危害健康。

1987年，禁烟首先在公共交通场所推广开来。

1988年，日本东京地铁191个车站内禁烟。

1989年，每年的5月31日被定为世界无烟日。同年，英国伦敦地铁站台上和车厢内禁烟。

1990年，医学界报道，美国每年有12.6万名妇女死于吸烟引起的身心功能失调。

2003年，欧盟禁止烟草公司赞助体育运动。同年，《烟草控制框架公约》签订。

2008年，在公共场所实行全面禁烟的国家和地区达17个。

4. 我国烟草的历史如何？

根据文献记载，16世纪中叶烟草传入中国。1575年，烟草由吕宋传入台湾、福建。1579年，利玛窦把鼻烟带入广东，中国吸烟人口大增。开始传入的是晒晾烟，距今已有400多年的种植历史。1899年，从上海输入的卷烟达70余种，吸烟在当时的城市中是一种时髦。同年，我国最早的卷烟厂由广东商人在宜昌设立。1900年，绍兴人徐树兰出版了《种烟叶法》，介绍新昌烟叶的种植方法。1903年，英美烟草公司在中国设厂，就地销售烟草。1905年，在香港成立南洋烟草公司，并于1909年迁到上海，改名为南洋兄弟烟草公司。1910年后，山东、河南、安徽、辽宁等地相继试种烤烟成功。1915年，北洋政府实行烟草专卖。1937—1940年开始在四川、贵州和云南试种，西南地区逐渐发展成为我国主产优质烟区。1942年，国民政府成立烟草专卖局。1950年，"中华牌"卷烟诞生。

20世纪50年代引进香料烟，20世纪60年代引进白肋烟，分别在浙江新昌、湖北建始试种成功。黄花烟约在200年前由俄罗斯传

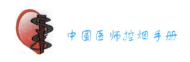

入我国北部地区种植。

　　1979年，中国政府宣布控制吸烟的相关政策。

　　1982年，烟盒上被要求标明"吸烟有害健康"的警告。

　　1984年，中国政府禁止香烟广告和宣传。

　　1987年，北京吸烟与健康协会成立。

　　2005年，烟盒上被要求标明一氧化碳的含量。

　　2007年，中国香港开始在公共场所实施全面禁烟。

　　2009年，中国台湾开始在公共场所实施全面禁烟。

5. 国外的烟草是如何传播的？

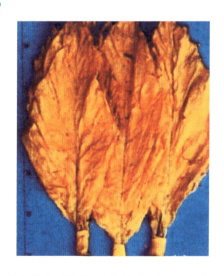

　　1492年10月12日，哥伦布率船队探险航行到美洲圣萨尔瓦多岛，看见那里的印第安人手里拿着火把，嘴里叼着草叶在吸烟雾，感到很奇怪。当他们继续航行到今天的古巴和海地时，又见到许多男男女女也是手里拿着点燃的草叶在吸，后来才知道他们点燃的是用烟草叶包裹的玉米叶丝。哥伦布本人虽然对印第安人抽烟的习俗并不感兴趣，但是船上的那些来自西班牙和其他欧洲国家的水手们却对此着迷不已，步后尘者还有西班牙殖民者和殖民地的居民们。在殖民者们返回欧洲后，他们首先将抽烟的习俗带回西班牙和葡萄牙。接着，这种象征财富的习俗又传入法国，然后再通过派驻到葡萄牙的法国大使——让·尼科（Jean Nicot，尼古丁和烟草的拉丁文学名 *Nicotiana tabacum* 就是取自他的名字）传入意大利。在英国，沃尔特·雷利（Walter Raleigh）

爵士可能是引入烟草并使抽烟成为一种新时尚的第一人，这已是妇孺皆知的。1612年，美国弗吉尼亚州（Virginia）率先开辟了烟草种植园。1631年，美国马里兰州（Maryland）也开始种植烟草。

6. 我国的烟草是如何传播的？

据记载，烟草传入中国是在明代万历年间（1573—1620年）。明末名医张介宾的《景岳全书》中记载："烟草自古未闻，近自我明万历时始出于闽、广之间，自后吴、楚间皆种植之矣。"现代历史学家吴晗则认为："最初传入烟草的是17世纪初的福建水手，他们从吕宋带回烟草的种子，再从福建南传到江浙。"

烟草传入我国的路线，一般认为有四条：

第一条路线：从吕宋直接传到我国福建的漳、泉二州。

第二条路线：从南洋即南海以西的沿海各国或越南传入澳门、广东。

第三条路线：从日本通过朝鲜传入辽东。

第四条路线：从俄罗斯经新疆传入我国。

明朝初年，国势强盛，东南沿海地区手工业和商业繁荣，明朝廷允许与外人通商，因此，烟草能在这时大量传入我国。由此形成了中国烟草种植业和吸烟兴盛的风气。

7. 烟草的命名是如何得来的？

古代美洲的印第安人所流行的烟草，是今天普通烟草的一个品种——红花烟草，这种烟草在西印度群岛叫"约里"，在巴西叫"碧东木"，在墨西哥叫"叶特尔"，在古巴叫"科依瓦"。印第安人将他们吸入烟气的一种"Y"型植物空管（下面用来装入用玉米叶裹卷烟叶的烟卷，上面两管对着两个鼻孔以吸入烟气），即烟管或烟杆，称为"Tabaco"。由于当年哥伦布一行见到印第安人时，对人吸入烟气这一行为深感怪异，所以把吸烟这种肢体行为也叫做"Tabaco"。航

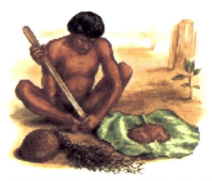

海史学家芬南德·奥维多在1535年出版的《印第安通史》一书中记载："在别的邪恶习惯里，印第安人有种特别有害的便是吸某一种烟……他们的酋长使用一种'Y'型管子，将有叉的两端插入鼻孔，另一端装有燃烧着的野草。他们用这种方式吸烟，直到失去知觉，伸着四肢躺在地上，像喝醉酒微醺的人一样。""Tabaco"就是西班牙文"烟"的由来。"Tabaco"被带回欧洲后，英文演变成"Tobacco"，而其他各国则大同小异：葡萄牙称之为"Tobacco"，法国称之为"Tapat"，德国称之为"Tabak（塔巴克）"，日本称之为"他巴寇"等。

8. 烟草的品种有哪些？

烟草起源于美洲、大洋洲和南太平洋的一些岛屿。美洲印第安人最早栽培利用烟草。目前发现有 66 个品种，被栽培利用的仅有 2 个品种，即普通烟草（*N. tabacum*. L.，又叫红花烟草）和黄花烟草（*N.*

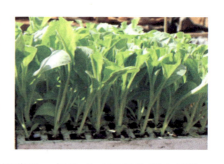

rustica L.，又叫菫烟草）。红花烟草是一年生或二三年生草本植物，宜种植于较温暖地带。黄花烟草是一年生或两年生草本植物，耐寒能力较强，适宜在低温地区栽培。此外还有一种由智利人培育出的白花烟草，绿叶白花，十分美艳，在国外只作为观赏花卉，一般都不把它列在烟草的范围之内。我国所栽培的烟草除了北方有少量黄花烟草之外，大部分是普通烟草。在绝大多数地方，人们所食用的都是

烟草的叶片，所以也把烟草称为烟叶。

另外，近年来，我国农学家已经研究选育出了一种新型的"药烟"，它是利用药用植物与烟草进行远缘杂交之后培育成功的。

9. 烟草的种类有哪些?

根据各种烟草的品种特性，主要分为以下6类：

（1）晾晒烟：最早传入我国，俗称土烟，加工方法较简单，即把成熟烟叶采摘扎把挂在屋檐下晾晒干燥后，手工制成烟丝。辛辣味重，刺激性大，消费面较窄。

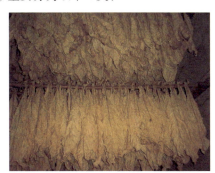

（2）烤烟：原产于美国弗吉尼亚州，国际上称弗吉尼亚型烟，也叫美烟。烤烟是在烤房内装上火管将烟叶加温烘烤而成的。烟叶经烘烤后，叶片色泽金黄，光泽鲜明，味香醇和，是生产卷烟的主要原料。

（3）白肋烟：原产于美国，由于叶片的茎、脉呈乳白色而得名。调制方法：把成熟烟叶挂在能控制温度、湿度的晾栅内调制晾干。其香气浓郁，尼古丁含量较高，是生产混合型卷烟的主要原料。

（4）香料烟：主要产于土耳其、保加利亚、希腊、泰国等，属特殊品种。叶片很小，含有较高的芳香物质，是生产混合型卷烟的配方烟叶，也可生产香料型卷烟。

（5）雪茄烟：是指制造雪茄的原料烟叶。雪茄烟分为包叶烟、束叶烟和芯叶烟3种。包叶烟培育要求最严，叶片薄而轻，叶脉细、组织细密，弹力与张力强，颜色均匀而有光泽。

（6）黄花烟：黄花烟与上述5种红花烟在植物分类上属不同的种。植株比红花烟矮小，生长期短，耐寒力强，大多经加工制为斗烟和水烟。

10. 烟制品经历了哪些演变?

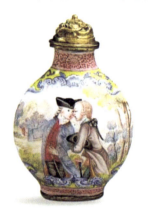

鼻烟：明朝万历年间，意大利传教士利玛窦以鼻烟进贡，后来鼻烟在我国风靡朝野。鼻烟放在精美的烟壶中，可随身携带。中国人比欧洲人讲究，鼻烟壶有碧玉制的、翡翠制的、玛瑙制的、水晶制的等，精雕细镂，形状不一。有的山水图画是从透明的玻璃壶里勾画的，俗称"内画壶"，其工艺堪称鬼斧神工。壶有盖，盖下有小勺匙，以勺匙取鼻烟置于一小玉垫上，然后用指端蘸而吸之。由于烟客不时在鼻孔处抹鼻烟，所以其鼻孔和上唇都会染上焦黄的颜色。

旱烟：民间较为流行。一尺多长的烟管，翡翠烟嘴，白铜烟袋锅，著名的关东烟的叶子就贮在一个绣花的红缎子葫芦形荷包里。有些旱烟管四五尺长，若要点燃烟袋锅子里的烟草，相当吃力。无人伺候的时候，只好自己划一根火柴插在烟袋锅里，然后急速掉过头来抽吸。

水烟：主要流行于清末民国时期。水烟袋仿自阿拉伯人的水烟筒，不过中国制造的白铜烟袋，形状小巧得多。使用者每天需要上下抖动冲洗，"呱嗒呱嗒"作响。水烟袋抽的是一种特制的烟丝，比较柔软。

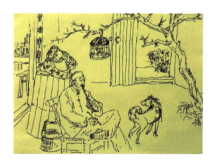

雪茄烟：是指全部用雪茄烟叶卷制而成的烟草制品。其特点是香气浓郁、吸味丰满、劲头大，碱性烟气，焦油和烟碱比值小。

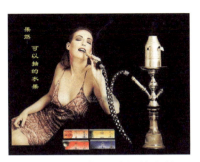

嚼烟：指的是用于咀嚼的烟，是天然绿色的替烟产品。嚼烟主要有扁塞烟、水兵烟、烟草卷、细切烟、屑烟等。嚼烟曾在某些印第安人部落中普遍流行。到20世纪初，嚼烟销量开始走下坡路，第一次世界大战后，使用嚼烟的人迅速减少。

斗烟：用烟斗抽吸的烟草制品。斗烟的特点是香气芬芳，吸味浓厚，燃烧性好，颜色较深。

卷烟：俗称香烟，现已经风靡世界，品牌繁多。分10支、20支盒装或50支罐装。卷烟有雪茄型、烤烟型或混合型。

11. 新型烟草制品有何特点？

近年来，世界各国控烟的力度逐渐加强，在一系列控烟法律、政策和行动的影响下，烟草业的发展环境出现了深刻而重大的变化，传统的燃吸式烟草制品面临着越来越大的压力，烟草制品结构正朝着多样化和无烟化方向加快调整。而这对于新型烟草制品来说，意味着一个走上历史舞台机会的来临。

新型烟草制品有三个共同特点：不需要燃烧，提供尼古丁，基本

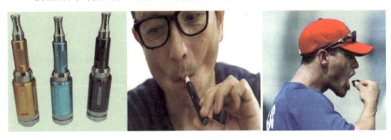

无焦油。全球新型烟草制品的发展势头强劲。2017年，全球新型烟草制品市场总量达到305.98亿美元，比上一年增长27.2%，占烟草市场总量7826.76亿美元的3.9%。

12. 新型烟草制品有哪些？

主要有电子烟、低温卷烟（即加热不燃烧烟草制品）、无烟气烟草制品等。

（1）电子烟（e-cigarette），又称电雾化卷烟，是一种通过电子加热手段将烟油雾化成蒸汽，能像香烟一样吸出烟、吸出味道与感觉

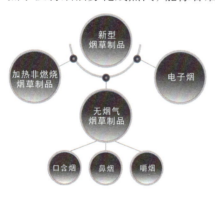

的产品。最早于2003年由我国发明，2004年在我国生产销售，之后流入欧美各国和日本。全球90%以上的电子烟来自中国深圳等地。

（2）加热非燃烧烟草制品（non-burning type tobacco products），又名低温卷烟，是通过特殊的加热源对烟丝进

行加热，使烟丝中的尼古丁及香味物质挥发、产生烟气来满足吸烟者需求的一种新型烟草制品。利用特殊热源进行加热，具有"加热烟丝或烟草提取物而非燃烧烟丝"的特点。加热非燃烧型烟草制品与传统卷烟不同，加热的温度最高不超过500℃，在抽吸间歇，加热非燃烧型烟草制品的烟丝处于非燃烧状态，从而能够减少烟草高温燃烧裂解产生的有害成分。

低温卷烟烟草制品根据加热方式的不同，可分为电加热型、理化反应加热型（如化学反应、物理结晶等）、燃料加热型（如气态、液态、固态燃料）等，均不需要燃烧，只是通过加热烟丝，烘烤出烟草中的尼古丁和香味物质，来满足吸烟者的需求。

（3）无烟气烟草制品也是新型烟草制品之一，主要通过口含、吸吮、咀嚼烟草的方式向消费者提供满足感，包括口含烟、鼻烟、嚼烟等。

口含烟：历史最悠久，产品形式最多样，主要

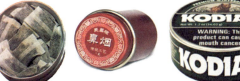

有袋装口含型、含化型、嚼烟、湿烟粉、含胶基的口香糖型等。口含烟是一种含有尼古丁的无烟烟草制品，由磨成粉末的烟草再加盐和水混合而成，有时也会加入香料，如香柠檬油、玫瑰油或甘草。口含烟经由高温灭菌制成（未经发酵），借由口含将尼古丁吸入。瑞典从2005年6月1日开始在餐厅禁烟以来，口含烟的使用率便持续提高。瑞典是欧洲唯一完成世界卫生组织控烟目标的国家，许多人认为这缘于口含烟的高使用率。

鼻烟：是由发酵烟叶粉末调香而成，以鼻吸用的无烟烟草制品。当代世界鼻烟有1000多种，主要风味有烟草、薄荷、干果、浆果、花、草药、咖啡、酒香、木香、泥土、皮革、麝香、龙涎香等。

嚼烟：有点像口香糖，但由于含有烟草成分，有烟瘾的人嚼一嚼就能获取尼古丁。由于在咀嚼的时候不会产生二手烟，因此，这种口嚼烟在公共场合不被禁止。

13. 卷烟的发展经历了哪些？

现代人吸的烟多为卷烟。其起源可追溯至南美的阿兹台克人，他们将烟叶揉碎卷在玉米壳里吸食。15世纪初，西班牙人发现这种吸烟形式并采用。17世纪初，开始用纸代替玉米壳。改良后的吸烟习惯很快传遍了葡萄牙、意大利、希腊、土耳其，最后传到了俄国的南部。19世纪30年代，又传到了法国，在克里米亚战争期间（1853—1856年），参战的英国士兵学会了抽吸卷烟，并把这种习惯带回了

英国。

1756年，墨西哥建立了第一座手工卷烟厂，从此开始了卷烟工业。约在19世纪30年代，纸卷烟传入法国。1853年，古巴人苏西尼发明了世界上第一台卷烟机。其制作卷烟的方法是先将卷烟纸预制成空管，再将烟丝填充到纸管内制成卷烟。这种卷烟机的生产量是每分钟60支左右。随着1860年切碎机的发明和1867年苏西尼卷烟机在巴黎博览会上的展出，卷烟制作的机械化生产方式很快传播到了世界各地。

14. 历史上与卷烟相关的革命有哪些?

世界卷烟史上有三次革命性的发展变化。

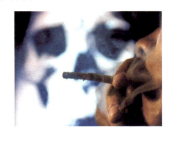

第一次是1913年美国混合型卷烟的问世。其将烤烟、香料烟和白肋烟混合在一起制成新型卷烟，与过去的烤烟型卷烟相比，节约了原料，降低了成本，并具有相当程度的低毒安全性；还具有吸味浓厚纯净、入喉和顺的特点，在香气和吸味上能为烟民广泛接受。

第二次是1954年美国人首先研制生产出过滤嘴香烟。过滤嘴的应用使嘴唇不沾烟丝，让吸烟更加舒服；可滤掉一部分烟气中的毒素，使吸烟得到轻松的享受。目前全世界过滤嘴香烟已超过香烟总产销量的90%。

第三次是1976年美国生产出低焦油卷烟。今天，美国和欧盟成员国市场上销售的卷烟，焦油含量都已低于12毫克，日本市场则已降到了9毫克以下。

15. 卷烟过滤嘴是如何演变的?

自从20世纪50年代以来，过滤嘴卷烟开始普遍在世界大部分市场上崭露头角。

过滤嘴有三种主要功能：直接拦截、惯性压紧和扩散沉淀。过滤是一个复杂的过程，焦油小滴从烟雾中分离出来后，当它们到达过滤嘴材料的表面时就附着在上面。

（1）醋纤滤嘴：引进卷烟过滤嘴 50 多年来，醋酸纤维这种材料占据了显著的位置，成为低焦油和高焦油卷烟消费者广泛接受的机械过滤嘴。醋酸纤维的规格已经从 1.8 登尼尔达到了 5 登尼尔，使它能够制成一系列适应不同压力和不同保留特性的过滤嘴。

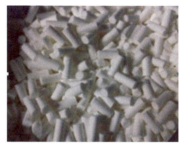

（2）纸过滤嘴：在 20 世纪六七十年代，英国生产的所有卷烟都使用双滤嘴，即在过滤嘴末端还有一层装饰纸。随着 KDF2-乙酸酯过滤嘴制造商的出现，对纸张的使用大大减少了。半绉丝纸比醋酸纤维有更强的去除焦油和尼古丁的能力，而且更便宜。没有被广大消费者所接受的原因是它有"纸张的味道"。

（3）Lyocell 滤嘴：Lyocell 是一种再生纤维素，是由 Accordis 公司于 20 世纪 90 年代末开发的。它的纤维组织非常多，大大改善了去除烟雾的效率，可能是最有效的过滤嘴。它不用借助高水准的通风环节就能非常容易地达到低焦油和低尼古丁挥发的水平，使卷烟中一氧化碳的挥发减少。

16. 烟草制品的制作流程是怎样的？

现代意义的卷烟产品，其制作大致要经过烟叶初烤、打叶复烤、烟叶发酵、卷烟配方、卷烟制丝、烟支制卷、卷烟包装 7 个大项的生产工艺流程。

（1）烟叶初烤：这是将种植的烟叶变成卷烟原料的首要环节。把鲜烟叶放置在烤房中烘烤，通过控制烤房的温度、湿度和通风条

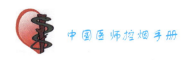

件，使烟叶脱水干燥。经过烘烤后，烟叶颜色由黄绿色变成黄色；烟叶由含水量 80% ~ 90% 的膨胀状态变为凋萎、干枯直到干焦。

（2）打叶复烤：初烤后的烟叶要经过复烤，其作用包括：调整水分，防止霉变；排除杂气，净化香气；杀虫灭菌，有利储存；保持色泽，利于生产。原烟在复烤之前，须先通过打叶设备使烟片和烟梗分离，分别进行复烤，尔后分别打包和贮存。

（3）烟叶发酵：复烤后未经过一年以上贮存醇化的烟叶，统称为新烟，在卷制前必须经过自然醇化或人工发酵。

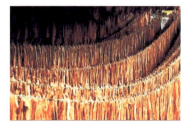

自然醇化法：把复烤后的烟叶存放在仓库中，让自然气候条件变化促使烟叶的内在质量转化，是最温和的发酵方法。

人工发酵法：将新烟放在温度和湿度可控制的发酵室内，加速烟叶的陈化过程，以便在短时间内取得改善原料品质的效果。

（4）卷烟配方：把各种类型、等级、风格的烟叶原料和香精、香料等辅料合理搭配在一起，使之产生最佳的品质效果，即卷烟配方。

（5）卷烟制丝：流程分为制叶片、制梗丝、制叶丝三个相对独立的工艺过程与组合。

（6）烟支卷制：利用专门的卷烟卷接设备，将卷烟原辅材料制造成滤嘴烟支或无滤嘴烟支的过程。

（7）卷烟包装：利用专门的包装设备将卷制好的散烟装入烟盒、打包装箱。

17. 烟叶的主要成分有哪些？

烟叶在 20 多年前被鉴定出的化学成分有 3000 多种，而在香烟燃烧时，有 4000 多种化合物在烟雾中缭绕。目前已确定，香烟中含有 7000 多种化学成分，其中约有 250 种有毒或致癌物（69 种化学致

癌物)。要把这些化合物都
记住,你手上必须有一个
U盘才行。

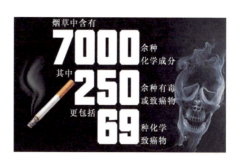

　　糖类作为光合作用
的主要产物,在烟草植物
体中的含量可达干重的
25% ~ 50%。含氮化合物
包括蛋白质、游离氨基酸、生物碱、叶绿素、硝酸盐和其他含氮杂环
化合物等。在这些烟草生物碱中,烟碱最为重要,占烟草生物碱总
量的95%以上。除了上述物质以外,还有数量庞大的有机酸、酚类、
甾醇类、萜类、吡咯类、吡啶类、吡喃类、吡嗪类等有机化合物。此
外,还有多种矿物质,如磷、钾、钙、镁、铁、锰、铜、锌、硒、碘等。

18. 烟草燃烧时会产生哪些物质?

　　我们最熟悉的烟草燃烧产物是尼古丁(即烟碱)、烟焦油、一氧
化碳、氢氰酸、氨、丙酮、丁烷、砷、镉、甲苯及芳香化合物等一系列
有害物质。

　　烟草点燃时的烟雾由两部分组成。气体部分占92%,包括多量
的氧与氮、一定量的一氧化碳与微量的致癌、促癌及纤毛毒物质;粒
相部分占8%,主要就是尼古丁和烟焦油。烟草中也含有蛋白质、碳
水化合物、维生素、氨基酸等人体需要
的营养成分。最新研究表明,烟草是一
种营养价值极高的作物,1公顷生产的
青烟叶可提取3.5吨左右的蛋白质,而
1公顷(10000平方米)生产的大豆提取
的蛋白质尚不足0.8吨。如果滤除烟草
中对人体的有害物质,就可得到纯蛋白
粉,是一种很有价值的营养资源。

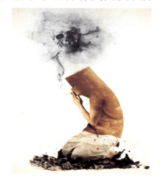

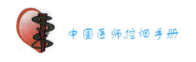

吸烟现状篇

19. 世界烟草的流行情况如何？

世界卫生组织（WHO）在《世界卫生组织全球烟草流行问题报告》中警告说，如果各国政府和社会不加强对烟草销售的控制，21世纪内全球可能会有10亿人因烟草危害而死亡。报告预计，到2030年全球每年将有800万人死于与吸烟相关的疾病，其中80%以上是在发展中国家。在20世纪烟草已经导致1亿人丧命，如果任凭这一形势发展下去而不采取行动加以遏制，在21世纪死亡的人数将是20世纪的10倍；全球将近2/3的烟民集中在中国、印度、印度尼西亚、俄罗斯、美国、日本、巴西、孟加拉国、德国、土耳其等10个国家。

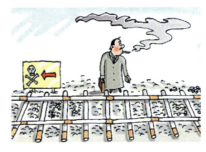

在工业化国家中，15岁以上的男性有1/3吸烟，而在第三世界国家中差不多是1/2。在工业化国家中，女性吸烟者人数和男性差不多；在第三世界国家中，有10%的女性吸烟，但这个比例在不断加大。早在20世纪60年代初，美国就大力宣传戒烟，政府制定了有关法律。至今，美国成人的吸烟率已由42%下降至25%，已有约5000万烟民戒烟，使该国较高的男性肺癌发病率得到了遏止。目前，加拿大已有 600 万人戒烟，英国已有 1500 万人戒烟。目前，工业化国家的吸烟率每年以 1% 左右的速度下降，而第三世界国家的吸烟率每年以 1% ~ 2% 的速度上升。西方国家的烟草商们大力向第三世界国家出口烟草制品，危害这些国家。

20. 不同国家之间烟草流行的情况有何不同？

烟草的致死大多数发生在中低收入国家。烟草使用的增长速度在低收入国家中是最快的。一方面，这是由于这些国家的人口一直保持稳定的增长，另一方面，则是烟草企业的大力营销，以保证每年都有几百万人吸烟成瘾而加入烟民队伍。

在印度，中年男性的死亡有 1/4 都是由吸烟引起的。这一人群中吸烟者的数目随人口增长而不断增加，相应的死亡人数也会不断攀升。目前，烟草正在向那些人口增长和烟草使用潜力较大、医疗卫生服务条件较差的发展中国家转移，这种趋势最终会演变成前所未有的高疾病、高死亡的态势。

近年来，全世界成人吸烟率呈下降趋势。从全球范围来讲，成人吸烟率从 2013 年的 23% 下降至 2017 年的 21%，其中男性由 38% 下降至 36%，女性由 8% 下降至 7%。值得注意的是，高收入国家不仅吸烟率最低，而且下降幅度最大。另外，发达国家的控烟力度最大，控烟效果也最好。

21. 全球烟草导致死亡的发展趋势如何？

目前全世界吸烟人数约有 13 亿，每年有 490 万人死于烟草相关疾病，占总死亡构成人数的 1/10。烟草相关死亡目前已占全球死因构成的第一位，到 2025 年其死亡总数将超过肺结核、疟疾、生育和围生期并发症及艾滋病的总和。

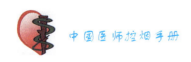
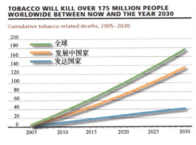

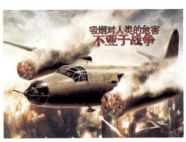

22. 中国烟草的流行现状如何？

我国是世界上最大的烟草生产国和消费国。2002年吸烟现状调查结果显示，我国有烟民3.5亿，其中15岁以上男性吸烟率为67%，是世界上男性吸烟率最高的少数几个国家之一。吸烟者中只有26%的人希望戒烟，戒烟成功率仅为11.5%。目前我国每年约有100万人死于吸烟，吸烟导致死亡相关疾病前三位依次是肺癌、慢性阻塞性支气管炎和冠心病。预计到2020年，这一数字将达到200万；到2050年，我国因烟草所致的疾病死亡人数将达300万。

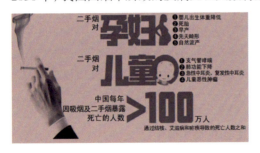

2015年的全球烟草流行报告数据显示，我国28.1%的成人经常吸烟，其中成年男性超过一半的人经常吸烟。13～15岁的男孩中，有11.2%吸烟，每天有近3000人死于烟草相关疾病。此外，7.4亿人经常接触二手/三手烟，并导致每年约10万人因二手/三手烟而死亡。

然而吸烟者对于烟草危害的了解远远不够，中国约一半的吸烟者不知道吸烟可导致心血管病，超过2/3的吸烟者不知道吸烟可导致脑卒中。对二手/三手烟可导致心血管病的认识则更少。

23. 中国成人烟草调查报告的主要内容是什么？

（1）吸烟行为与电子烟使用：2015年15岁及以上人群吸烟率为27.7%，吸烟者总数为3.2亿。男性吸烟率为52.1%，女性为2.7%。经标化比较，2015年成人吸烟率与2010年基本持平。吸卷烟者日平均吸机制卷烟15.2支，较2010年增加1支。40.5%的人听说过电子烟，3.1%的人使用过电子烟，目前电子烟的使用率为0.5%。

（2）二手烟暴露：与2010年相比，工作场所、公共场所、公共交通工具及家中看到有人吸烟的比例均有所下降。在工作场所看到有人吸烟的比例由60.6%降至54.3%。在政府大楼看到有人吸烟的比例从54.9%下降至38.1%；医疗机构从36.8%下降至26.9%；中小学（室内和室外）从34.6%下降至17.2%；餐馆从87.6%下降至76.3%；公共交通工具从29.0%下降至16.4%；家中从64.3%下降至57.1%。公众对室内公共场所和工作场所全面禁烟的支持度很高。即使是吸烟者，对各类公共场所室内全面禁烟也有很高的支持度。

（3）戒烟：与2010年相比，医务人员向现在吸烟者提供戒烟建议的比例显著增加，从33.2%上升至58.2%。戒烟比（每天吸烟者中，戒烟者在所有曾经和现在每天吸烟者中的比例）为14.4%，现在吸烟者考虑在未来12个月内戒烟的比例为17.6%，与2010年相比无明显差异。

（4）控烟宣传及烟草广告：人群在电视或报纸/杂志上看到控烟信息的比例为61.1%，与2010年相比有所增加。与2010年相比，人群看见烟草广告和促销信息的比例均有所增加，其中在销售卷烟的商店里看到烟草广告的比例增幅最大。

（5）对烟草危害的认知：公众对吸烟导致肺癌的认知度较高，接近80%，而对吸烟会导致中风、心肌梗死和勃起障碍的认知度较低，分别只有31%、42.6%和19.7%。64.6%的人知道二手烟导致成人肺癌，65.2%的人知道二手烟导致儿童肺部疾病，41.7%的人知道二手烟导致成人心脏病。公众对"低焦油等于低危害"的错误观点缺

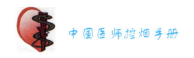

乏正确认知，仅有 24.5% 的人有正确认识。对比 2010 年，公众对吸烟导致疾病的认知比例没有大的改变，不过公众对二手烟导致疾病的认知比例已有显著提高。

（6）烟草制品的可负担性：现在吸烟者购买 20 支机制卷烟的费用中位数为 9.9 元，城市为 10.0 元，农村为 7.8 元。现在吸烟者每年购买卷烟花费占 2014 年城市居民人均可支配收入的 8.8%，农村为 17.3%。将其用物价指数和城乡居民收入进行调整后，调查发现 5 年间，无论是城市还是农村，居民对卷烟的支付能力都提高了。

24. 中国成人烟草调查报告的结论和建议是什么？

结论：中国烟草流行形势依然严峻，男性吸烟水平居高不下。二手烟暴露情况有所改善，公众支持无烟政策。公众对二手烟危害的认知有所提高，但对吸烟危害的教育仍亟待加强。对低焦油卷烟危害的认识误区仍然存在。医师提供戒烟建议比例提高，吸烟者戒烟干预服务亟待加强。烟草广告和促销活动值得警惕，尤其是零售点。居民购买卷烟能力有所提高，烟草相对更加便宜。电子烟知晓比例较高，但使用率目前较低。

建议：尽快通过国家级全面无烟法律法规。开展针对性强的控烟宣传，力推图形警示上烟草外包装。落实《广告法》，全面禁止所有形式的烟草广告、促销和赞助。完善戒烟服务体系，提高戒烟服务可及性。按照世界卫生组织建议，将卷烟税率至少提高到 75%。

25. 轻度吸烟者包括哪些类型？

轻度吸烟者可分为两大类。一是尽管已经染上烟瘾，自己却没有意识到；二是曾经的重度吸烟者，经过减量法戒烟变成了轻度吸烟者。这样的吸烟者最为可怜。

（1）"每天 5 支烟"型吸烟者：如果其真的享受吸烟的过程，为什么每天只吸 5 支烟？如果其并不享受，又何必要吸烟呢？吸烟并不是一种习惯，只是为了缓解毒瘾戒断症状。任何尝试过减量戒烟法的吸烟者都知道，这种方法非但不能戒烟，而且还是最痛苦的折磨。

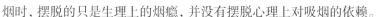

（2）"只在上午或下午吸烟"型吸烟者：每天有一半的时间，其需要忍受戒断症状的痛苦，另一半时间则在毒害自己的身体。

（3）"半年吸烟，半年戒烟"型吸烟者：这些人每次戒烟时，摆脱的只是生理上的烟瘾，并没有摆脱心理上对吸烟的依赖。

（4）"只在特定场合吸烟"型吸烟者：许多人开始吸烟时都是这样的，但是很快，任何时间和地点都会成为"可以吸烟"的"特定场合"。

（5）"我已经戒烟了，只是偶尔还会来上一支"型吸烟者：这些人同样没有摆脱对烟瘾的心理依赖，就像处于滑溜溜的陷阱边缘，唯一的可能性就是往下滑。

（6）"为了应酬，不得不在某些社交场合点上一支烟"型吸烟者：这样的人其实属于非吸烟者，完全没有"吸烟是一种享受"的幻觉，只不过是想与身边的人保持一致。

26. 吸烟人群可分为哪几类？

（1）最可怕的吸烟者（50% 主动吸烟者）：在这种类型的吸烟人群中流行的口头禅是"饭后一支烟，赛过活神仙"。在遭受烟草这个魔鬼的毒害时，这些人的身心都产生了"神仙"般的幻觉，可以说是中毒很深，对烟草达到了"痴迷"的程度，无形中充当了魔鬼的使者和代言人。

（2）最可悲的吸烟者（45% 主动吸烟者）：在这一类型的吸烟人群中流行的口头禅是"戒烟容易，我都戒了一万多次了"。虽然不甘成为烟草的奴隶，并且试图从其"魔掌"中挣脱出来，但是最终没有挣脱心瘾和习惯的牢笼，对烟草的"着迷"使每次的努力成果最终被各种理由和借口淹没。

（3）最可敬的吸烟者（5% 主动吸烟者）：在别人眼中曾经是烟民，而且在其周围有很多"烟是戒不掉的"的声音，但是其坚信"意志可以支配习惯"，觉醒之后，用各自的方式戒除了烟瘾。

（4）最可怜的吸烟者（7.4亿）：又被称为"被动吸烟者""被迫吸烟者"或"间接吸烟者"。科学证明，"被动吸烟者吸入大量夹杂着卷烟毒性物质的烟雾，受到的危害大于主动吸烟者"！其可怜之处在于成了烟草这个魔鬼的祭品，然而很多人并不"自知"，即使自知也没有"自争"，没有大声喊出："被吸烟，我不干！"

27. 哪些烟民最令人不舒服？

（1）边走边抽型：这类人常常出没在人行道上，喜欢一边走路一边吞云吐雾。其中的一部分尤其喜欢在人群密集的路线上点上烟，一路烟雾缭绕地潇洒而去，不理会旁人的"注目礼"，也不带走一丝烟灰！

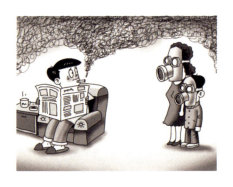

（2）餐饮标配型：在烧烤店、火锅店尤其多见，多数喜欢聚集行动，逢喝酒，必抽烟，美其名曰"烟酒不分家"。

（3）候车必吸型：此类型多见于各大、小公交车站，等车过程中喜欢吸上一支，令整个站台的人群都可以"分享"到浓厚的烟雾。

（4）办公室吸烟型：此类型目前比较少见，但有变异的情况，就是聚众在卫生间抽。

（5）戒烟未遂型：宣布戒烟的同时，喜欢在日常生活中找寻借口趁机补吸。通常表现为，只要有人让烟，就不会拒绝。

28. 吸烟分哪些类型？

（1）刺激型：做任何事情前得先来支烟，不来支烟就感觉浑身不舒服，注意力无法集中。这一类型的吸烟者深信吸烟有消除疲劳、提神醒脑、集中注意力等作用。

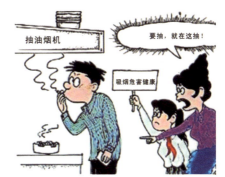

（2）洗脑型：这种类型的吸烟者很幼稚，没有独立思考的能力，无法对吸烟行为作出相对理性的分析，容易从众和偏听偏信。其吸烟理由一般是吸烟很帅气、很成熟、很有个性、很时尚、很有男子汉气概等，之所以说这类吸烟者幼稚，是因为成熟的男人都明白，这些都是表象，一个成熟、有个性、帅气的男人一定是负责任的，不光要对他人负责任，还要对自己负责任。

（3）放松型：这种类型的人通常把香烟当作一种额外的奖励，所以，在专注工作时可以长时间不吸烟，当工作完后，他们会抽支烟来奖励自己，并感到彻底放松下来。此类吸烟者有着一定的自制力，懂得权衡轻重得失，但是由于长时间受到戒断症状的影响，抽烟那种强烈缓解戒断症状的效果会使得"心瘾"更严重，戒烟难度更高。

（4）情绪型：这类吸烟者只会在情绪激动，或紧张、痛苦、兴奋时，无法抑制吸烟的欲望。烟对于这些人来说，既可助兴，又可解忧、平缓情绪。

（5）综合依赖型：每隔一段时间便要吸支烟，很有规律性。这类吸烟者不管是生理上还是心理上都对吸烟产生了强烈的依赖性。这类吸烟者戒烟难度最大，因为吸烟已成为他们生活中的一部分。

29. 我国吸烟人群的分布如何？

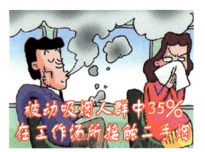

中国目前约有 3.5 亿烟民（15 岁以上 3.2 亿），约占全球 13 亿烟民的 1/3。被动吸烟者有 7.4 亿。2002 年我国 15 岁以上人群吸烟率为 35.8%，其中男性和女性吸烟率分别为 67.0% 和 3.1%。人群中 52.0% 的非吸烟者受到被动吸烟的危害；在工作场所中接触二手烟的占被动吸烟人群的 35%。此外，我国吸烟人群有年轻化的趋势，与 20 世纪 80 年代相比，开始吸烟的平均年龄由 22.4 岁降为 19.7 岁。

30. 我国青少年吸烟的现状如何？

中国烟民正趋于低龄化。我国公布的《2008 年中国控制吸烟报告》指出，青少年尝试吸烟率和当下吸烟率均在逐年上升。目前约有 1500 万名青少年是烟民，尝试吸烟的青少年人数不少于 4000 万。与 1984 年相比，2002 年开始吸烟的年龄提前了 4 ~ 5 岁，其中男性由 22 岁降至 18 岁，女性由 25 岁降至 20 岁。少数烟民开始抽烟的年龄甚至在 10 岁以下。

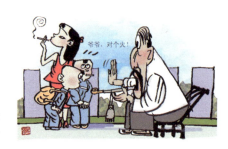

女性青少年烟民增长的幅度很大。世界卫生组织提供的数据显示，我国成年女

性的吸烟率是 2.6%，而青少年女性的吸烟率却高达 4.1%；成年男性和青少年男性的吸烟率分别是 57.0% 和 7.1%。

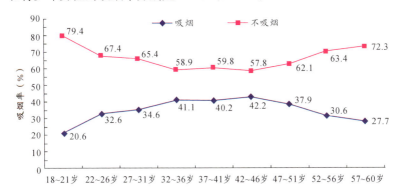

女性青少年烟草使用者的增加是烟草流行恶化可能加剧的最不祥的征兆之一。这意味着，烟草厂商成功开发了青少年市场，尤其是女性市场。而在传统上，女性是不吸食烟草的。

2017 年，中国青少年吸烟率达 6.9%，尝试吸烟率高达 19.9%，还有 1.8 亿儿童遭受二手烟的危害。青少年时期是健康行为和生活方式形成的关键时期，这一时期养成的习惯将伴随一生。因此，必须高度重视青少年控烟工作，坚持"大卫生、大健康"理念和"把健康融入所有政策"的方针，坚持"政府主导、多部门协作、全社会参与"的工作模式，政府、学校、家庭和全社会共同努力，制定控烟政策，建设控烟支持性环境，加强控烟健康教育，营造有利于青少年控烟的社会氛围。

31. 青少年开始吸烟的心理因素有哪些？

这些心理因素包括：追求成人感及摆脱家长管教的心理；模仿、好奇和猎奇的心理；追求时髦和派头及虚荣攀比的心理；从众、交际和交往的心理；消遣、寻求慰藉和心灵寄托的心理；对科学宣传的怀疑心理和对烟草认识的误区。

吸烟现状篇

（1）好奇模仿心理：刚刚步入青春期的少年，往往在心理上产生成人感，觉得自己已经不再是小孩子了，同时对各种事物充满好奇，凡事都想试一试。不少吸烟的家长无意中轻率地流露出"成年才可以吸烟"的思想，不少青少年把能否吸烟当作是否成熟的标志，开始模仿成人吸烟。

（2）交往心理：在当前社会风气影响下，有时为了办事顺利、联络感情，以烟引路，烟酒不分家。如在某大学的调查表明，男生间相互敬烟已成为习惯，甚至在干部竞选、评优、评奖时都离不开"香烟开路"。

（3）虚荣心理：一些青少年崇拜影视剧中明星的吸烟镜头，认为吸烟时髦、潇洒，盲目追求、模仿。

（4）夸耀攀比心理：在当今商品社会影响下，大款们摆阔气、讲排场，导致一些有经济条件的青少年在人际交往中通过烟的档次来抬高自己的身价。

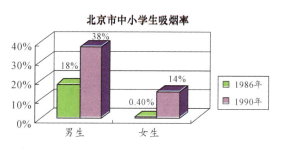

（5）消愁心理：青少年往往涉世不深，社会经验不足，但往往又对社会有着较高的期望值，面对纷繁复杂的世界，难免遭受各种心理挫折，出现心理失衡。香烟可暂时麻醉青少年的神经，使他们获得短暂的快乐，满足他们消愁解闷的心理需要。

（6）对烟的错误认识：错误地认为抽烟能提神、消除疲劳，在学习紧张或思考难题时借助吸烟来提高学习效率；还有的青少年甚至认为，所谓"吸烟有害身体健康"不过是宣传而已，并不可信。

32. 女性吸烟的现状如何?

根据统计,尽管欧洲男性的吸烟比例正在下降,但是在一些地区,年轻女性吸烟者的数量却在上升。根据一项政府调查,德国 15 ~ 30 岁的女性有一半都是烟民,在原东德地区,自 1989 年柏林墙倒塌以后,女性吸烟者的数量上升了 3 倍。欧洲其他地区的情况也不乐观。在苏格兰,15 岁的女孩中有 24% 的人吸烟,而同龄男孩只有 14% 的人吸烟。在英格兰、比利

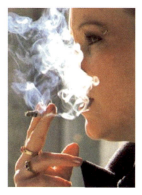

时、奥地利、捷克、斯洛伐克和芬兰,十几岁女孩中的吸烟者数量都在上升。欧洲南部和前东欧地区的统计数据更加让人担忧,尤其是在前东欧地区低教育水平妇女较多的地方,男女烟民的对比数据非常惊人。如匈牙利,1995—2003 年,男性吸烟比例从 49% 下降到了42%,而女性吸烟比例则从 22% 上升到了 29%。根据世界卫生组织(WHO)的调查,在几乎所有的欧盟国家,十几岁女孩都要比同龄男孩更爱吸烟,而且更多的女孩比男孩还要更早开始吸烟。

《2006 年中国"吸烟与健康"报告》指出:我国男性人群吸烟率高达 67%,和 1996 年调查相比,有微弱下降。青少年人群、年轻女性的吸烟率有所上升。统计表明,在我国 3.5 亿烟民中,有 3000 万是成瘾的女性烟民,女性烟民还正以每年 10% 的速度递增。

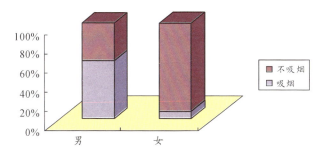

吸烟现状篇

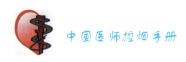

33. 女性吸烟的心理因素有哪些?

女性吸烟的心理因素主要有:

（1）喜欢。

（2）强烈的男女平等欲望。

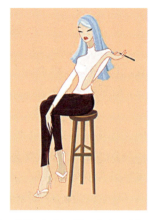

（3）"从众"心理：受周围环境的影响而吸上瘾的，她们在女性瘾君子中所占的比例最大。其中以青年女工和个体劳动者居多。她们说，在音乐茶座、咖啡馆等开放型的社交场合，人人叼着一支烟，唯独自己不抽，会遭人奚落，于是学着抽，后来逐渐上了瘾。

（4）还有一部分女性则是因审美标准不同而吸烟的，如把吸烟看成是一种"阳刚之美"。她们认为，吸烟颇能显示一种气质和风度。于是，在社交场合吸烟已成为一种时尚。

（5）除上述诸种情况外，还有因失恋、失意、赋闲等导致女性吸烟。

34. 医务人员吸烟的现状如何?

中国疾病预防控制中心控烟办公室于 2004 年 9 月至 11 月调查了天津、哈尔滨、广州等 6 个城市，按照三级医院临床科室医师数量的比例，每个城市抽取不同医院、不同科室约 600 名医师，共 3650 名医师接受了调查。6 个城市医师总吸烟率为 25.8%，其中男性为 45.8%，女性为 1.3%，外科医师吸烟率达到 48.1%，超过其他科别的医师。在全部调查对象中，40～50 岁男性组的医师吸烟率超过了 50%，在男性医师中，20～30 岁组现在吸烟率最低，不到 30%。吸烟的医师平均每天吸烟 12 支，男女医师之间差别不大。20～30 岁医师平均每天吸烟 10 支，30～40 岁医师为 12 支，40～50 岁医师为 13 支，50～60 岁医师为 14 支。60 岁以上的医师，随着年龄增长、吸烟时间增加，烟瘾随之加大，平均的吸烟量也在逐渐增加。

发达国家吸烟率下降的成功经验之一，是以医务人员的吸烟率下降带动全民吸烟率的下降。以美国为例，目前全民吸烟率约25%，而医务人员吸烟率仅为9%；英国医务人员的吸烟率已从20世纪40年代的70%下降至现在的2%。与之相比，我国医务人员的吸烟状况令人担忧，参与戒烟的情况更为糟糕。

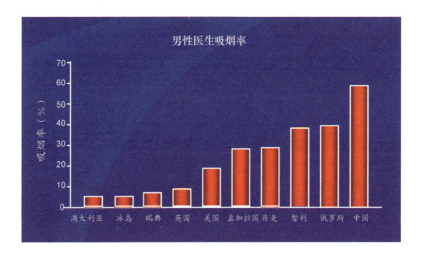

35. 公民对吸烟危害的认识如何？

美国、德国、英国等发达国家早在多年前就已经禁止在公共场所吸烟。英国从2007年7月1日起，室内公共场所全面禁烟。德国的公共场所都会设立专门的吸烟室，餐厅一般划出吸烟区和非吸烟区，宾馆也分吸烟房和非吸烟房。在公共场所禁止吸烟已经成为人们的自觉行动。

目前我国居民对吸烟、控烟及烟草危害的认知仍不足。在北京、沈阳、上海、长沙、广州、银川6城市抽取4815名成年吸烟者进行入户调查，计算其对吸烟健康危害相关知识的知晓率，调查对象中男

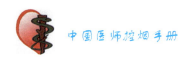

性占 94.9%。75.5% 的调查对象认为吸烟有害健康，知道吸烟可以导致吸烟者和被动吸烟者患肺癌的比例分别为 68.1% 和 53.0%，但是知道吸烟可以导致中风、阳痿以及知道低焦油卷烟同样有害的人所占比例较低，分别为 16%、16.6% 和 17.2%。有研究发现，在我国大城市，即使

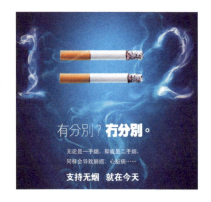

是作为正确健康知识传播者的医师也有 50% 不知道吸烟和阳痿、结核有关系。这些具体的关于吸烟危害健康的知识是中国烟民目前亟须了解的。

对上海市 480 名中学生开展样本问卷调查，发现青少年学生吸烟率为 2.9%，尝试吸烟率为 16.0%，其中职校男生和高中男生吸烟率较高。有 18.7% 的调查对象不知道有关禁烟规定，50.9% 不知道《烟草控制框架公约》。

36. 什么是被动吸烟?

被动吸烟是指不愿吸烟的人无可奈何地吸入别人吐出来的烟气和香烟燃烧时散发在环境中的烟雾。被动吸烟又称"强迫吸烟""间接吸烟""吸二手烟"。WHO 定义：被动吸烟是指非吸烟者，一周中有一天以上吸入吸烟者呼出的烟雾长于 15 分钟 / 天。

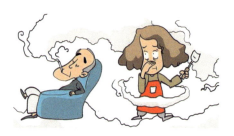

家庭、公共场所和工作场所都是接触二手烟的地点。根据 2002 年的一项调查，被动吸烟人群中，有 82% 是在家庭中接触二手烟，67% 是在公共场所，

35% 是在工作场所。

被动吸烟的女性 90% 是在家庭中接触二手烟，20～59 岁的男性在公共场所和工作场所接触二手烟的比例最高。母亲、父亲一人吸烟或两人都吸烟的家庭超过一半，兄姐吸烟者超过 1/3；亲密朋友吸烟者超过 55%。

37. 被动吸烟的影响因素有哪些？

（1）男性吸烟率居高不下（67%），吸烟行为几乎不受限制。

（2）缺乏有效的在公共场所和工作场所禁止吸烟的法律法规：我国还没有全国性的"公共场所禁止吸烟"法规，一半以上的地级市尚未制定公共场所禁止吸烟的地方法规。

（3）不吸烟、不敬烟、不送烟的文明社会风气尚未形成：我国相当多的地区，"以烟待客""以烟送礼"的社会风气盛行，"敬烟"被当作有礼貌的表现和社会交往的需要。

（4）公众仍然缺乏对被动吸烟危害的认识：尽管被动吸烟危害健康的知晓率由 1996 年的 24% 提高到 2002 年的 35%，但仍有很多人错误地相信"只要有通风设施、通风条件好，在室内吸烟对其他人没什么影响"。

（5）其他社会因素：在我国一些地区（特别是农村），由于"男尊女卑"的观念仍有相当影响，广大妇女往往无力制止家庭内和社会上的吸烟行为。

38. 中国的被动吸烟现状如何？

目前我国吸烟人数为 3.5 亿，居世界各国之首。根据研究推算，我国遭受被动吸烟危害的人数高达 7.4 亿，其中 15 岁以下儿童有 1.8 亿，每年死于被动吸烟的人数超过 10 万。

吸烟者在吸烟时燃烧烟草制品产生的烟雾即为二手烟，也称"烟草烟雾"。当空气受到烟草烟雾污染时，所有身处其中的人都会

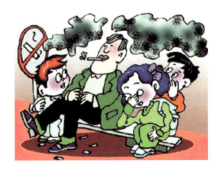

吸入烟雾，由于吸入烟雾并非主动吸烟，所以也称被动吸烟。

我国农村人群接触二手烟的比例高于城市，二者的比例分别为54%和50%。全国有20个省份中50%以上的人接触二手烟，其中青海、甘肃、山西、陕西、吉林、内蒙古等地超过60%。调查发现，只有35%的受访者知道被动吸烟危害健康，而且还存在许多错误认识。

39. 什么是三手烟？

三手烟是指烟民吞云吐雾后残留在衣服、墙壁、地毯、家具，甚至头发和皮肤等表面的烟草烟尘残留物。亦称非自愿性吸烟，是一种被动吸烟方式，也是目前危害最广泛、最严重的室内空气污染。

美国能源部下属劳伦斯·伯克利国家实验所的研究人员发现，这些残留物可存在几天、几周甚至数月。他们首次评估了室内环境下尼古丁接触空气中常见物质后的反应，发现尼古丁与常见空气污染物亚硝酸反应后可形成强大的致癌物。

40. 三手烟的特性是什么？

三手烟残留的有害物质还可以重新释放到空气中。其中，某些化合物可以与环境中的氧化物、其他化合物发生反应而生成新的污染物，这些污染物可通过皮肤接触、呼吸吸入和饮食摄入等方式进入人体而危害健康。

研究发现，三手烟在室内的停留时间相当长。在香烟熄灭后的几个小时之内，它都会存于空气之中，而附着在周围物品上的有毒物质可以残留几天，甚至数月。纤维物质由于其吸附力强而残留尤为严重。三手烟最常见的场所是家中，家中吸烟是产生三手烟的主要原因。此外，车内也是三手烟的常见区域，包括吸烟者的家庭用车和公共交通工具。

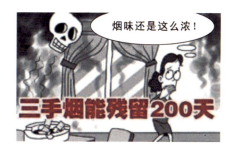

41. 三手烟的主要成分有哪些？

三手烟所含的有毒成分包括氢氰酸、丁烷、甲苯、砷、铅、一氧化碳、201钋，以及11种高度致癌的化合物。

研究表明，残留在衣服和家具上的香烟气味能被人体皮肤吸收。通风和污染程度的不同，可能导致香烟的残留气味滞留数小时、数天甚至数月。在某些情况下，只有通过彻底的大扫除或更换壁纸、地毯和窗帘才能清除这种污染。研究人员把存在于沙发垫、编织物中的纤维素作为室内物质的代表模型，先用烟气熏它，然后将其置于

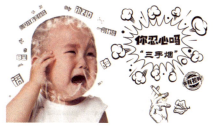

"高浓度但合理"的亚硝酸环境中3个小时，结果发现：生成的烟草特有亚硝胺比原先高出10倍，而且生成速度更快。

他们还检测了一名45岁"烟鬼"的卡车内部，同样发现了较高含量的烟草特有亚硝胺。车内的亚硝酸主要来自发动机，可以渗透到整个车厢。三手烟是吸烟产生的除气体之外的最后一种有害物质固体。

42. 三手烟的主要危害有哪些？

三手烟会引起人体细胞基因突变，从而造成癌症和其他疾病的可能性。

吸烟现状篇

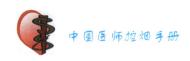

最新的研究发现，三手烟会导致DNA基因链断裂，从而产生不可预料的灾祸。三手烟里有的化合物，比如尼古丁，表面黏附力很强，并会与空气中的亚硝酸起化学反应，生成有很强致癌性的亚硝胺。这种新产生的危害以前没有被认识，对孩子伤害更大。

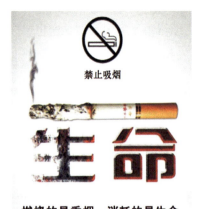

燃烧的是香烟，消耗的是生命。
What burns is the cigarette,what consumes is the life.

036

这些致癌物一旦进入身体后，会进入细胞，一些化合物在细胞核里与核酸产生反应，引起基因链断裂或碱基氧化，从而引起基因突变，这是很多疾病特别是癌症发生的重要原因。

三手烟之所以不利于健康，是因为它包含重金属、致癌物和辐射物质，一旦婴儿在爬行或玩乐时，抓到东西就往嘴里塞，可能因此受到三手烟之害。

43. 为什么说儿童更易受三手烟的危害？

不少烟民改变了自己的吸烟习惯，他们或在露天空旷处吸烟，

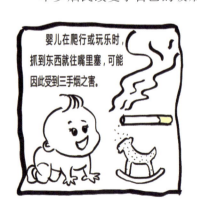

或当家人特别是孩子不在家时吸烟，以免自己的二手烟伤害他人。虽然到室外吸烟比在室内吸要好些，但尼古丁残留物依然会附着在吸烟者的皮肤或衣服上，它随吸烟者回到室内后，还是会蔓延到各处。

由于婴幼儿和儿童体重相对成人低，免疫系统较脆弱，吸入这

些有害物质后，最直接的后果就是引起婴幼儿的呼吸系统问题，如急性支气管炎、哮喘等。另外，环境中的烟草残留物，也可对儿童的神经系统、呼吸系统、循环系统等造成不小的危害。又因为其活动特点，更容易近距离接触残留在环境中的有害物质。

其实，简单地将孩子们与吸烟时产生的烟雾隔离，并不能真正保护孩子。即使在室外抽烟，吸烟者家庭婴儿体内的尼古丁含量仍比非吸烟家庭婴儿高出7倍。父母在其身边吸烟的婴儿体内尼古丁含量最高，高于非吸烟家庭婴儿近50倍。儿童暴露在烟雾微粒环境中的时间越长，其阅读能力越差。即使烟雾微粒含量极低，也依然有可能导致婴幼儿出现神经中毒的症状。三手烟的烟毒对儿童造成的危害要比成年人高数十倍。

44. 为什么说三手烟的防范难度很大？

研究显示，残留尼古丁与空气中的亚硝酸反应后可产生烟草特有的亚硝胺。烟草特有亚硝胺是已知存在于未燃烟草和烟气中的严重致癌物之一。研究还发现，在吸烟时开窗或开风扇无法完全清除三手烟，烟民到室外吸烟也不足以防范三手烟。

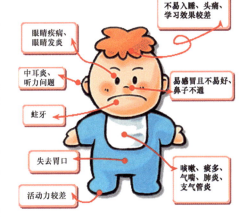

研究人员测试了这些亚硝胺的室内稳定性，结果发现，只有不到50%的亚硝胺在烟气消散后2小时内可完全降解，其余的不能降解。

吸烟现状篇

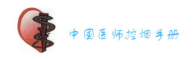

45. 避免三手烟的方法有哪些?

（1）烟灰缸放茶叶渣除烟味：家庭聚会结束后，房间里往往会充斥着浓浓的烟碱味。烟灰缸里堆满了烟头，到处是烟渣……烟灰缸是三手烟的一个重要来源。而茶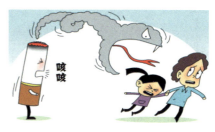叶具有很强的吸附作用，能有效吸收香烟味道，对室内空气中颗粒尘埃的吸附作用也很强。将喝剩的茶渣晒干，捏取少许放置在烟灰缸内，就可将香烟里的有害气味和颗粒除去。

（2）橘子皮除烟味有奇效：与茶叶功效相仿的还有橘子皮，也是去除屋内或烟灰缸烟味的一个不错选择。将橘子皮直接放在烟灰缸里即可消除室内的烟味。如果家里的烟味太重，还可以点几根蜡烛，蜡烛燃烧时产生的碳也能吸附屋里的烟味，可以尽快有效消除室内的三手烟。

（3）少与吸烟的人接触：吸烟者身上的衣服、皮肤和头发上均有三手烟，一旦与之密切接触，势必会给身体健康带来损害。

46. 为什么要关注女性和青少年这些特殊烟民?

全球约有 47% 的男性和 12% 的女性吸烟，每天还有 8 万 ~ 10 万年轻人成为长期烟民。在成千上万的吸烟大军中，女性和青少年所占的比例不算太大，但由于这两个特殊人群在身体构造、功能代谢、神经功能、激素作用等多方面的不同，吸烟对女性和青少年健康造成的危害远大于成年男性。

大量研究显示，吸烟在女性中诱发肺气肿和慢性支气管炎的风险更高，肺功能下降风险更大，发生肺癌的危险也高于男性烟民，比非吸烟者高出 13 倍之多。女性烟民更容易发生中风、主动脉瘤破裂等心血管不良事件。女性更年期之后，由于体内激素的变化，吸烟的女性发生冠心病风险更大。孕妇吸烟易引起自发性流产、早产、死产或宫外孕，影响胎儿发育，导致生育低体重婴儿等；孩子出生后，母亲所制造的二手烟环境还会对下一代的健康造成更为长久的威胁。

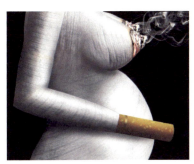

压力、焦虑、抑郁等精神症状在女性人群中的发生率较高，对于烟草的需求也会更强烈，戒断症状要比男性更严重。针对女性烟民的研究表明，戒烟过程中女性更有可能因为"一时冲动"而再次吸烟。

青少年时期是人体身心发育的关键阶段，同时也是人生心理素质形成的重要阶段。在这一阶段，青少年尝试吸烟多源于好奇、模仿和逞强，对于吸烟的危害知之甚少。同样是在青少年时期，身体各项机能也尚未发育成熟，对外界环境有害因素的抵抗力也很弱，他们比成年人更容易吸收有毒物质，烟草中的各种有害物质可以对青少年造成不可估量的致命危害。

47. 影响青少年吸烟的主要因素有哪些？

（1）身边效应：即环境因素。家庭和社会环境是青少年群体生活及生长的主要环境，其中家庭环境、父母的举止行为对其影响作用也最大，其次便是学校中的师长和身边的朋友，最后便是网络、银幕和荧屏上的各种"偶像"。上述这些人如果具有吸烟行为，那么青少年就很容易盲目跟从尝试吸烟。

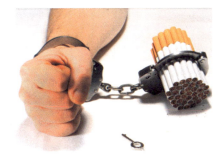

（2）聚集效应：即群体行

为。个体模仿群体，这是一种规律。在一个群体中，如果吸烟被群体公认为可行，那么个体也会逐步受到群体的带动和影响。在饭桌、墙角、室外，聚众吸烟已经是一件司空见惯的事情。若青少年遇到吸烟环境，估计想要不吸烟的概率大大降低。而且，吸烟会逐步腐蚀青少年脆弱的身心健康。特别应该注意的是，在青少年吸烟人群中，少女的比例也呈现上升趋势。

烟草危害篇

48. 我国古代是怎样描述烟草危害的?

我国明末名医张介宾最早记载烟草的危害,其医学著作《景岳全书》中说:"烟,味辛,气温,性微热,升也,阳也,烧烟吸之,大能醉人,用时唯吸一口或二口,若多吸之,令人醉倒。"《本草纲目拾遗》中也有记载:"友人张寿庄,己酉与予同馆临安,每晨起,见咳吐浓痰遍地,年余迄未愈,以为痰火老疾,非药石所能疗。一日或不食烟,如是一月,晨亦不咳,终日亦无痰唾,精神顿健,且饮食倍增,啖饭如汤沃雪,食饱后少顷即易饥,予乃悟向之痰咳,悉烟之害也,耗肺损血,世多阴受其祸而不觉,因笔于此,以告知医者。"

吸烟减少寿命

吸烟影响睡眠质量

吸烟影响生育功能

吸烟增加流产危险

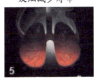
吸烟导致肺部疾病

吸烟诱发心血管疾病

吸烟导致骨质疏松

吸烟致癌

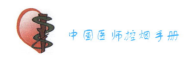
49. 烟草的危害涉及哪些人群？

吸烟者不是烟草使用的
唯一受害者。二手烟和三手
烟同样也具有严重的，甚至
常常是致命的健康后果。非
燃烧性烟草制品同样具有很
高的成瘾性，并能增加头颈
部、食管和胰腺等部位患癌

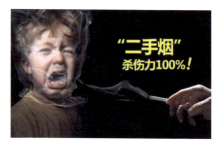

的机会，并能导致多种口腔疾病。证据显示，某些非燃烧型烟草产品
还可增加心脏病和低出生体重的危险。

50. 吸烟数量与危害的关系如何？

一般情况下，心血管病的风险随每天吸烟量的增加而增加，但
并不呈线性相关。首先，每天吸烟量作为测定烟草烟雾暴露剂量的
指标，被广泛用于研究，但其有效性值得推敲。有的吸烟者也许吸烟
量较少，但若是其吸入肺内更深，烟草烟雾暴露程度反而更高。第
二，不同的烟草产品，如低尼古丁或低焦油香烟、雪茄和普通香烟，
会因吸食方式不同而导致烟草烟雾暴露剂量被错误估算。第三，烟
草与心血管风险的关联是非线性的。非常低的烟草烟雾暴露水平（少
于 1 ~ 4 支 / 天），就可以使吸烟者死于冠心病的风险比非吸烟者高
出 3 倍。而每天吸 5 支或更多的香烟，其暴露—风险曲线的斜率则
显著变小。

51. 吸烟对人体最大的危害是什么？

烟草对人体的危害是多方面的。烟雾进入人体，经过口腔、呼吸
道、消化道，身体各器官都可能受到烟草的损害。吸烟是造成肺癌、
心血管病、脑中风、冠心病和慢性肺组织疾病的主要危险因素。吸烟
对人体最大的危害是肺癌，尤其是中心型肺癌。烟草既有"化学武

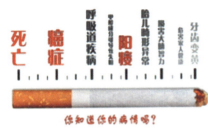

器"（含有 7000 余种化学成分），又有"放射武器"。一般来说，香烟中放射性物质含量是粮食中的 20 倍，是蔬菜和水果中的 30 倍。香烟中所含的放射性物质可释放出高能量射线，直接杀伤人体组织细胞。每天吸 30 支香烟的人，其肺部 1 年所受到的放射线量，累积起来相当于接受 300 次胸部 X 线透视。大规模的调查研究发现，吸烟是引起肺癌的罪魁祸首。

52. 为什么说烟草制品在经济学上也是有害的？

烟草不仅仅在生理上是有害的，在经济学意义上也是有害的。它不仅对人们的身体有害，而且吸烟者的偏好存在问题，对烟草的效用评价过高，吸烟者对烟草制品的消费明显地存在着行为上的非理性。一方面，吸烟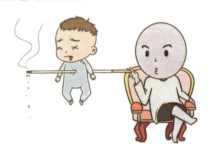者明知吸烟危害健康，以及烟草的成瘾性，因为这种危害并不是立竿见影的，因而过高地估计了吸烟的效用，过低地估计了吸烟的成本。另一方面，成瘾后的吸烟者明知吸烟危害健康，但由于心理上和生理上对烟草的依赖，难以成功地放弃吸烟行为。所有这些，必会导致烟草的消费量偏高，烟民的经济负担加重，最终的相关性疾病使社会和家庭损失惨重。

53. 什么情况下吸烟的危害更严重？

现代生活中，人们面临的压力很大，如果在心情抑郁、情绪低落、烦躁不安等情况下连续吸烟，其危害性更严重。被动吸烟（二手

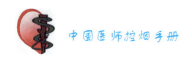

烟和三手烟）危害更严重。被动吸烟（包括被污染的空气）已经被
证实是非吸烟者患肺癌的一个重要原因。被动吸烟尤其有害于女性
与儿童。一些与吸烟者共同生活的女性，患肺癌的概率比正常人高 6
倍。女性吸烟者患肺癌的危险性也更严重。

54. 吸烟者寿命会缩短吗？

烟草燃烧时释放的烟雾
中含有几千种已知的化学物
质，绝大部分对人体有害，
包括一氧化碳、尼古丁等生
物碱、胺类、腈类、醇类、酚
类、烷烃、醛类、氮氧化物、
多环芳烃、杂环族化合物、
羟基化合物、重金属元素、

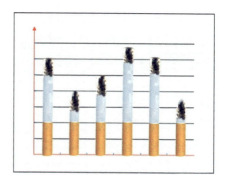

044

有机农药等，范围很广，它们有多种生物学作用，可对人体造成各种
危害。每吸一支烟，同时吸入了几千种化学物质，使寿命缩短 5 ~ 15
分钟。有一项研究表明，1 支烟折寿 11 分钟。每天 40 支以上的吸烟
者，平均减寿 8 年；每天 20 ~ 40 支者，平均减寿 6 年；每天 20 支以
内者，寿命减少 2 年；虽不吸烟，但与吸烟者一起生活者，寿命减少
2 年。就中年死亡的人而言，减寿年岁高达 22 年。

55. 吸烟是否会令人上瘾？

吸烟是会令人上瘾的。与海洛因和可卡因一样，烟草中的尼古
丁已被公认为会令人上瘾的化学物质。吸烟时，烟中的尼古丁会令
人产生短暂兴奋的感觉，从而令吸烟者想继续吸烟。久而久之，吸烟
者的心理和生理上，对尼古丁产生依赖。当吸烟者停止吸烟一段时
间，他们会因体内的尼古丁减少而感到不适，从而产生戒断症状。

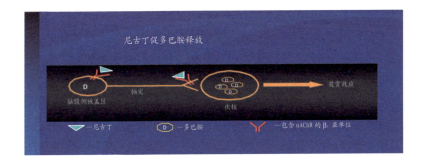

尼古丁促多巴胺释放

脑腹侧被盖区   轴突   伏核   奖赏效应

▽—尼古丁   ▭—多巴胺   Y—包含 nAChR 的 β₂ 亚单位

56. 尼古丁的毒性有多大?

尼古丁又称烟碱,是一种无色透明的油状挥发性液体,具有刺激的烟臭味。尼古丁是主要的成瘾源。吸入的纸烟烟雾中的尼古丁只需 7.5 秒就

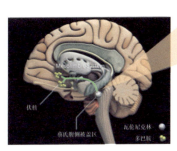

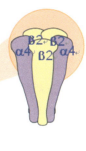

可以到达大脑,使吸烟者感到一种愉快的感觉,它可使中枢神经系统先兴奋后抑制。尼古丁在血浆中的半衰期为 30 分钟,当尼古丁血浆浓度较低时,吸烟者会感到烦躁、不适、恶心、头痛,并渴望吸一支烟以补充尼古丁。1 支香烟中的尼古丁可以毒死 1 只小白鼠,25 克烟中的尼古丁可以毒死 1 头牛,40～60 毫克纯尼古丁可以毒死 1 个人。

尼古丁在中枢神经中的作用机制:尼古丁在中枢神经首先与尼古丁乙酰胆碱受体结合,主要尼古丁受体 4.2 在腹侧核区(VTA),尼古丁在 VTA 与 4.2 受体结合,在伏核(nAcc)产生多巴胺,后者与奖赏有关。

57. 尼古丁可对人体造成哪些损害？

香烟中尼古丁的含量随烟叶质量和加工工艺的不同而不尽相同，一般每支烟中含 1.5 ~ 3.0 毫克。吸烟时，约 25% 的尼古丁被燃烧破坏，5% 残留在烟头内，50% 扩散到空间，真正被人体吸收的尼古丁只有 20%，所以，有的人一天吸一盒香烟也未出现中毒现象。但尼古丁对人体许多器官的刺激和损害作用却与日俱增。尼古丁可引起胃痛及其他胃病；可造成血压升高、心跳加快，甚至心律失常并诱发心脏病；损害支气管黏膜，引发气管炎；毒害脑细胞，可使吸烟者出现中枢神经系统症状；可促进机体癌的形成。

58. 烟焦油和一氧化碳对人体的危害有哪些？

烟焦油是一种棕黄色、具黏性的树脂，俗称"烟油子"。烟焦油含多种致癌物，而且可附着于吸烟者的气管、支气管和肺泡表面产生物理和化学性刺激，损害人体的呼吸功能。

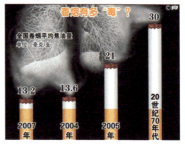

一氧化碳与血红蛋白的亲和力比氧气高 250 倍。当人们吸入较多的一氧化碳时，一氧化碳与血红蛋白结合形成大量的碳合血红蛋白，而使氧合血红蛋白大大减少，造成组织和器官缺氧，进而使大脑、心脏等多种器官产生损伤。每支烟燃烧时可产生一氧化碳 20 ~ 30 毫克。若许多吸烟者聚集在拥挤且不通风的房间内，空气中的一氧化碳浓度可达 0.05%，接近发生煤气中毒的浓度。

59. 烟雾其他成分对人体的危害有哪些？

（1）苯并芘：是一种强致癌物。存在于煤、石油、天然气中的苯并芘，可被大气稀释，而香烟中的苯并芘被吸烟者直接吸入或弥漫于室内，浓度很高。燃烧一包香烟可产生 0.2 ~ 0.3 微克的苯并芘。空气中的苯并芘含量每增加 1 微克 /1000 米^3，就会使肺癌发病率增加 5% ~ 15%。

（2）放射性物质：卷烟烟雾中含 210 铅、201 钋两种放射性同位素，吸烟时可被吸收入肺并沉积于体内。它们不断放出射线，长期损伤肺组织。一个每天吸 20 支烟的人，1 年吸入的放射性元素的辐射量，相当于 1 年拍了 300 张 X 线胸片。

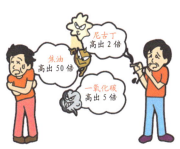

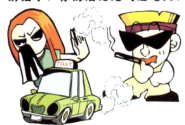

别抽了！你的烟比尾气还呛人！

（3）刺激性化合物：烟草烟雾中含有多种刺激性化合物，其中有氰化氢、甲醛、丙烯醛等。如 1 支无过滤嘴卷烟可产生丙烯醛 45 微克，氰化氢 100 ~ 400 微克，它们可破坏支气管黏膜，并减弱肺泡巨噬细胞的功能，使肺和支气管易发生感染。

（4）有害金属：烟草中含砷、汞、镉、镍等有害金属。镉可蓄积于体内，引起哮喘、肺气肿；微量的镉可杀灭输精管内的精子，影响生育；大量镉进入骨组织，引起骨骼脱钙、变形、变脆，极易发生骨折。

（5）其他有害物质：烟草中尚含有多种其他有害成分，如致癌物质——二甲基亚硝胺、甲基乙基亚硝胺、二乙基亚硝胺、亚硝基吡咯烷、联氨、氯乙烯、尿烷等；促癌物质——甲基苯醇、脂肪酸等。

60. 吸烟对人体哪些脏器有致癌作用？

流行病学调查表明，吸烟是肺癌的重要致病因素之一，特别是

烟草危害篇

鳞状上皮细胞癌和小细胞未
分化癌。吸烟者喉癌发病率
较非吸烟者高十几倍，膀胱
癌发病率增加3倍。此外，
吸烟与唇癌、舌癌、口腔癌、
食道癌、胃癌、结肠癌、胰腺
癌、肾癌和子宫颈癌的发生
都有一定关系。临床研究和

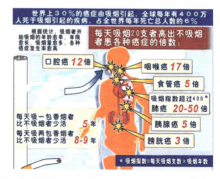

动物实验表明，烟雾中的致癌物质还能通过胎盘影响胎儿，致使其
子代的癌症发病率显著增高。

61. 吸烟对心脑血管的影响如何？

　　吸烟者的冠心病、高血压、脑血管病及周围血管病的发病率均
明显升高。统计资料表明，冠心病和高血压病患者中75%有吸烟史。

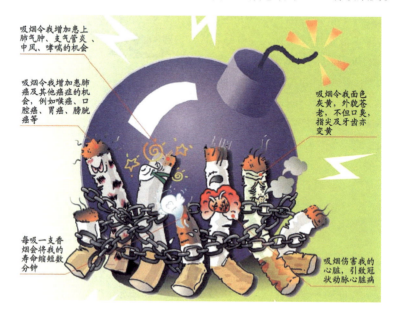

冠心病发病率吸烟者较非吸烟者高 3.5 倍，病死率吸烟者较非吸烟者高 6 倍，心肌梗死发病率吸烟者较非吸烟者高 2 ~ 6 倍。冠状动脉粥样硬化病变吸烟者较非吸烟者广泛而严重。具有高血压、高胆固醇及吸烟三项者冠心病的发病率增加 9 ~ 12 倍，而高血压、高胆固醇和吸烟三项如得到有效控制，可使心血管病的发病率减少 85%。此外，吸烟者发生中风的危险性是非吸烟者的 2 ~ 3.5 倍；如果吸烟和高血压同时存在，中风的危险性就会升高近 20 倍。此外，吸烟者易患闭塞性动脉硬化症和闭塞性血栓性动脉炎。吸烟可引起慢性阻塞性肺病（COPD），最终导致肺原性心脏病。

62. 吸烟对呼吸道的影响如何？

　　吸烟是慢性支气管炎、肺气肿和慢性气道阻塞的主要诱因之一。实验研究发现，长期吸烟可使支气管黏膜的纤毛受损、变短，影响纤毛的清除功能。此外，吸烟可使黏膜下腺体增生、肥大，黏液分泌增多，成分也有改变，容易阻塞细支气管。在狗的实验中，接触大量的烟尘可引起肺气肿。国内的一项研究发现，吸烟者下呼吸道巨噬细胞（AM）、嗜中性粒细胞（PMN）和弹性蛋白酶较非吸烟者明显增多。吸烟者患慢性气管炎较非吸烟者高 2 ~ 4 倍，且与吸烟量和吸烟年限成正比。患者往往有慢性咳嗽、咯痰和活动时呼吸困难。肺功能检查显示呼吸道阻塞，肺顺应性、通气功能和弥散功能降低，以及动脉血氧分压下降。即使年轻的、无症状的吸烟者也有轻度肺功能减退。COPD 易致自发性气胸。吸烟者常患有慢性咽炎和声带炎。

　　吸烟是导致肺癌的首要危险因素，因肺癌死亡的患者中，87%

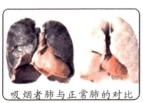
吸烟者肺与正常肺的对比

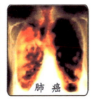
肺 癌

吸烟者肺

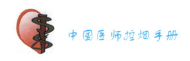
是由吸烟（包括被动吸烟）引起的，男性吸烟者肺癌的死亡率是非吸烟者的 8 ～ 20 倍，而且吸烟与肺癌的发生呈量效关系。

63. 吸烟对消化道的影响如何？

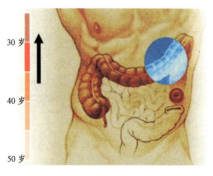

吸烟可引起胃酸分泌增加，一般比非吸烟者增加 91.5%，并能抑制胰腺分泌碳酸氢钠，致使十二指肠的酸负荷增加，诱发溃疡。烟草中的烟碱可使幽门括约肌张力降低，使胆汁易于反流，从而削弱胃、十二指肠黏膜

的防御功能，促使慢性炎症及溃疡的发生，并使原有的溃疡延迟愈合。此外，吸烟可降低食管下括约肌的张力，易造成反流性食管炎。

64. 吸烟对人体还有哪些其他危害？

吸烟对女性的危害更甚于男性，吸烟女性可引起月经紊乱、受孕困难、宫外孕、雌激素低下、骨质疏松以及更年期提前等。孕妇吸烟易引起自发性流产、胎儿发育迟缓和新生儿低体重，其他如早产、死产、胎盘早期剥离、前置胎盘等均可能与吸烟有关。妊娠期吸烟可增加胎儿出生前后的死亡率和先天性心脏病的发生率。以上这些危害是由于烟雾中的一氧化碳等有害物质进入胎儿血液，形成碳氧血红蛋白，造成缺氧；同时尼古丁又使血管收缩，减少了胎儿的血供及营养供应，从而影响胎儿的正常生长发育。女性 90% 的肺癌、75% 的 COPD 和 25% 的冠心病都与吸烟有关。吸烟女性死于乳腺癌的比例比非吸烟女性高 25%。已经证明，尼古丁有降低性激素分泌和杀伤精子的作用，使精子数量减少、形态异常和活力下降，致使受孕机会减少。

吸烟还可造成睾丸功能损伤、男子性功能减退和性功能障碍，导致男性不育症。吸烟可引起烟草性弱视，老年人吸烟可引起黄斑变性，这可能是动脉硬化和血小板聚集率增加，促使局部缺氧所致。最近，美国一项研究

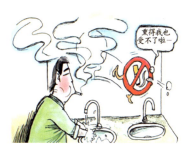

发现，在强烈噪声中吸烟，会造成永久性听力衰退，甚至耳聋。

吸烟者容易出现骨质疏松症，容易发生骨折，特别是女性。在日本，女性烟民发生股骨头骨折的概率是非吸烟女性的 2 ~ 3 倍，特别是每天吸烟 15 支以上的女性，其概率更是高出 4 倍之多。澳大利亚墨尔本大学的一项研究结果显示，如果每天的吸烟量为 1 包，10 年后吸烟者骨钙的含量将降低 2%。绝经期后，吸烟者的骨骼含钙量平均下降 5% ~ 10%。这主要与吸烟会导致更年期提前 1 ~ 2 年有关。

65. 被动吸烟对人体各脏器可造成哪些危害?

支流烟的一氧化碳是主流烟的 5 倍；焦油和烟碱为 3 倍；氨为 46 倍；亚硝胺为 50 倍。据计算，在通风不畅的场所，非吸烟者 1 小时内吸入的烟量，平均相当于吸入 1 支卷烟的剂量。全国吸烟情况抽样调查结果显示：34 万余名非吸烟者中，39.8% 受到被动吸烟危害。在家中被动吸烟的占 67.1%，在工作场所或其他公共场所遭受被动吸烟的占 14.4%，每天在家及在公共场所都受到被动吸烟危害的占 19.0%。被动吸烟主要场所分别为家庭（71.2%）和公共场所（32.5%）。美国医学研究人员最近发表研究报告指出，被动吸烟即俗称的"吸二手烟"，比原先外界所知道的还要危险，一些与吸烟者共同生活的女性，患肺癌的概率比常人高出 6 倍。

被动吸烟对婴幼儿、青少年及女性的危害尤为严重。对儿童来说，被动吸烟可以引起呼吸道症状和疾病，并且影响正常的生长发

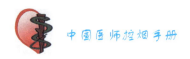
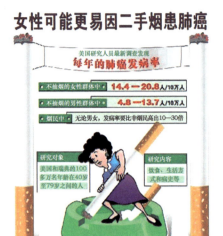

女性可能更易因二手烟患肺癌

美国研究人员最新调查发现
每年的肺癌发病率

不抽烟的女性群体中	14.4 — 20.8人/10万人
不抽烟的男性群体中	4.8 — 13.7人/10万人
烟民中	无论男女，发病率要比非烟民高出10—30倍

研究对象
美国和瑞典的100多万名年龄在40岁至79岁之间的人

研究内容
饮食、生活方式和病史等

育；对于孕妇来说，被动吸烟会导致死胎、流产和低出生体重儿；被动吸烟亦会增加女性呼吸道疾病、肺癌和心血管病发病的危险。

目前全球共有 11 亿吸烟者，烟草每年造成的死亡估计为 1000 万人，每 10 秒就有一人死于"香烟"的危害。如何减轻二手烟危害，关系着烟民的自身健康及社会环境的可持续健康发展。

66. 男性吸烟可引起哪些危害？

一项医学研究证明，烟丝燃烧产生的尼古丁和其他几十种有害物质，对正常男性性功能会造成明显损伤而导致阳痿和不育症。我国已处于因吸烟而导致的健康灾难之中。长期吸烟除了容易患慢性支气管炎、肺气肿、口腔癌、喉癌等之外，也是导致一些男性疾病的主要原因。

吸烟对男性生殖器官的影响，与其对心脏的影响在原理上是一样的，吸烟会破坏阴茎的血管，抑制血液流量，因而影响男性生理功能。吸烟男士患不育的概率比非吸烟者高 6 倍。因为吸烟不但会减少射精次数，还能降低精子数量，导致精子异常。吸烟可直接损害性腺和精子。

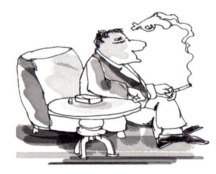

67. 男性吸烟会引起脱发吗？

男性到了中年，常常出现脱发现象。引起脱发的原因有很多，我国台湾地区的一项调查显示，吸烟的男性脱发更严重。

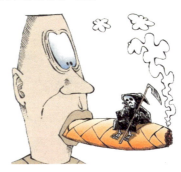

台湾亚东纪念医院和台湾大学的研究人员曾对740名男性进行调查。结果发现，如果每天吸烟，那么这些人严重脱发的现象会大大增加。研究人员指出，吸烟可能会损伤毛囊，导致雌激素增加，影响头皮中血液和激素的循环。与欧美男性相比，亚洲男人较少受到秃顶的困扰，但吸烟让他们失去了这种优势，那些显露出脱发早期迹象的男性，应当考虑戒烟，以阻止脱发的进一步恶化。

053

68. 吸烟对男性生殖健康可产生哪些影响？

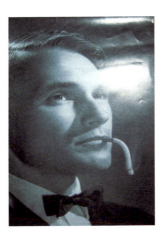

首先，吸烟会影响男性的生育能力。研究发现，吸烟会导致精子质量下降，正常精子数量平均减少10%左右。若每天吸烟20支以上，畸形精子的发生率会显著增高。而且，吸烟时间越长，畸形精子越多，且随着精子数量的减少，精子的活动能力也会减弱。究其原因，是因为烟草中的毒性物质使调节精子形成的基因受到损害，使精子发生质和量的改变。因此，吸烟男性不育症的发生率明显高于非吸烟者，吸烟者的孩子先天性疾病的发病率高于同等状况的非吸烟者。

其次，吸烟会降低男性性功能。吸烟对勃起功能的损害是多方

烟草危害篇

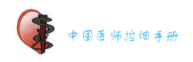

面的：烟雾中的尼古丁等有害物质可以刺激神经系统释放出使血管收缩的化学物质，引起动脉血管收缩，导致动脉血流量减少；尼古丁等有害物质还可导致静脉关闭功能发生障碍，从而引起阴茎勃起功能障碍，这种急性损害在停止吸烟后可以消失。但是，如果长期吸烟，就会引起阴茎动脉硬化，甚至狭窄，从而导致即使戒烟后也不易恢复的慢性损害。另外，烟草中的有害物质可引发雄激素水平下降，从而影响勃起功能。

69. 吸烟引起男性不育的机制是什么？

吸烟对精液的损害较大，其作用机制可能与下列原因有关：

（1）烟草中含有尼古丁、可尼丁、苯并芘、一氧化碳、镉、铅等大量的有害物质，可影响男性睾丸的生殖细胞，具有抑制性激素分泌和杀伤精子的作用，从而导致精子数量减少，液化时间延长，影响精子密度和精子存活率，还直接影响精子的活动度和穿透力。

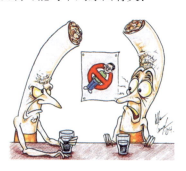

（2）吸烟过程中产生各种有毒的氧活性物质，如超氧化物阴离子和自由基，对血管有损害作用，影响睾丸血流，引起睾丸的生精功能障碍和畸形精子增加，从而影响男性的精液质量。

（3）香烟烟气凝结液可抑制胆碱乙酰化酶（保持精子活力的一种酶），影响生殖细胞的成熟和增殖。

（4）重度吸烟者血浆睾酮浓度显著低于非吸烟者，这使睾丸间质细胞合成睾酮的能力也有所下降，致使依赖于睾酮而产生精子的生精过程也相应改变，进一步加重了对生殖功能的负面影响。

（5）如长期吸烟，烟草中的有害物质通过吸收而进入血液循环，经长期积累而致血液循环中的有害物质浓度逐渐增高，干扰睾丸及附睾微循环和内环境的物质交换，影响睾丸生精细胞的发育过程，改变了精子在附睾中成熟所必需的生化条件，从而造成精子数量下降，活动能力降低。

70. 吸烟对男性心肺功能的影响有哪些?

男性吸烟死于心脏病的概率要比非吸烟者高2倍。吸烟是导致慢性支气管炎和肺气肿的主要原因，而慢性肺部疾病本身也增加了患肺炎及心脏病的危险。吸烟也增加了高血压发病和血压控制困难的危险。

尼古丁能使心跳加快、血压升高。烟草烟雾含有的一氧化碳能促使动脉粥样硬化的发生和进展，这种病理改变正是造成许多心脑血管疾病的一个原因。大量吸烟者心脏病发作时，其致死的概率比非吸烟者高很多。

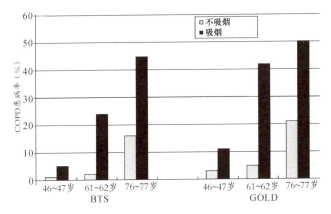

一项对45例吸烟者及32例非吸烟者肺功能检测的结果表明，吸烟早期主要引起小气道功能异常，随着时间的进展，可进一步发展至COPD。BTS（British Thoracic Society）及GOLD（Global Initiative for Chronic Obstructive Lung Disease）的研究显示：不同年龄段吸烟者的COPD患病率明显要高于非吸烟者。

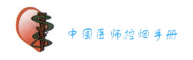

71. 吸烟对男性患肿瘤有何影响？

一个每天吸 15～20 支烟的人，其患肺癌、口腔癌或喉癌致死的概率，要比非吸烟者高 14 倍；其患食道癌致死的概率比非吸烟者高 4 倍；死于膀胱癌的概率要高 2 倍。每天吸烟 2 包（40 支）以上者，患肺癌的危险性较非吸烟者高 65 倍；每天吸烟 10 支者，较非吸烟者患肺癌

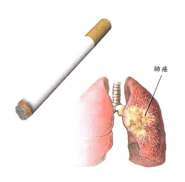

肺癌

的危险性增高 13 倍。在我国，引起肺癌的原因，男性有 70%～80% 为吸烟。喉癌是头颈部肿瘤中发病率最高的恶性肿瘤，男性是女性的 8～30 倍。流行病学调查显示，喉癌的发病因素中，吸烟是最主要的因素，88%～98% 的患者有长期吸烟史。

在美国，膀胱癌目前已成为男性第四位最常见的恶性肿瘤，仅次于前列腺癌、肺癌及结肠癌。由于吸烟等不良习惯以及接触化学物质等多种因素，目前泌尿系肿瘤患者有增多趋势，而且越来越年轻化，特别是膀胱癌患者。吸烟者患肾癌的危险程度是非吸烟者的 2 倍，而且男性烟民患肾癌的机会比女性烟民高近 1 倍。吸烟时间越久、吸烟量越大，其患肾癌的危险性也越高。吸烟者容易患肾癌，是因为烟草中多种有毒物质对肾小管和集合管的慢性刺激，导致细胞内基因突变。多饮水可以降低毒素的浓度。

恶性黑色素瘤发现时所处的阶段严重影响患者的预后。1994～1995 年间发生在佛罗里达州的近 1900 例黑色素瘤案例，揭示了晚期患者更常见于男性、未婚者、吸烟者、中低收入阶层以及居住在教育程度相对较低的社区里的人。

72. 男性吸烟易患风湿性关节炎吗？

吸烟会使男性患风湿性关节炎的危险增加 1 倍，但不会增加女

性患风湿性关节炎的危险，这与雌激素有关。美国斯坦福大学的研究人员对 1095 名先前被确诊为风湿性关节炎的芬兰患者与 1530 名健康成年人进行了对比研究。结果发现，与非吸烟的男性相比，以往曾有吸烟史的男性患风湿性关节炎的危险会增加 1 倍。

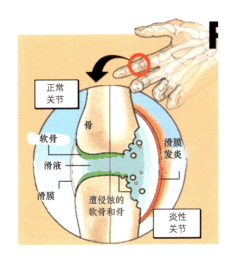

正常关节

软骨

骨

滑液

滑膜

滑膜发炎

遭侵蚀的软骨和骨

炎性关节

科学家发现，只有在那些类风湿因子呈阳性的男性

中才会存在上述相关性，而研究显示吸烟可促进这种抗体的产生。

73. 女性吸烟危害与男性有何不同？

女性吸烟危害远大于男性。目前，女性吸烟人群呈现出明显的上升趋势，主要集中在 15 ~ 24 岁年龄段。从目前情况来看，女性吸烟者主要集中在城市，尤其是文艺圈等职业群体中。但这部分职业群体的个人影响力大，很多女学生可能是出于崇拜模仿而盲目吸烟。同时，不少城市女性的工作压力较大，没有时间系统戒烟，也是造成吸烟女性数量增加的重要原因之一。

我国肺癌的发病率不断上升，吸烟是很重要的原因，尤其是女性烟民越来越多。一个女人如果和男人每天抽一样多的烟，其患肺癌的概率是男性的 3 倍。同时，吸

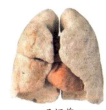

吸烟前

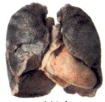

吸烟后

烟女性发生心肌梗死的危险性几乎是男性的 2 倍。

烟草危害篇

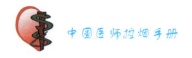

74. 女性吸烟与妇科疾病有何关系？

研究表明，在 17 岁前即开始吸烟或每天吸一包烟达 20 年的女性，在 40 岁以前

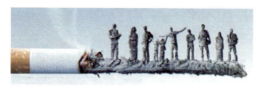

绝经的可能性会增加 2 ～ 3 倍。原因是烟尘中的某些成分对卵泡有毒性作用，导致卵泡提前消失，另外也是由于雌激素缺乏所致。吸烟可导致绝经期提前 1 ～ 3 年。吸烟女性在老年时骨质更脆弱，更易发生骨折。女性绝经后用雌激素补充治疗，如果仍吸烟，可能会降低雌激素治疗的保护作用。

吸烟造成长期缺氧及体内雌激素分泌减少而致提前衰老。吸烟时间长、吸烟量大者进入绝经期早，嘴唇和眼角会过早地出现皱纹，牙齿发黄，皮肤粗糙，失去富有弹性、丰润的外表，过早地出现一些衰老的征象。而且，65 岁以上吸烟的女性与非吸烟者或戒烟者相比，其肌力、敏捷、协调、步态、思维、反应、生活能力和平衡等 12 种身体状态指标较差；日均吸 12 支者，几乎每项指标都差。吸烟还是动脉硬化，特别是下肢动脉硬化的一个危险因素，多年吸烟可影响行走及运动功能。

有资料显示，烟草中的尼古丁能降低女性性激素的分泌量，从而干扰与月经有关的生理过程，导致月经失调、闭经或经量稀少，严重的甚至影响受孕。每天吸烟 1 包以上的女性，月经不调者是非吸烟女性的 3 倍。女性对烟草中的毒素极为敏感。烟草中的苯并芘进入女性体内后，能破坏卵母细胞，使成熟的卵子减少，造成月经紊乱；大多数吸烟的女性绝经年龄提前，更年期综合征提早出现。

每天吸 10 ～ 30 支卷烟的女性患痛经的危险率是非吸烟者的 2 倍。吸烟史长达 10 ～ 20 年的女性，则几乎是非吸烟者患痛经危险的 3 倍。与非吸烟的对照组相比，曾经吸烟的女性在 45 ～ 54 岁绝经的比例增加 43%。并非在 40 岁时吸烟才与卵巢功能减退有关，即使在

25 ～ 30 岁年龄段，吸烟也是一个重要的危险因素。

75. 女性吸烟还可引起哪些不良后果？

　　成年后继续吸烟的女性，吸烟者骨重量指数比非吸烟者平均低 5% ～ 10%。与非吸烟者相比，吸烟者腰椎骨密度低 2%，股骨颈低 2%，股骨干低 1.4%。研究显示，骨密度每降低 10%，骨强度则降低 30%，股骨颈骨折的发生率增加 40%。美国每天有 25 万人因骨质疏松引起股骨颈骨折而住院，女性为男性的 6 ～ 8 倍。

　　一项研究表明，吸烟女性发生尿失禁的危险增加 1.5 倍，而戒烟后尿失禁的危险增加 1.2 倍。与无尿失禁的女性相比，患尿失禁的女性多数为吸烟者或既往有吸烟史者。吸烟越多，越容易发生尿失禁。

　　研究发现，吸烟女性产后 2 周时产乳量比非吸烟者女性少 21%，产后 4 周少 43%，产后 6 周少 46%；吸烟女性乳汁中脂肪含量比非吸烟女性少 19%。

　　女性吸烟又服用避孕药可明显增加心血管病患病风险，特别是心肌梗死的风险。每天吸烟 25 支以上，并同时使用口服避孕药的女性受害最大，她们比非吸烟女性患心肌梗死的可能性大 13 倍，而且年龄越大、吸烟时间越长，其死亡率越高。

76. 吸烟可以引起宫颈癌吗？

　　宫颈癌是最常见的女性恶性肿瘤。引起宫颈癌的原因尚未完全清楚。但据最近报道，对吸烟女性与非吸烟女性的调查显示，排除结婚与性生活等对宫颈癌的影响条件，在初次性生活年龄和结婚次数基本相同的情况

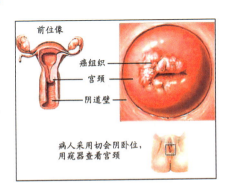

前位像

癌组织
宫颈
阴道壁

病人采用切会阴卧位，
用窥器查看宫颈

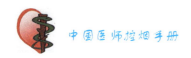

下，吸烟组女性的子宫颈上皮出现原位癌与非典型增生的相对危险率分别是 3.6 与 5.7，高于非吸烟组（非吸烟者为 1.0），且与吸烟年限有关，即吸烟年限越长，发生宫颈癌的危险性越大。吸烟 12 年以上者发生原位癌与非典型增生的相对危险率最高，分别是 12.7 与 14.5，说明吸烟能诱发宫颈癌。

为什么吸烟会引起宫颈癌呢？女性的宫颈癌与男性的肺癌同属鳞状上皮癌，烟草中的致癌物质与鳞状上皮癌的发生有关，子宫颈部对吸收入人体的致癌物质有较强的敏感性。

吸烟的害处很多，其中吸烟能诱发癌肿已引起人们的广泛关注，目前已知吸烟引起癌肿有以下途径：

（1）直接接触烟草而引起的癌肿，如肺癌、喉癌、咽癌、口腔癌、舌癌等；

（2）排泄体内烟草致癌物质的器官，如肾和膀胱等处的癌肿；

（3）吸收入血中的烟草致癌物质对体内某些器官有较强的敏感性，如乳房、子宫颈等处发生的癌肿。

060

77. 女性吸烟与衰老有何关系？

有的女性认为，吸烟是一种优雅的体现。从医学角度来看恰恰相反，吸烟非但不能维护自身魅力，反而是对容貌的自我毁灭。烟雾颗粒可影响女性皮下脂肪层的厚度，因此，多数吸烟女性身体不丰满，皮肤不滋润，缺乏营养，皮肤皱纹加快出现，提前衰老。此外，吸烟可使个体有一副特殊的面容：

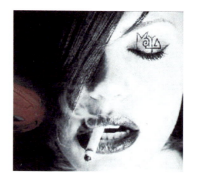

（1）眼角有鸡爪形线条或其他皱纹，或从上嘴唇、下嘴唇处伸延开来的皱纹，或在脸颊、下颌处有深深的皱纹。

（2）轻微的憔悴，在某种情况下，这种憔悴会导致脸颊下陷，或出现粗糙、疲倦和多皱纹的面容。

（3）面孔呈现轻度的灰、橘红、紫红的颜色。

吸烟的确可以影响外观美，影响一个人的容貌。尼古丁会抑制人体对维生素C的吸收，1支烟就会让全天所需维生素C的半数失效，从而导致斑点、皱纹、皮肤松弛的产生。30岁以后，吸烟者与非吸烟者的区别单从外表上就可以一目了然。30岁开始，女性脸上过早出现鱼尾纹者，不是从小从事网球、滑雪等户外运动的人，就是吸烟人群。眼角的细纹与每天的吸烟量和烟龄成正比。美国的一项调查显示，在接受调查的40～49岁女性中，常年吸烟者看上去要比非吸烟者衰老20年，40岁吸烟者的细纹数量与60岁非吸烟者相同。

吸烟会令肌肤失去光泽、弹性和活力。吸烟者的肌肤不是健康的粉红色，而是面色发黄、两颊凹陷的"香烟脸"。吸烟的女性唇色和脸色暗沉，魅力丧失，体质也变得很差。

78. 吸烟对女性生育有何影响？

吸烟女性卵子的受精率大大减弱。美国的一项研究表明，吸烟者的生育率比非吸烟者低72%。英国牛津计划生育学会的研究表明，吸烟降低生育率，每天吸烟10支以上的女性不育率为10.7%，而非吸烟的女性只有5.4%。吸烟女性相比于非吸烟女性，患不育症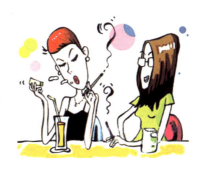的可能性要高2.7倍。尼古丁的分解物可丁宁（cotinine）对受孕有明显影响。研究人员认为，可丁宁能影响女性生殖周期中雌激素的产生，体内有可丁宁的女性与没有这种物质的女性相比，易受精的卵的数量减少60%。如果丈夫也吸烟，情况就更糟，统计表明，吸烟的

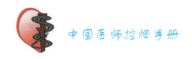
夫妇不育的可能性比非吸烟的夫妇高 5.3 倍。

烟雾可以刺激小血管壁而使其增厚，可使盆腔内的血液循环发生变化，从而引起受精卵着床变异等一系列变化。有人认为，尼古丁损伤了输卵管中将卵子送入子宫的微发丝状结构，妨碍受精卵正常输送至子宫。

不仅如此，吸烟孕妇容易流产。每天吸烟 10 支以上的孕妇，其流产率比非吸烟孕妇高 1 倍以上；吸烟女性早产发生率是非吸烟女性的 2 倍。吸烟女性生出的婴儿常为低体重，其主要影响婴儿的肺功能和智力发育。吸烟女性死产的发生率高，可出现"婴儿突然死亡综合征"。

79. 女性吸烟容易生女儿吗?

科学家们通过长期跟踪研究发现，受孕前后吸烟的夫妇生男孩的可能性较小；如果父亲每天吸烟超过 20 支，而母亲非吸烟，那么生男孩的可能性远远小于生女孩的可能性；如果夫妇双方都吸烟，生男孩子的可能性则变得更小。

目前，科学家们还无法确定吸烟者为什么生男孩的可能性较小，有一种解释是：携带决定生男

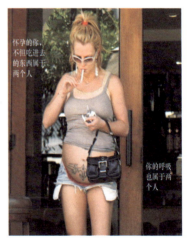

孩的染色体的精子更容易受香烟的影响。决定生男孩的带 Y 染色体的精子头部较小，尾巴较长，游动快速，但耐酸力差，且易受到烟毒的伤害；而决定生女孩的带 X 染色体的精子头部较大，尾巴较短，行动较迟缓，耐酸性强，且对烟毒的敏感性较低，不易受到伤害。但这其中的确切机制，现在仍是一个谜。

吸烟女性的女儿在出生时体重较轻，但是在生长发育时，这些孩子往往较易发胖，并且会受到高血压的困扰。研究表明，母亲在怀孕期间吸烟造成的后果，可能影响女儿的一生。

80. 吸烟可引起宫外孕吗？

据有关统计资料显示，20世纪70年代以后宫外孕的发生率大幅度上升，十几年间猛增了4倍。目前宫外孕已成为妊娠最初3个月孕妇死亡的主要原因。专家们估计，到2020年，宫外孕发生率将从目前每80名孕妇中出现1例剧增到每20名孕妇中就有1例。

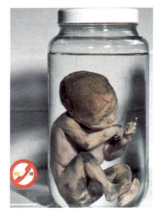

最近，美国疾病控制中心发表的一项调查研究报告认为，宫外孕发生率的迅速上升与现今女性吸烟人数增多有关。根据是否吸烟、吸烟量的多少等情况进行分析，宫外孕的发生率与女性吸烟人数呈平行上升关系，大约有60%的宫外孕极可能是由吸烟所致。

动物试验表明，吸入烟雾中所含有的尼古丁和其他有害物质后，不仅对各脏器产生毒害、致癌等作用，而且会影响输卵管的活动性，使输卵管活动性的基线水平发生变化，输卵管的规律性收缩出现紊乱，以致影响到受精卵向子宫腔的正常移动，使受精卵移入子宫腔、囊胚形成及植入等过程延迟，植入部位改变，从而增加了受精卵在输卵管等部位植入、发育的机会。为此，妇科专家认为：育龄女性戒除吸烟嗜好，也是预防宫外孕的有效途径之一。

卷烟的烟雾是宫外孕的危险因素之一。宫外孕的发生与孕妇吸入的烟雾量有明显正相关。一项研究结果表明，吸烟者宫外孕的发生率为40.1%，而非吸烟者为29.7%。美国华盛顿大学的一项研究表

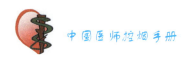

明，吸烟女性发生输卵管妊娠的危险比非吸烟者高 40%。

81. 吸烟对女性患肿瘤有何影响?

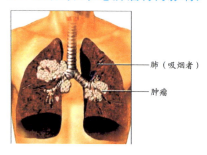

肺（吸烟者）

肿瘤

吸烟女性患乳腺癌的危险性比非吸烟女性高 40%，患宫颈癌的危险性高 14 倍，患卵巢癌的危险性高 28 倍。

吸烟女性比非吸烟女性患宫颈癌和死于宫颈癌的可能性高 1 倍。吸烟者的子宫中缺少朗格罕氏细胞，而在人体受到某种病毒或化学产品威胁时，这种细胞可增强其免疫系统的功能。吸烟越多，这种细胞就越少，吸烟女性比非吸烟女性少 1/3。HPV 病毒是子宫颈癌的主要诱因，当受到 HPV 病毒感染时，郎格罕氏细胞的缺少使免疫功能降低而最终致癌。

头颈部肿瘤主要包括喉、鼻、口腔和咽部的肿瘤，吸烟一直是这些肿瘤的主要危险因素。最新的一项研究发现，吸烟相关的头颈部肿瘤对女性的影响更甚于男性，吸烟所引发的各种头颈部肿瘤对女性的不良影响明显甚于男性。在男性人群中约有 45% 的头颈部肿瘤与吸烟有关，该比例在女性中则为 75%。

82. 孕产妇吸烟可引起胎儿哪些危害?

吸烟的孕妇常会导致胎儿发育迟缓、发育畸形及成为低体重儿。经统计，吸烟的孕妇所产婴儿的体重比正常婴儿轻 150 ～ 240 克，以后孩子的发育也会比同龄儿童矮小、体质较差。这些新生儿常存在肺部发育不成熟、易感染、死亡率

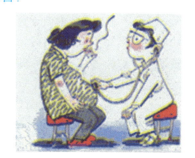

较高。此外，婴儿畸形如先天性心脏病、无脑儿、痴呆等的发生率明显增高，是非吸烟女性所生婴儿的 2～3 倍。国外近 2 年的研究成果表明，胎儿经母体接触烟草中的尼古丁等化学物质，可严重影响耳蜗的神经细胞，影响内耳将声波向神经元的传递，故孕妇吸烟可导致胎儿听力障碍。

母亲孕期吸烟支数与新生儿体重减少呈明显的剂量相关性。与非吸烟者相比，轻度与中度吸烟者产出低体重儿的可能性要增加 54%～130%。

吸烟能使乳汁分泌量减少，尼古丁可随血液进入乳汁。每天吸烟 10～20 支的女性，在 1 千克乳汁中可分离出 0.4～0.5 毫克的尼古丁，这对婴儿的健康是严重不利的。

83. 孕期吸烟会影响儿子的精子数量吗？

母亲在孕期如果每天抽 10 支烟，其所生儿子长大后的精子数量会减少。丹麦研究人员在 1999 年 11 月～2000 年 5 月间，收集了 316 名男性的精子和血液样本，并让其中 265 名被测者的母亲参加问卷调查，了解她们在怀孕期间的吸烟情况，排除年龄等因素的影响。研究结果发现，母亲在孕期每天至少抽

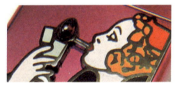
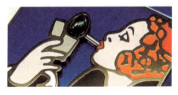

10 支烟的男性，其精子密度比其他母亲在孕期非吸烟的男性低 48%。而且，这些男性的精子总数减少，与精子生成有关的抑制素 B 水平下降。但这些结果并不出现在母亲在孕期每天吸烟少于 10 支的男性身上。研究人员认为，烟草燃烧产生的烟雾在某种程度上会影响胚胎细胞，使胎儿日后的精子生成数量减少。

烟草危害篇

84. 孕期吸烟会增加婴儿唇腭裂风险吗？

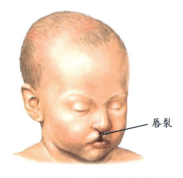

唇裂

在怀孕期吸烟的母亲比完全非吸烟的母亲生出唇颚裂小孩的概率高了70%。唇颚裂是一种沿软颚中线或硬、软颚中线的先天缺陷，其使口腔及鼻腔之间产生异常通道，女性比男性多见，这是胚胎的两外侧颚突未能相互愈合所致。颚裂有时向前伸展形成牙槽突裂及唇裂。

唇颚裂对孩子的伤害是很大的，不但造成了颜面上的畸形，造成了语言学习的障碍，同时还会影响小孩心理的正常发育。

85. 父母吸烟对子女有何影响？

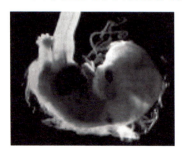

据最新研究显示，孕妇吸烟量愈大，其子女将来因暴力犯罪而被捕的可能性也愈大。孕期吸烟女性所生的孩子，在学龄前会出现一些心理和生理功能上的障碍，如注意力缺陷、入学后阅读能力和运算能力比其他同学差等。更重要的是，母亲吸烟，孩子也更易染上吸烟的恶习。吸烟女性所生子女中，弱智者、患精神病者出现的概率也较高。如果父母亲都吸烟，子女成为吸烟者的概率比父母亲都非吸烟的高1倍。女性怀孕期间吸烟还会损害他们女儿成年后的生育能力。

有研究发现，父母吸烟组儿童的智商明显低于父母非吸烟组。母亲吸烟组儿童较母亲非吸烟组更容易表现出反社会行为、焦虑、多动、压抑、社交退缩等行为问题。父亲常吸烟组儿童行为问题的检出率高于父亲少量吸烟组和父亲非吸烟组。

吸烟对人口平衡造成了严重影响。如果父母都是吸烟者，并且在受孕期间继续吸烟，他们生男孩的概率会下降近一半。可能原因是吸烟使母亲的机体出现某种变化，如雌激素分泌减少、子宫病变等，而男性精子中对生男孩有决定性作用的 Y 染色体对这种变化十分敏感，会受到"伤害"。

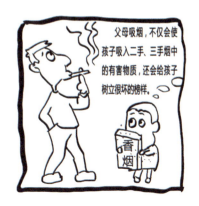

86. 儿童咽痛与父母吸烟有关吗？

英国一位儿科专家新近指出，父母吸烟是引起儿童咽喉疼痛的重要因素之一。因为父母在家里吸烟，使孩子直接吸进烟草烟雾，损害尚未发育完成的呼吸道黏膜，降低纤毛清除率，最终导致咽喉部感染。

上呼吸道黏膜在高浓度烟雾中所发生的病理变化在动物实验

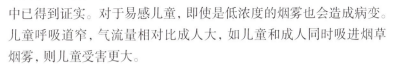

中已得到证实。对于易感儿童，即使是低浓度的烟雾也会造成病变。儿童呼吸道窄，气流量相对比成人大，如儿童和成人同时吸进烟草烟雾，则儿童受害更大。

87. 父母吸烟会引起婴儿腹痛吗？

最近，《英国医学新闻》杂志发表的相关研究表明，吸烟往往可成为婴儿腹痛的重要因素。研究者曾对 250 名婴儿做过实验：这些婴儿在喂食以后，如果他们的双亲在其身旁都不吸烟，那么，这些婴

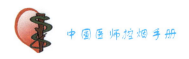
儿中有腹痛症状的占 32%；而当其双亲均吸烟时，出现腹痛症状的婴儿数量就会升到 91%。严重的腹痛往往会使婴儿发出尖叫声，并且捏紧拳头，双腿向上提起，脸涨得通红，这是胃肠道强烈痉挛的结果。

88. 父母吸烟对孩子的心脏有害吗？

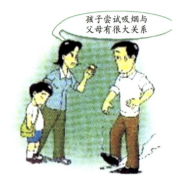

经研究发现，父母在家中吸烟会造成幼儿发育异常，在他们成年后容易患冠心病。12 岁以下儿童长期接触哪怕是低浓度的烟草烟雾也会影响血脂和心脏，从而使他们成年后有加速罹患心脏病的危险。

对家庭成员中有吸烟的 182 名少年、41 名青年进行调查，另以家庭人员中无吸烟的 141 名儿童作为对照，调查结果发现，前组中发生冠心病的危险性明显增加，这也许给了那些吸烟的家长们当头一棒。应该让家长们明白，吸烟会使长期被动吸烟的儿童深受其害。本组研究中入选的全部男、女孩都是孪生子，半数是单卵双生，其目的是为了说明危险因素并不是遗传因素，而是环境因素引起的。此外，男孩在青春期睾酮和其他性激素的变异也会改变血脂和血胆固醇的颗粒，这些变化反过来可促使动脉硬化，使动脉壁变厚，因此，男孩比女孩更容易受环境因素中烟草烟雾的毒害。

89. 吸烟对青少年的危害有多大？

据医学研究表明，青少年正处在生长发育时期，各生理系统、器官都尚未成熟，其对外界环境的有害因素的抵抗力较成人弱，易于吸收毒物，损害身体的正常生长。据美国 25 个洲的调查，吸烟开始年龄与肺癌死亡率呈负相关。若将非吸烟者肺癌死亡率设为 1，那么 15 岁以下开始吸烟者其死亡率为 19.68；20 ～ 24 岁为 10.08；25 岁以上为 4.08。说明吸烟开始年龄越早，肺癌发生率与死亡率越高。

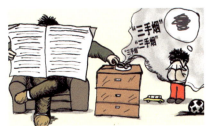

吸烟可对青少年的骨质健康造成严重损害。瑞典的一项调查发现，18 ～ 20 岁的青年男性吸烟者全身骨骼密度低于正常人，特别是在脊椎及髋骶部，而这些部位往往是老年人容易发生骨折的地方。而青少年应该是骨质增长最为旺盛的时期，但经过烟草的熏染，其骨质会变得干脆易折。

90. 吸烟对青少年呼吸系统的危害有哪些？

由于青少年呼吸道比成人狭窄，呼吸道黏膜纤毛发育也不健全，因此，吸烟会使呼吸道受损害并产生炎症，增加呼吸的阻力，使肺活量下降，影响青少年的胸廓发育，进而影响其整体的发育。

吸烟开始年龄越早，肺癌发生率与死亡率越高。若吸烟者从青少年时开始吸烟，并持续下去，就会有 50% 的机会死于与烟草相关的疾病。其中半数将死于中年，或 70 岁之前，损失大约 22 年的正常期望寿命。由于长期吸烟，从青年时期开始的任何年龄段的吸烟者都比非吸烟者的死亡率高约 3 倍。据美国的一项研究显示，15 岁开始吸烟者要比 25 岁以后才吸烟者死亡率高 55%，比非吸烟者高 1 倍多。

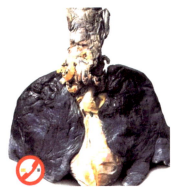

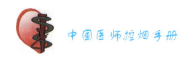

91. 吸烟对青少年生长发育的危害有哪些?

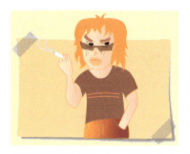

吸烟对青少年危害性更大。青少年吸烟除了易患各种与烟相关的疾病外,还会影响机体和智力的发育。吸烟学生的身高、胸围、肺活量都比非吸烟的同年龄学生低。据长期观察证实,吸烟学生的灵活性、耐力、运动成绩、学习成绩和组织纪律性都比非吸烟的学生差。

青少年正处在性发育的关键时期,吸烟使睾酮分泌下降20% ~ 30%,使精子减少和畸形;使少女初潮期推迟,经期紊乱。

吸烟会导致提前患上老年病,青少年长期吸烟会使骨质疏松、冠心病、高血压等老年病提前到来,严重威胁青少年正常生长,影响今后的生活质量。

92. 吸烟对青少年大脑功能的危害有哪些?

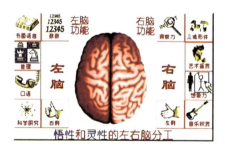

悟性和灵性的左右脑分工

吸烟损害大脑,使智力受到影响。在烟草的烟雾中,一氧化碳含量很高。一氧化碳被吸入人体后,与血液中的血红蛋白结合成碳氧血红蛋白,使血红蛋白不能正常地与氧结合成氧合血红蛋白,因而失去携氧的功能。由于人的大脑对氧的需要量大,对缺氧十分敏感,因此吸多了烟就会感到注意力不集中,甚至出现头痛、头晕等症状。久而久之,大脑就会受到损害,使思维变得迟钝。这样,必然会影响学习和工作,使学生的学习成绩下降。研究结果表明,吸烟者的智力效能比非吸烟者低10.6%。

吸烟对智商和思维有负面影响。这或许与人们通常对吸烟的认识相反，因为许多吸烟者认为，在吸烟之后感觉更活跃、注意力更集中。实际上，吸入尼古丁后智力活动的提高只是即时效果，长期吸烟的结果却正好与此相反。

93. 吸烟对青少年心理行为的危害有哪些？

吸烟与抑郁症之间确实存在某些联系，吸烟是导致心理疾病的众多危险因素中的一种。有学者对769名11～17岁青少年的研究结果发现，37.8%的青少年吸烟者存在焦虑、失望等精神问题。

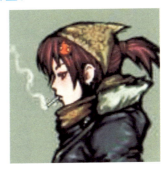

青少年尚无自食其力的能力，因此无法支付吸烟所需的费用，久而久之，就会产生许多社会问题，使青少年犯罪率增高，殃及整个社会。

吸烟影响中学生不良心理品质的滋长。实际生活中，一些不肯刻苦学习的中学生思想空虚，常在吸烟中消磨时间；同时，吸烟容易成为其他不良行为的媒介，那些沾上赌博、逃学等不良行为的中学生，多数也会吸烟。

儿童、青少年正处于心理、智力的快速发育时期，被动吸烟与儿童青少年的智力发育密切相关，还可能与某些行为问题的发生有关。

94. 青少年犯罪与母亲吸烟有关吗？

青少年犯罪与母亲怀孕时吸烟有关。在对近6000名儿童长达22年的观察后，芬兰奥露大学研究人员发现，母亲怀孕前和怀孕时吸烟，孩子长大后有10.3%的人犯罪，比非吸烟母亲的孩子犯罪率高2倍多。调查还发现，孕妇每天只需吸1～5支烟，就会对孩子日后的青少年犯罪倾向产生明显的影响。

烟草危害篇

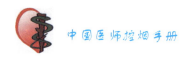
孕妇吸烟为什么会导致孩子犯罪呢？科研人员解释说，这是烟草的有毒物质损害胎儿大脑的结果。英国早几年对小学生的调查已发现，吸烟母亲的孩子不仅个头较矮，而且有智力障碍，常出现不良的极端行为。

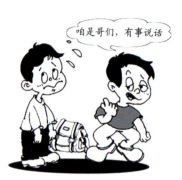

咱是哥们，有事说话

95. 吸烟对青少年视力的影响有哪些？

吸烟导致的青少年弱视称为"烟草中毒性弱视"。其主要表现：（1）视力障碍：视物不清，戴眼镜也难以矫正，随着视力减退逐渐加重，到一定时期连视力表上的0.1也看不清楚；（2）视野改变：早期视野中间出现一团哑铃形或圆形黑影，后期视野缩小，视物时四周模糊不清；

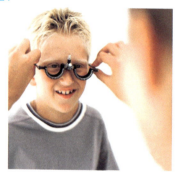

（3）色觉异常：尤其是辨不清红、绿颜色；（4）畏光：在强光下视物反而不清楚。烟草中毒性弱视病情发展比较缓慢，很容易被人们忽视，晚期严重时可能造成失明。

调查表明，吸烟历史比较长、烟瘾比较大和习惯于空腹吸烟的人特别危险。因为烟草中不仅含有尼古丁、砷等有毒物质，还含有一种毒性很强的"氰化物"，烟草中毒性弱视就是"氰化物"引起的慢性中毒。一般来说，健康人体内即使有少量"氰化物"，也能够转变成一种毒性较低的硫氰化合物，经肾脏从小便排出。但吸烟历史较长和易感的人，因他们正常的代谢出现了障碍，容易造成"氰化物"在体内贮积较多，慢慢地就会发生烟草中毒性弱视。

96. 儿童吸烟与罹患感染性疾病的关系如何？

青少年正处于生长发育的关键阶段，身体各组织和器官还比较娇嫩，神经系统、内分泌功能、免疫功能都不太稳定，对外界不利因素的抵抗力较差，容易感染疾病。青少年吸烟易引起肺炎、支气管炎、喉炎、感冒等疾病。

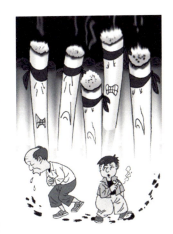

一份医学报告说，吸烟易使青少年感染致病细菌。吸烟者感染肺炎球菌等致脑膜炎、毒血症、肺炎和耳病的概率比非吸烟者高4倍多。专家们说，吸烟越多，感染这些病菌的可能性越

大。美国每年有50万人因感染这种病菌而患病，每年有4万多人死亡，这种病菌也是造成儿童死亡的原因之一。

吸烟者或在吸烟环境中生活的青少年，患哮喘、肺炎、支气管炎、中耳炎的人数明显增加。

97. 吸烟与老年性失明有何关系？

吸烟是目前全世界流行的不良生活习惯，是一种成瘾性疾病，是患老年性黄斑变性的因素之一。老年性黄斑变性是一种与年龄有关的眼睛黄斑区病变，是造成55岁以上患者失明的最常见原因。

吸烟可对眼部各组织产生不同程度的损害。烟草中的尼古丁可使血管收缩，导致眼组织缺血、缺氧。尼古丁和一氧化碳可使血黏度改变、血小板聚集性增高，易导致血栓形成，可引起眼部血管病变。吸烟者患老年性黄斑变性的危险性是非吸烟者的6.6倍，而且吸烟越多，这种危险也就越

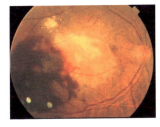

烟草危害篇

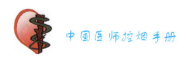

大。被动吸烟者也可增加患老年性黄斑变性的危险性。

老年性黄斑变性的初期，患者视网膜下可见一些黄白色的小斑点，被称为玻璃膜疣，这时一般不影响视力。但当病情进一步发展时，就会出现明显的视力下降，所看到的东西总是呈模糊状。一旦患上，就只能任其发展。

98. 吸烟与老年痴呆有何关系？

荷兰科学家最近发表研究论文说，与已经成功戒烟和从未吸烟者相比，吸烟者日后罹患老年性痴呆症及其他种类痴呆症的风险要高出不少。

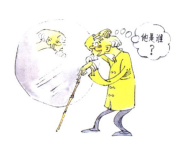

但是，英国皇家学院的科学家进行的研究结果发现，烟草中具有成瘾性和高毒性的化学物质尼古丁或许可以提高记忆力，并且对老年痴呆症的治疗有一定的作用。研究表明，动物在进食含有尼古丁的食物后，能更精确地完成复杂的任务，并且能比没有进食含有尼古丁食物的动物更加集中注意力。同时科学家发现，尼古丁还可以刺激动物肾上腺素的分泌。虽说对于正常人，这种作用是微乎其微的，但研究者相信，尼古丁在促使人集中注意力和增强记忆力方面的作用对于老年痴呆症患者来说是很有意义的，或许它可使这些患者多保持半年的记忆力。

99. 被动吸烟的危害有哪些？

许多有害物质（包括有致癌作用的硝酸铵等）在支流烟中的浓度也比主流烟中的浓度要高得多。如每支卷烟通常是 0.7 ~ 1.0 克烟草，含 9 ~ 17 毫克烟碱。其中 23% ~ 35% 被高温破坏，30% ~ 40% 被支流烟带走，在烟头里残留 5% ~ 10%（无过滤嘴的）或 27% ~ 75%（带过滤嘴的），吸烟者吸入的烟碱量是 0.2 ~ 3.5 毫克。

烟碱占烟草烟雾中生物碱含量的 95% 以上，烟雾中的其他微量生物碱含量很少。

在烟草烟雾中，还有烟草中原来没有的生物碱高温分解产物，包括哈尔满和去甲哈尔满，这是由色氨酸分解形成的。这些 β－咔啉生物碱具有精神赋活作用，每支卷烟的主流烟中含有 15 ~ 20 毫克。当然，从支流烟中冒出来的烟雾在空气中有所冲淡，实际上被动吸入的烟总比吸烟者吸入的要少些。可是，在全国吸烟者已达 3.5 亿多人的形势下，很少有人能摆脱这种烟雾的袭扰。在通风不良的场所，非吸烟者 1 小时内吸入的烟量，平均相当于吸入 1 支卷烟的剂量。

100. 被动吸烟对女性的危害有哪些？

研究人员对密苏里州 106 名与吸烟者共同生活的女性进行检查后发现，被称为"GSTMI"的基因发生突变或是缺少此基因的女性，其患肺癌的概率为一般人的 2.6 ~ 6 倍，"GSTMI"基因目前已被认为会使烟草中致癌物失去活性。

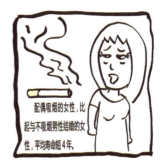

丈夫吸烟可以使非吸烟妻子患白血病的概率增高 7 倍。6 ~ 45 岁在家中被动吸烟的女性，患乳腺癌、宫颈癌的危险性比非吸烟家庭的女性高 3 ~ 4 倍。

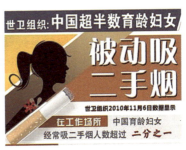

尼古丁有降低性激素分泌量和杀灭精子的作用，每天吸烟 30 支，精子存活率仅为 49%，丈夫吸烟可使妻子受孕的可能性减少一半。孕妇被动吸烟可以使催乳素水平下降，使产妇乳汁分泌减少。

烟草危害篇

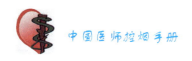

101. 被动吸烟对儿童的危害有哪些？

儿童大量、长时间被动吸烟会降低体内的高密度脂蛋白水平，加速动脉粥样硬化斑块的形成，增加发展为青春期冠状动脉疾病的危险。有学者发现，被动吸烟可损伤儿童的内皮功能，且呈剂量依赖性。Afghani 等发现，被动吸烟会影响儿童的骨密度。被动吸烟儿童的身高、体重均低于非被动吸烟者，且被动吸烟量越大，对身高、体重的影响越大。

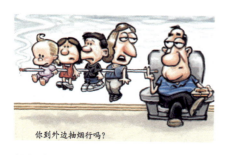

你到外边抽烟行吗？

被动吸烟者吸入的支流烟雾中的一氧化碳是主流烟雾的 5 倍，一氧化碳不仅降低血红蛋白的携氧功能，而且使氧合血红蛋白释放氧的速度减慢，阻碍神经系统的发育。长期处于被动吸烟中的儿童容易出现精力无法集中、头痛、头晕等现象。

被动吸烟的儿童长大后患膀胱癌的危险会增加。研究发现，被动吸烟者肺部吸入的烟量越多，可丁宁（cotinine）在血液中的含量就越高。如果 4 ～ 16 岁的儿童和青少年血液中的可丁宁含量很高，就有可能患上哮喘等疾病。

102. 孕产妇被动吸烟有哪些危害？

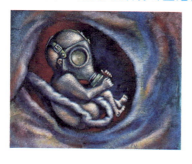

孕妇被动吸烟，在临产时出现胎盘早剥、出血、早破水等合并症比正常产妇高 1 ～ 2 倍。孕妇被动吸烟导致小于胎龄儿、早产、胎膜早破、新生儿窒息等多种病症的可能性明显高于无被动吸烟的孕妇。临床观察发现，孕妇被动吸烟还可导致产前出血等一系列危险。据报道，丈夫吸烟的孕妇产前出血相对危险度是丈夫非吸烟的1.7倍；导致早产的危险性，孕妇丈夫吸烟的是孕妇丈夫非吸烟的2.9倍；引起胎膜早破的危险性，孕妇丈夫吸烟的是孕妇丈夫非吸烟的3倍左右；影响新生儿窒息的危险性，孕妇丈夫吸烟的是丈夫非吸烟的3.3倍。

103. 孕产妇被动吸烟对胎儿有哪些危害？

孕妇被动吸烟等于自己吸烟。来自美国匹兹堡大学公共健康研究生院的一项研究表明，若在怀孕期处在被动吸烟的环境中，对胎儿造成的危害与母亲主动吸烟是完全一样的。主动吸烟或被动吸烟对胎儿发育过程中所造成的基因突变比率基本一致。被动吸烟会使胎儿体重减轻，造成胎儿宫内生长缓慢或先天畸形；被动吸烟还会造成胎儿产前死亡率增加。科学家对500名孕

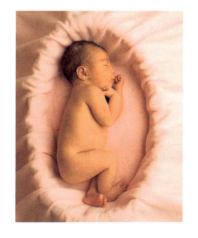

妇分析发现：孕妇的丈夫每天吸烟10支以上，胎儿的产前死亡率增加60%，吸烟越多，死亡率越高。

孕妇在吸烟环境的影响下，会使胎血中的锌含量大为减少，因而影响胎儿脑部的发育。烟草中含有多种有毒物质，其中以尼古丁、氰化物和一氧化碳等对胎儿影响较大。尼古丁可导致血管收缩、心率增快，孕早期使孕妇体内黄体酮分泌减少，子宫内膜发育受影响，造成流产或胚胎夭折。同时，孕妇血中一氧化碳增加，血液中氧含量减少，一氧化碳很容易通过胎盘，使胎儿得不到充足的氧气，胎盘便发生代偿性肥大，而过大的胎盘往往有蜕膜基底部坏死、细胞滋养增生这些病理改变，最终导致胎儿生长发育受阻，易发生流产、宫内

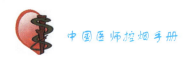

窒息或死亡,还可能有脐动脉畸形的危险。怀孕期间母体每天吸烟支数越多,婴儿猝死综合征(SIDS)发生的风险越高(见下图)。

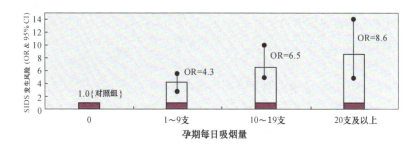

104. 烟草能产生放射性损害吗?

每天吸一包半(30支)烟的人,其肺部一年所受到的放射线量,累积起来相当于接受300次胸部X线透视,几乎等于每天透视一次。一个人每天只要吸10支烟,患肺癌的可能性就增加4倍。即使被动吸烟,也同样受害。烟草中50%以上的放射性元素被吞云吐雾者喷散到空气中,危害吸烟者周围的人群。

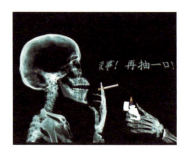

烟草中的放射性物质主要来自种植烟草时大量施用的含铀磷肥。铀元素本身就是放射性元素,尽管在磷肥中含量很少,但它很容易被烟草吸收;烟草还从土壤和水中吸收天然的放射性物质,并用叶面上带有黏性的纤毛吸附空气中飘浮的污染物质,包括放射性物质。刚收割的烟草中所含放射性物质的浓度并不太高,但在之后烘烤、加工、制作等过程中,放射性物质含量会逐渐增高,达到了可以威胁人类健康的程度。烟草中所含的放射性物质可释放出高能量射线,直接杀伤人体组织细胞。即使是经过多次衰变后所形成的衍生物,依然有强烈的杀伤力。

105. 烟草产生放射性损害的机制是什么？

烟草里释放的放射性颗粒中，威力最大的是铀元素的衍生物——放射性钋，其放射出的 α 射线能量大，电离能力强。它能轻易摧毁活细胞中的遗传因子，杀死细胞或把它们转化为癌细胞。吸烟者从每一支烟中吸入钋的量比非吸烟者高出 30 倍。

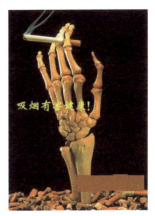

放射性物质颗粒被吸入肺部并堆积在其中，便不断地放出强劲的射线，首当其害的是肺部，所以吸烟者患肺癌的最多。放射性物质还会混入血液循环中，到达人体的其他部位，如肝、胰、肾、性腺、骨髓、淋巴结、甲状腺等，几乎对所有组织进行破坏。积聚在血管壁上的放射性颗粒破坏血管壁内膜，促进动脉硬化，使吸烟者极易患冠心病。放射性颗粒还能积聚在人体重要的免疫防御系统中，逐步减弱或最终毁掉人体抵抗病毒、细菌、癌细胞和其他疾病的能力。戒烟后，化学物质可以较快地消失，而放射性元素却需很长时间才能从人体排出，对人体依然进行"内照射"，继续扮演无形杀手的角色。

106. 熬夜时吸烟有危害吗？

熬夜时吸烟危害更大。因为此时吸烟：

（1）可诱发或加重高血压。熬夜时肾上腺素的分泌较按时作息的人明显增加，此时吸烟会迅速产生有害物质，危害心血管，使血压升高、心率增快。另外，熬夜者常久坐少动，体内血液循环处于缓滞状态，吸烟会增加血液黏稠度。

（2）加重胃溃疡、诱发胃癌。熬夜者生活往往不规律，常患有不同程度的胃肠道疾病，而吸烟时常有吞咽动作，烟雾趁机进入胃内，

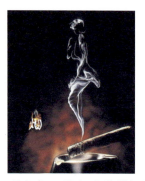

其中的有害物质尼古丁直接刺激胃黏膜，使黏膜下血管收缩、痉挛，出现缺血，形成或加重胃溃疡。同时，烟雾中的尼古丁等有害物质吸入胃部后不易排出，会被胃黏膜大量吸收，并在胃酸的作用下合成致癌物质亚硝胺类，最终诱发胃癌。

（3）导致视力下降。吸烟对眼睛的危害已经被证实。熬夜时吸烟容易使眼睛出现疼痛、干涩、发胀等问题，使人患上干眼症。

107. 为什么说车内吸烟害人害己还"害车"？

如今人们的生活条件改善了，很多家庭都拥有一部甚至多部汽车，而不少烟民车主会忍不住在车内吸烟，常可见到高速路上堵车或等红绿灯时"吞云吐雾"的司机。不少人认为司机吸烟情有可原，认为抽烟不仅提神醒脑、提高注意力，还能缓解驾驶疲劳，提高驾车安全性，殊不知车内吸烟潜藏着巨大的危害。

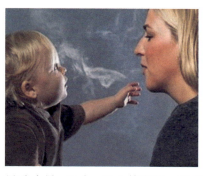

（1）车内吸烟，可导致一氧化碳中毒：在严寒酷暑的季节，或外界空气不佳、环境嘈杂时，常会关紧车窗、打开空调，而车辆封闭时，车内会释放一氧化碳等有害气体。此时若再吸烟，一氧化碳浓度可升高至正常值的 30 倍以上，易导致头晕、乏力、恶心等症状，严重时可发生中毒。

（2）车内吸烟，危害所有人健康：私家车内吸烟，可对乘坐车辆的其他人带来不利影响。一方面车厢内空间狭小，二手烟浓度高；另一方面，烟草烟雾中含有的有害化合物，比如尼古丁，表面附着力强，将长期存留在车厢内，形成三手烟。

（3）车内吸烟，使车辆本身受伤：车内空调的使用频率较高，空调系统内有粉尘、花粉过滤装置，净化进入车内的空气，但其并不能完全吸收吸烟产生的有害气体，烟草烟雾反而会耗损过滤器、缩短其使用周期。烟草烟雾也会"熏"得车内饰品慢慢发黄发黑，影响车辆美观。另外，在出售时，吸烟者的汽车在市场上比其他车辆价格平均低 20% 左右，因为购买者会介意车内的异味，二手车销售商也不愿意为消除烟味来额外花钱。

吸烟与疾病篇

108. 吸烟者在体检时会发现哪些异常？

吸烟的危害有一个特征，就是在体检时很难发现异常情况，而是突然出现肿瘤、肺气肿、心肌梗死、脑卒中等重大疾病。即使在体检中出现了异常，也大多属于轻度。与吸烟相关的检查项目包括以下几项：

（1）白细胞或红细胞数量增多；

（2）好胆固醇（HDL-C）偏低；

（3）肺功能下降；

（4）动脉硬化或血管内皮功能障碍。

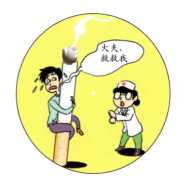

109. 吸烟与疾病发生的时间性关系如何？

由于吸烟的危害在吸烟很久以后才会显现出来，因此，从香烟的流行到相关疾病的发生，在时间上会产生20～30年的错位。吸1支烟并不足以致命，但一直吸烟就会引发疾病。

WHO公布了吸烟流行模式图：

第一期：男性的吸烟率呈上升趋势。

第二期：男性中死于吸烟相关疾病的患者数不断增加，受此影响，男性的吸烟率开始下降，而女性的吸烟率有所上升。

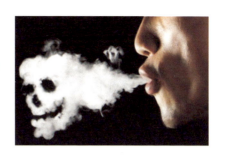

第三期：男性中死于吸烟相关疾病的人数达到顶峰，而女性的吸烟率也达到顶峰，死于吸烟相关疾病的患者数也在不断攀升。

第四期：男性的吸烟率进一步下降，受此影响，死亡率也有所降低，女性的吸烟率几乎达到了与男性相等的地步，女性的死亡率进一步上升，甚至接近男性的死亡率。

美国和西欧很多国家已经进入了第四期，特别是瑞典。日本目前还正处于第二期的阶段之中，我国基本上介于第一期和第二期之间。

110. 为什么说吸烟与呼吸系统疾病的关系最密切？

烟草的烟雾首先接触的是娇嫩的呼吸道黏膜。干热的烟雾可引起刺激性咳嗽，同时又使这些黏膜变得十分干燥，并出现慢性充血。为了使呼吸道黏膜保持湿润，黏膜细胞代偿性地分泌过量的黏液，这些过量的黏液排出体外，就是平常的痰液。长期吸烟者普遍有慢性咳嗽、痰多等症状。此外，烟雾中的烟尘微粒比空气中的微粒多5万倍，而且烟尘微粒中含有很多的有害物质。它们可使纤毛中毒、受损，可使分泌的黏液发生凝固，从而使纤毛和黏液失去抵御和保护的功能，于是大量的毒物和细菌乘虚而入，进入并停滞在支气管及肺泡里，从而引起呼吸道炎症。长期大量吸烟会引起慢性支气管炎，甚至

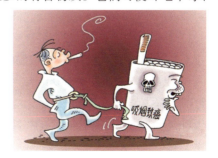

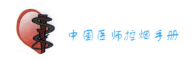

导致肺气肿。

吸烟是慢性支气管炎发病的最主要原因。据国外报道，吸烟者发生慢性支气管炎的概率为非吸烟者的8倍。1972年，上海市普查了3339名50岁以上的老年人，其中吸烟者慢性支气管炎的患病率为非吸烟者的2倍，前者为21%。另有一项研究表明，肺气肿病情严重的人中17%是吸烟者，病情中等者吸烟者占26%，非吸烟者只占16%。

111. 吸烟可引起哪些恶性肿瘤?

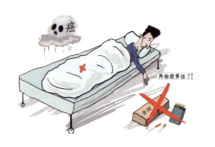

全球每年大约有500万人是因为吸烟致死的，这其中约有1/3是死于恶性肿瘤。超过30%恶性肿瘤的发生被证明与吸烟有关，包括肺肿瘤、喉肿瘤、口腔肿瘤、食管肿瘤、胃肿瘤及子宫颈肿瘤等，其中以肺肿瘤为甚。男性吸烟者患肺癌的危险性较非吸烟者升高了5倍，吸烟年限越长、日吸烟量越多、开始吸烟年龄越小，以及吸烟深度越深，罹患肺癌的危险性越高，呈现出明显的剂量相关性。吸烟者患肺癌后的死亡率比非吸烟者高出10余倍，因肺癌死亡的患者中超过85%有大量吸烟史。有研究表明，65岁以上早期确诊小细胞未分化癌的患者，戒烟的5年生存率为70%，而继续吸烟者的5年生存率为33%。

84%的喉癌患者有长期的吸烟史，其中50%以上的患者日吸烟量都在20支以上。吸烟者罹患喉癌的危险性比非吸烟者高出近40倍。

90%的口腔癌发病被认为与暴露在烟草烟雾环境中有关。吸烟目前被认为是引发口腔癌的最大危险因素。每天吸烟20支者，其罹患口腔癌的风险比非吸烟者高出12倍。每年被动吸烟20包（400支）以上的女性，罹患子宫颈癌的风险是无被动吸烟者的7.2倍。

084

112. 为什么说吸烟是肺癌的"罪魁祸首"？

关于肺癌的致病因素，早在 20 年代，医学界就提出吸烟与肺癌有关。但一直到了 50 年代，英国医学研究人员对 59000 名英国医师进行大规模的调查研究，才非常科学地从流行病学的角度，无可辩驳地证实了吸烟就是导致肺癌的罪魁祸首。每天吸 15 ~ 20 支烟的人极易患肺癌。

烟草中有许多有害物质，它们对呼吸道的细胞有毒性和腐蚀作用，可使气管纤毛受损、变短、不规则，起不到排除肺内分泌物的作用。由于呼吸道的防御功能遭到破坏，不但咳嗽、咳痰多，而且容

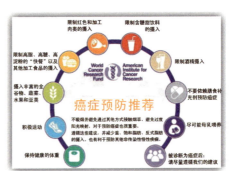

易受到病毒和细菌的感染，使气管和肺部发炎。肺部经常有炎症，是癌变的基础。如果有吸烟嗜好，发生肺癌的危险性就高。因为烟雾中的多环芳烃类物质在被吸入人体后，经过体内芳烃羟化酶的作用，其化学结构发生了改变，形成了一种致癌物质。

被动吸烟者因经常吸入吐出的烟雾而受害。调查发现，夫妇中只要有一人大量吸烟，另一人患肺癌的危险性就会大大增加。这是因为支流烟雾所含致癌剂的含量比主流烟雾里的含量要高 50 倍以上。调查还发现，不吸烟的女性与中等量的吸烟者结婚，其患肺癌的危险性为与非吸烟者结婚的 2.5 倍，与大量吸烟者结婚，则危险性为 3 倍。虽然被动吸烟只吸入少量烟雾，但其中的毒性化学物质如苯并芘、甲苯、二甲基亚硝胺的量是非常可观的，分别是主动吸烟者吸入量的 3 倍、6 倍和 50 倍。被动吸烟危害性更大，因此被动吸烟者易得肺癌并不奇怪。

吸烟是肺癌的主要原因。估计其中超过 90% 的男性病例和 80%

吸烟与疾病篇

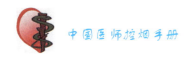

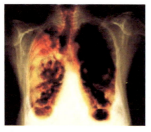

以上的女性病例均可归因于吸烟。被动吸烟也是导致肺癌的一个原因。目前和既往吸烟者，食用含有视黄醇的食物、β–胡萝卜素或类胡萝卜素，可降低患肺癌的风险。对于目前吸烟者，食用含有维生素 C 的食物可降低患肺癌的风险。对于非吸烟者，食用含异黄酮的食物（具有类雌激素样成分）可降低肺癌的风险。

研究表明，吸烟指数在 400 以上或每天吸烟超过 20 支、年龄大于 45 岁的人群，均为肺癌的高危人群，肺癌的发病率比非吸烟者高 10 ~ 15 倍。吸烟的年龄越早，吸烟时间越长，每天吸烟量越多，患肺癌的概率也就越大。1991 年美国癌症协会报告，85% 以上的肺癌死亡是由于吸烟所致。吸烟对鳞状细胞肺癌的相对危险度为 11.0，对小细胞肺癌的相对危险度为 3.5，对腺癌的相对危险度为 2.2。英国一项长达 50 年的前瞻性流行病学研究表明，男医师肺癌、胃癌和食管癌等 11 种癌症的死亡率与吸烟相关。吸烟导致死亡的恶性肿瘤中以肺癌最多，每天吸烟 25 支以上者的死亡率是非吸烟者的 25 倍，吸烟量大的比吸烟量小的死亡率高 3 倍。还有研究表明，被动吸烟者肺癌的危险性增加 20%，相对危险度为 1.2。

从开始吸烟到出现肺癌的时间是 15 ~ 20 年。开始吸烟的年龄越早，肺癌的发生也越早。40 岁以上的吸烟者，10% 会导致肺癌。

113. 吸烟会增加罹患 COPD 的风险吗？

慢性阻塞性肺病（COPD）是一种常见的慢性呼吸系统疾病，患者人数多，病死率高。其主要特征是慢性气流阻塞，并呈进行性发展，严重影响患者的劳动能力及生活质量。吸烟者罹患 COPD 的危险性比非吸烟者高得多。国内男性发病率高于女性，国外大样本人群调查发现，男女吸烟者 COPD 的发病率无明显差异，且 15 ~ 20 岁吸烟者中女性较男性更易发展为COPD。

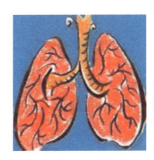

COPD的发生率除与吸烟时间及数量呈正相关外，尚与吸烟的种类和吸烟的方式有关。吸雪茄烟和烟斗者发生COPD的危险性只有吸纸烟者的1/3，过滤嘴纸烟与非过滤嘴纸烟导致COPD的危险性在男性吸烟者中无明显差别，而在女性中COPD的发生率却是前者高于后者。此外，吸烟对肺功能损害的轻重程度主要取决于吸入肺内的烟雾量以及烟雾进入肺内的深度。肺气肿的发生与肺泡大量接触烟雾有关，而咳痰症状的发生是由于烟雾微粒在气道沉积导致尼古丁大量摄入所致，故吸烟时将烟雾深吸入肺内者比将烟雾入口后即吐出者COPD的发生率高。

预计到2030年，COPD将成为世界第三大致死疾病，而吸烟是该病最重要的危险因素。有研究发现，至少有95%的COPD患者是吸烟者，15%～20%的吸烟者可以发展成为COPD。丹麦的一项研究表明，吸烟者COPD的累计发病率可以高达35.5%，而非吸烟者只有7.8%。国内数据是，吸烟者的COPD发病率可以高达11.4%，而非吸烟者只有5.2%。吸烟者的吸烟量越多，吸烟时间越长，COPD的发病风险也就越高。与男性相比，女性吸烟者更容易患COPD。

114. 吸烟会增加肺纤维化的风险吗？

一氧化氮（NO）分子可造成肺损伤及肺纤维化。吸烟通过两种机制引发损伤效应：

（1）吸烟时烟雾中的活性NO分子可直接启动炎症，导致肺纤维化；

（2）吸烟后抑制了体内 α_1- 抗胰蛋白酶活性，该酶具有抑制NO生成的作

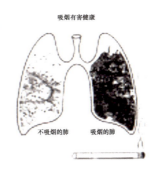

吸烟有害健康

不吸烟的肺　　　吸烟的肺

吸烟与疾病篇

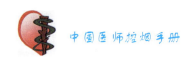

用，因而间接地使吸烟者体内 NO 的生成量增加，加重肺损伤。

研究数据也表明，吸烟可明显增加发生肺纤维化的风险。

115. 吸烟能诱发哮喘的发生吗？

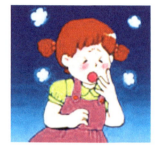

美国的一项前瞻性队列研究表明，每年吸烟不少于 300 支的青少年患哮喘的风险是非吸烟者的 3.9 倍。哮喘患者吸烟可刺激呼吸道，容易诱导哮喘发作，因此哮喘患者应戒烟。但是，需要注意的是，不可在服茶碱类药物过程中突然戒烟。由于烟中含多种化学物质，进入人体后可诱导体内产生过多分解氨茶碱的药物酶（细胞色素 P4501A2）。因此，吸烟者血液中的氨茶碱浓度下降，往往正常剂量难以达到治疗目的，故吸烟者使用氨茶碱治疗哮喘的疗效多不显著。但另一方面，如果吸烟患者在使用氨茶碱治疗过程中突然戒烟，体内药物代谢酶——细胞色素 P4501A2 随之大量减少，使进入体内的药物不能迅速分解，导致药物在体内蓄积，达到一定浓度后即可引起中毒。因此，吸烟的哮喘患者若打算使用茶碱类药物治疗，则至少应停止吸烟后 1 个月才能开始用药；如果用药过程中正在吸烟，那么不可突然戒烟，必须由医师调整剂量后才能戒烟，否则可出现茶碱中毒。

116. 吸烟会加重肺结核的病情吗？

肺结核是一种呼吸系统传染性疾病。肺结核患者吸烟，其咳嗽、咳痰、咯血等症状就会在原来病变的基础上加重，而且咳嗽引起的肺内压增加，使血管容易发生破裂而出现咯血甚至大咯血，从而危及生命。

肺结核患者吸烟，可影响抗结核药物的疗效。这是因为吸烟能增强肝脏酶活性，加速药物在肝内的代谢，降低人体对药物的吸收和利用。以利福平为例，该药通过肝肠循环代谢。该药口服后，能被迅速吸收；2小时后，血药浓度可达到高峰。但是吸烟者肝脏酶活性增强，药物在肝内的代谢过程随之加快，因而血药浓度比非吸烟者降低约30%，从而影响了利福平的杀菌效价。

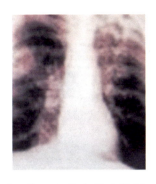

此外，吸烟还会影响肺结核病变的愈合，使已经稳定的病情恶化，从而延长治疗时间，增加用药剂量，不仅增加了患者痛苦，而且还增加了治疗费用。

我国是世界上仅次于印度的结核病高负担国家之一，每年的新发结核病患者数约为130万，占全球新发结核病的14.3%，每年因结核病死亡的人数大约是5.4万。吸烟可通过多种途径和机制增加结核病的易感性。巴基斯坦的一项研究表明，吸烟者每天吸烟量越大，出现结核菌素皮试反应阳性的风险也就越高。

WHO报告明确指出，吸烟是结核病发病的独立危险因素。吸烟可以使患结核病的风险增加2.5倍以上。在全球范围内，20%以上的结核病可归因于吸烟。印度的一项研究表明，吸烟者患结核病的风险是非吸烟者的2.1倍，在所有结核病患者中，有14%是由吸烟所引起的。上海的一项研究表明，男性重度吸烟者患结核病的风险是非吸烟者的2.2倍。吸烟量越大，患活动性肺结核的风险也就越高。吸烟者因结核病死亡的风险为非吸烟者的4.5倍，也就是说，吸烟会导致一半男性结核病患者死亡。另外，吸烟还可以增加结核病复发的风险，延长肺结核患者痰菌转阴的时间。

117. 吸烟会损害大脑吗？

一些瘾君子常挂在口头的话是"吸烟能提神"，有助于思考，所

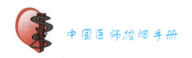

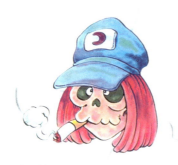

谓"文章不通，靠烟通"。从事脑力劳动的人还认为吸烟可以产生灵感。但科学家的科学研究结果却给他们泼了一盆冷水，证明这种论点是不科学的，只不过是一种自我安慰而已。美国有学者对吸烟和非吸烟者做过模拟汽车驾驶、阅读复述短篇故事和回忆信件内容的分组测验，结论是：吸烟无助于从事需要记忆或广传知识的复杂劳动，吸烟者的车祸率比非吸烟者高 2 ~ 3 倍。英国《自然》杂志发表的一项针对老鼠的研究表明，对没接触过烟草中尼古丁的老鼠而言，摄入尼古丁的确能增强它们的反应能力，使它们能更快地学会避免电击，但对尼古丁反应不敏感的老鼠来说，摄入尼古丁后反应能力却下降。这项试验研究还发现，尼古丁能对大脑中一些特殊部位造成损害，而这些部位能释放一种用以在神经之间传递信息的化学物质。因此，长期吸烟只能损害大脑，毫无提神、助思考之功效。

118. 吸烟可引起脑卒中（中风）吗？

中风，医学上称为急性脑血管病或脑卒中。脑卒中的病因虽然还不完全清楚，但许多因素（如高血压、高血脂、肥胖、糖尿病、心脏病）都已被公认与中风密切有关。此外，吸烟也被许多专家认为是中风的危险致病因子之一。大量研究证实，吸烟者比非吸烟者患

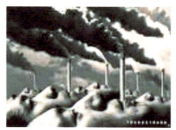

中风的机会要高得多，吸烟不仅可引起出血性脑血管病，如脑出血、蛛网膜下腔出血，也可引起缺血性脑血管病，如脑血栓形成等。

吸烟诱发中风的机制尚不十分明了，但许多学者认为，吸烟时常

090

常同时吸入很多一氧化碳，这些一氧化碳进入体内后，很快就与血红蛋白结合，使红细胞失去运输氧的功能。而脑部是身体中需氧最多的器官，它对缺氧非常敏感。如果一个年纪较大又有脑动脉硬化或高血

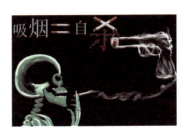

压的人经常吸烟，脑部就会得不到足够的氧，出现缺氧状态。此外，烟草中还含有尼古丁、烟碱和其他一些有害物质，吸烟后，由于这些物质进入血液内常常能引起心动过速，甚至血管痉挛，也可使脑血液循环受到影响。长时间吸烟还可引起血管壁增厚、脂质沉着、管腔变窄，引起并加重脑血管硬化，更容易发生中风。

约 19% 的脑卒中是由吸烟诱导发生的。美国的一项研究表明，吸烟者的脑卒中风险与不吸烟人群相比增加 1 ~ 3 倍。荟萃分析显示，男性吸烟者的脑卒中发生率与不吸烟人群相比增加 63%，女性增加 83%，这提示吸烟对女性罹患脑卒中影响更大。每天吸烟少于 20 支，脑卒中的风险升高 0.8 倍；每天吸烟超过 20 支，脑卒中的风险升高 1.2 倍。

被动吸烟也在脑卒中致病中扮演着重要角色，其危险性甚至与主动吸烟相似。研究表明，暴露于二手烟环境中的人群脑卒中的患病率增加 0.3 倍，而且随着暴露量从每天 5 支上升到每天 40 支，脑卒中患病率相对危险度从 1.2 增加到 1.6。我国的一项研究表明，夫妻都吸烟人群发生脑卒中的风险比非吸烟者高 0.9 倍，并且丈夫吸烟人群中妻子患脑卒中的风险增加。戒烟 2 年内脑卒中死亡风险下降 16% ~ 24%，戒烟 2 ~ 4 年后脑卒中的发病风险下降 38%。公共场所有效控烟后，脑卒中的发病率可降低 13%。

119. 吸烟与头痛有关吗？

吸烟与头痛有一定的关系。因为在燃烧的烟草中，存在着烟焦

吸烟与疾病篇

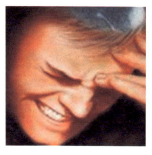

油、尼古丁、二氧化硫、一氧化碳以及一些致癌物质等。其中尼古丁对血管的张力、血流动力学变化有影响，会造成血液高黏、高凝状态，血小板易聚集等。血流动力学异常本身就可造成头痛。再者，烟雾中的一氧化碳可以和氧竞争与血红蛋白结合，从而形成大量的碳氧血红蛋白，造成血中氧饱和度及氧分压下降，使脑组织供氧不足，引起脑血管扩张而致头痛。

如果患者处在不良的环境中，如空气污浊、气温高、湿度大，而又高度紧张、得不到休息，并伴有吸烟的情况下，头痛发生的可能性就会更大。吸烟除上述直接作用引起头痛外，还会带来远期的不良后果。如长期吸烟可以损害小动脉内皮细胞，干扰体内脂质代谢，久而久之形成动脉粥样硬化和小动脉玻璃样变，使血管腔持续变狭，流经大脑的血液减少，或是造成高血压，这种情况所产生的头痛是器质性的，且治疗更为困难。

120. 吸烟可引起哪些眼部疾病？

（1）眼表面疾病：不论是主动吸烟者还是被动吸烟者，均存在不同程度的眼部刺激症状，如结膜充血、泪液分泌增多等。长期暴露于烟环境中（如卷烟厂），可使结膜上皮化生。

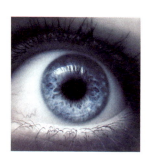

（2）青光眼：吸烟可增加患青光眼的危险性。

（3）白内障：白内障是当今全世界最主要的致盲性和致残性眼病。吸烟主要与核性白内障、后囊下白内障有关，与皮质性白内障无关，其危险度在 1.1 ~ 2.4。Cumming 等还发现吸烟斗者的危险性高于吸雪茄和纸烟者。吸烟导致白内障的可能机制为烟草中的脂质过氧化物对晶状体的损害；烟雾中的重金属物质在晶状体内的蓄积，也可造成对晶状体的损害。

（4）视网膜疾病：①吸烟者发生眼部动脉硬化的比例和程度均明显高于非吸烟者，这都与尼古丁导致的动脉收缩、低密度脂蛋白升高、高密度脂蛋白降低和血浆中游离脂肪酸水平的升高有关；②吸烟可增加年龄相关性黄斑变性的患病率，其危险度在 1.2 ~ 3.3；③吸烟可加重糖尿病视网膜病变的程度。

（5）视神经疾病：①吸烟可产生烟中毒性弱视：主要见于吸雪茄烟的中老年男性患者，常表现为双侧对称性、无痛性视力减退和中心暗点，停止吸烟后可使视力部分恢复；②吸烟可产生缺血性视神经病变：是由于视神经前部血液循环受阻而引起的急性无痛性视力障碍，与眼局部解剖和多种全身因素有关，其中吸烟也与之有关。

（6）其他病变：① Graves 眼病：流行病学资料显示，吸烟也可引起或加重 Graves 眼病的进展，其危险度在 2.1 ~ 7.7。这与吸烟抑制了碘的摄入和有机化有关，与烟雾中的苯对交感神经系统的损害有关。②斜视：Hakim 等通过对斜视幼儿发病危险因素调查发现，母亲在孕期吸烟可使所生子女患内斜视的概率增加 1.8 倍。Chew 等也发现，每天吸 2 包烟（40 支）以上的孕妇，其子女患内斜视的概率增加 1.8 倍，患外斜视的概率增加 2.3 倍。

121. 吸烟可引起口臭吗？

在这个人们越来越在意自己仪表和气质的社交社会，仅仅外表的光鲜已经不够，从内到外的整洁、健康才能给你在生活和职场中加分。

据调查，全世界约有 25% 的人患有不同程度的口臭，相当比例的成年人在社交中受口臭困扰，甚至出现自卑心理，不敢与他人近距离交往，其患病率为 19% ~ 83%。

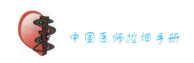

口臭是指呼吸时散发出的一种口腔异味，口腔里的微生物腐败、消化口腔滞留物质产生的挥发性硫化物（VSCS）等异味物质是导致口臭的主要成分。有研究显示，吸烟者口腔中的 VSCS 是非吸烟者的 2 倍还多，且非吸烟者吸烟 3 天，每天吸 10 支后，口腔中的 VSCS 也升高了将近一倍。

吸烟时，首先，烟雾本身就含有挥发性含硫化合物；其次，烟雾中的强黏性物质如焦油黏附在口腔表面，烟雾又使口腔内形成缺氧环境，从而加强了吸烟者口腔中的厌氧环境，使得口腔中的厌氧细菌生长得更旺盛；再次，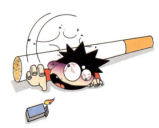

吸烟会降低体内免疫细胞功能，机体免疫力下降使细菌繁殖程度增加，同时又影响牙龈的微循环，细菌侵入牙龈引起牙龈炎等口腔疾病，将进一步加重口臭情况。

去除根本因素才是关键，其他方法均是辅助手段，只起到加强或巩固效果。不戒烟，其他的方法说得天花乱坠也只是治标不治本。

去除根本问题，遗留问题也要处理。如果已经引起口腔疾病，应积极治疗，控制细菌滋生，同时注意保持口腔卫生，早晚刷牙，去除附着在牙齿和舌苔表面的强黏性物质，使厌氧菌失去有利的生长环境；中药辅助治疗和一些食物（如甘草、橘皮、柠檬、茶叶、山楂等）也有一定的效果；另外，经常咀嚼无糖型口香糖，也有助于清除牙缝间的食物残渣和牙面上的软垢，减轻口腔异味。那么您还在等什么？赶快行动起来，消除这"难言"之苦吧！

122. 吸烟可引起口腔白斑吗？

吸烟能引起口腔黏膜发生白斑。口腔白斑是在黏膜上形成的一片白色的、擦不掉的斑块，该处表皮增厚，比正常黏膜稍感粗糙，平时几乎没有任何感觉。白斑产生的原因虽有多种，但和吸烟的关系最大。据最近国内的调查，吸烟者白斑的发病率是 26.9%，而非吸烟者白斑的发病率是 1.6%。一般吸纸烟的人，常常在下颊部黏膜和腭部发生白斑；用烟斗吸烟者，常在烟嘴相应的部位发生白斑。有些民族

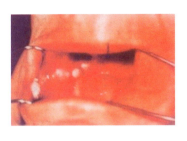

有嚼烟或把烟叶贴敷在口腔黏膜上的习惯，他们与烟叶接触的部位常发生白斑。大多数白斑是无害的，但其中 3% ～ 6% 会发展成癌。所以，大多数学者认为白斑是一种癌前状态。

123. 吸烟可引起口腔癌吗？

口腔癌是发生于口腔的恶性肿瘤。据调查，我国口腔癌的发生率占全身恶性肿瘤的 1.5% ～ 5.5%；在印度竟高达 40.0%；在美国，每年约有 26000 名患者被诊断为口腔癌。人们已经发现吸烟与口腔癌有

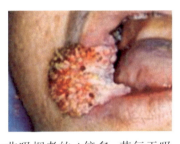

密切关系。吸烟者口腔癌的发病率为非吸烟者的 4 倍多，若每天吸烟 20 支以上，其发生口腔癌的危险性为非吸烟者的 12 倍，并且吸烟者口腔癌的死亡率也高。吸烟引起口腔癌是化学与物理综合作用的结果，不仅烟雾中含有致癌物质，而且吸烟时产生的温度和机械刺激也是致癌的重要因素。如唇癌多发生于口唇上经常衔烟的部位，可能与灼伤和由于烟纸粘于口唇而反复撕破唇黏膜有一定关系。另外，唇癌也多见于吸雪茄烟和烟斗的人。目前，口腔白斑是公认的癌前病变，它与吸烟的关系极为密切。根据调查，吸烟者患口腔白斑的机会为非吸烟者的 8 倍以上，且吸烟的时间越久，每天吸烟的量越大，患病的机会越多。有学者认为，约有 5% 的口腔白斑会发生癌变。

吸烟与疾病篇

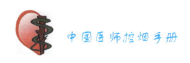

124. 吸烟可引起喉癌吗?

吸烟与饮酒是导致喉癌的主要危险因素。80% ~ 90% 的喉癌患者都有长期（平均15年以上）吸烟史；在喉癌高发区印度，男女普遍有吸烟习惯。吸烟者患喉癌的危险性是非吸烟者的 3 ~ 39 倍。男性患者全部都有很久且很重的吸烟史，长期吸烟会使喉黏膜上皮细胞内被激活的致癌物质增多，在多种因素

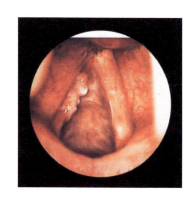

的协同作用下，终于导致癌变。大部分喉癌患者的吸烟史有 30 ~ 40 年，这类患者基本上都有慢性咽炎的病史。而且吸烟史长、吸烟量大且同时饮酒的患者一旦突发喉癌后，其临床症状远比其他患者重，其中颈部有转移扩散的也较多。

125. 吸烟可引起牙周病吗?

吸烟与牙周病的关系尚无定论。多数资料表明，吸烟可促进牙石沉积和菌斑蓄积。吸烟者牙周病重于非吸烟者，主要表现有深的牙周袋、牙槽骨吸收多、附着水平丧失高及牙缺失多。吸烟与牙周炎的流行密切相关，主要通过局部和全身因素致病。

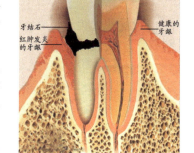

牙结石
红肿发炎的牙龈
健康的牙龈

（1）局部因素：吸烟者的口腔卫生差，菌斑蓄积，牙石、软垢增多，既可导致牙龈炎，也是牙周炎的主要致病因素。吸烟者软垢指数（DI）、牙石指数（CI）、牙周病指数（PDI）及牙周炎患病率均高于非吸烟者。重度吸烟者牙周炎区段高

于轻、中度吸烟者和非吸烟者。

牙石机械性损伤牙龈，为细菌的入侵创造了良好的条件。牙周脓肿中厌氧菌检出率为100%。吸烟使口腔内缺氧，有利于厌氧菌的生存。研究表明，只要吸一支烟，牙龈处的氧化还原电势显著降低，口腔内 pH 值发生改变。

（2）全身因素：吸烟可引起机体免疫功能改变。①细胞免疫方面：吸烟者白细胞趋化性低于非吸烟者，白细胞总数、中性粒细胞、淋巴细胞及单核细胞数均低于非吸烟者；②体液免疫方面：吸烟降低了血清 IgG 和 IgM 的水平，抑制了辅助 T 淋巴细胞增殖。吸烟者口腔局部免疫功能低下，吸烟者唾液中 IgA 水平低于非吸烟者。

（3）其他方面：烟草中尼古丁进入血液，可导致牙龈血管收缩，血流减少，以致牙龈氧供和血气交换减少，清除废物能力降低，导致牙龈保护性修复功能降低。烟雾的高温和化学成分长期刺激使牙龈上皮角化层增厚，黏膜下血管充血，牙龈长期处于慢性炎症状态。研究证明：尼古丁通过刺激成骨细胞碱性磷酸酶的活性，抑制细胞增殖，促进牙槽骨吸收。

烟草的焦油会造成牙齿发黑，也是导致牙周病的重要原因。吸烟者患牙周病的概率是非吸烟者的 2 ～ 9 倍，这是由吸烟者口腔缺氧或口腔不洁导致的。日本 1992 年在全国推行"8020运动"，即在80岁之前努力保有 20 颗以上的牙齿。但如果一直吸烟，恐怕很难达到这一目标。一旦牙齿丧失，人们便无法享受美味，并造成消化不良，为各种疾病的发生埋下隐患。掉牙会引起脸型的变化，使人显得老态龙钟。戒烟则有助于降低患牙周病的风险。

126. 吸烟会加重颈椎病的病情吗？

长时间吸烟，吸收大量尼古丁后会刺激脊柱血管，使其产生收缩而引起血流障碍，最终可导致颈部组织损伤。如果气温变化较大、过度疲劳、精神压力过大等因素合并存在时，可能会引起机体内分泌系统、神经调节功能及免疫系统的变化，从而导致细胞组织代谢异常，颈部组织如血管、韧带发生改变，出现颈部酸胀、疼痛、僵硬、咽喉活动受限等症状，有的还可表现为上肢麻痛、头晕、恶心、耳鸣、视力模糊、胸闷等貌似心脏疾病的表现。吸烟还可引起颈椎病急性发作。

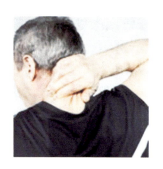

127. 吸烟可引起哪些胃部疾病？

吸烟加重胃炎、溃疡病的病情，不利于胃炎、溃疡病的康复。

（1）增加胃病的发病率：吸烟者溃疡病的发病率是非吸烟者的 2～4 倍。每天吸烟 20 支以上的人约 40% 可发生胃黏膜炎症。

（2）降低胃病的治愈率，容易引起复发：有人进行过对比研究，给同是慢性胃炎或溃疡病的患者使用同一种药物治疗，非吸烟组的治愈率为 90%，吸烟组仅为 63%。对上述两组患者停药一年后比较，非吸烟组复发率为 53%，吸烟组为 84%。

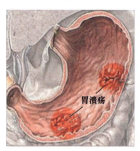

胃溃疡

吸烟引起和加重胃病的罪魁祸首是尼古丁。尼古丁能作用于迷走神经系统，破坏正常的胃肠活动，使幽门括约肌松弛、胆囊收缩，使碱性的胆汁易于反流入胃，以致破坏胃黏膜，并且还可促使胃酸分泌增多，抑制前列腺素合成，从而使胃黏膜黏液分泌减少。这些异常变化均可损害胃黏膜，导致胃病。

128. 吸烟会增加消化性溃疡穿孔的发生率吗？

吸烟可增加消化性溃疡的发生率，而且影响溃疡的愈合。目前，吸烟与溃疡的确切关系尚不十分明了。英国伦敦一组外科医师进行了一项回顾性研究，对某医院 275 例消化性溃疡与该院可匹配的对照组进行比较。发现溃疡病组中吸烟人数比对照组中要多（73% vs. 52%）。对溃疡部位及并发症类型亚组进行分析时发现，只有十二指肠溃疡（DU）穿孔者吸烟人数比对照组多，128 例有 DU 穿孔的患者中，

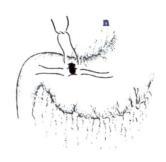

110 例（86%）吸烟，而 128 例对照组中吸烟者只有 65 人（51%）。研究小组认为，吸烟与 DU 穿孔间有特殊联系。最近一些研究发现，服用甲氰咪胍未能防止发生 DU 穿孔的患者中，吸烟者的比例很高，表明吸烟可能使 H2 拮抗剂对胃酸分泌的作用发生逆转。有学者认为，应更强调患有 DU 的患者停止吸烟。

129. 吸烟与大肠癌的关系如何？

据美国防癌协会的研究，吸烟不但可以导致肺、膀胱和喉咽癌，而且可以增加患上直肠癌的机会。此外，意大利学者对以往 106 项观察性研究的荟萃分析结果表明，吸烟与结肠直肠癌发病风险及死亡风险增加具有显著的相关性。

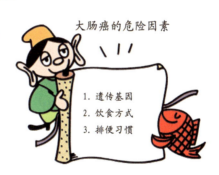

大肠癌的危险因素

1. 遗传基因
2. 饮食方式
3. 排便习惯

他们分析了近 4 万例的结肠直肠癌新发病例的流行病学资料，结果显示，吸烟者比非吸烟者死于结肠直肠癌的风险高 25%；每天吸烟支数越多、时间越长，患结肠直肠癌的风险越高；吸烟与直肠癌之间的关联性比与结肠癌之间的关联性更强。

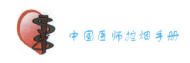

130. 吸烟如何引起膀胱疾病？

烟草的烟雾中至少含有三种危险的化学物质：焦油、尼古丁和一氧化碳。其中，焦油中所含的化学物质可导致膀胱癌，这些化学物质被血液所吸收，然后经由尿中排出。吸烟者死于膀胱癌的概率要大2倍。

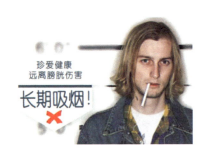

131. 吸烟会增加罹患肾癌的风险吗？

吸烟者患肾癌风险是非吸烟者的2倍，特别是男性烟民患肾癌的机会比女性烟民高近1倍，且吸烟时间越久、吸烟量越大，危险性越高。每天吸烟20支以上，且烟龄超过15年者，肾癌发病率

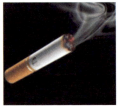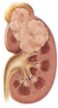

高于正常人4～5倍。吸烟已成为肾癌最重要的致病因素。因为烟草中含有芳香胺类物质和丙烯醛等有害物质，进入血液循环后经肾脏过滤，然后通过膀胱从尿液中排出体外。在肾内它们可以破坏细胞，引发并形成肾癌变，从而增加癌症的发病危险。肾脏患癌的概率与尿液在膀胱内的贮存时间成正比。尿液中的致癌物质可侵害膀胱纤维，并破坏细胞的正常结构，酿成恶性病变。科研人员将每小时排出的尿液与相隔2～3小时排出的尿液相比较，后者尿液中所含的致癌物质相当多。

132. 吸烟可引起黑色素瘤吗？

一项综合性研究中，研究人员调查了2583例黑色素瘤患者，发现有22.9%的男性吸烟者或既往有吸烟史者出现转移灶（Ⅱ期或Ⅲ

期病变），而非吸烟者只有 11.2%
出现转移灶；12.6% 的女性吸烟者
或既往有吸烟史者，以及 5.8% 的
非吸烟者为晚期患者。虽无确切
证据表明吸烟会引起黑色素瘤或
增加其发病率，但可以肯定，吸烟

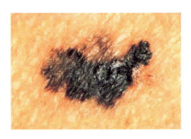

者的原发病灶更容易转移，吸烟者在确诊后的存活率降低，且较早
出现转移（常于 2 年后出现）。研究者认为，吸烟者黑色素瘤预后不
良的原因可能与吸烟对免疫系统的不良影响有关。另有研究发现，
吸烟者比非吸烟者血清 lgG 和 lgA 的水平低。

133. 吸烟可引起鳞状细胞癌吗？

　　有学者研究了 311 例患皮肤鳞
状细胞癌（SCC）的患者，发现吸
烟与 SCC 之间有非常显著的联系。
另一项对继发性、非黑色素瘤性皮
肤癌的危险性研究也发现，与非吸
烟者相比，吸烟者继发 SCC 的危

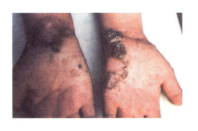

险性较高，这种危险性随吸烟量和持续时间的增加而增加。一项对
107900 名护士的调查结果显示，吸烟者比非吸烟者患 SCC 的危险性
增加 50%，这可能与吸烟引起免疫抑制相关。

134. 吸烟可引起冻疮吗？

　　人体血管通常会以舒张的方
式对低温环境作出反应，以温暖手
和脚。耶鲁大学研究人员对吸烟
者和非吸烟者进行了试验，试验对
象们被要求持续将双手浸入 5℃的

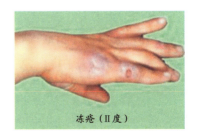

冻疮（Ⅱ度）

吸烟与疾病篇

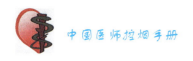

凉水中长达 40 分钟。研究发现，当吸烟者将手从凉水中拿出来后，其血管舒张和皮肤温度上升的速度，都比不吸烟的试验对象要慢。这种差别在吸烟者戒烟 16 小时后仍然存在。研究人员认为，低温环境下血管舒张速度减慢，可能会使吸烟者更容易生冻疮或被冻伤。这一情况的产生有可能与烟草中所含的尼古丁有关，尼古丁导致了人体对寒冷的正常反应速度变慢。

135. 吸烟可引起老年腰背痛吗？

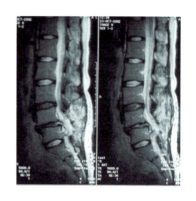

吸烟时产生的烟碱进入血液循环后，引起椎间盘血管收缩，可导致椎间盘供血下降。另外，长期吸烟可导致体内一氧化碳水平异常升高，与氧气竞争结合红细胞中的血红蛋白，红细胞携氧能力降低，加重腰椎间盘的氧供和其他营养物的供给，加快并加重椎间盘的退变过程，使脊椎对机械压力等外界因素的敏感性增加，最终促使了腰背痛的发生。

另外，由于吸烟常引起慢性支气管炎，容易经常咳嗽。当咳喘时，腰椎间盘受到的压力增加，这是腰椎间盘退化的另一个诱发因素。大量临床研究表明，腰椎间盘病变的患者中，吸烟者比例很高，其疼痛症状也较重。国外有关资料还显示，同样是腰椎间盘突出症，使用相同的手术方法治疗后，吸烟者的康复情况不如非吸烟者，并容易遗留部分症状，但戒烟后可以消除，说明吸烟还会影响其治疗效果。

136. 吸烟可增加多发性硬化症的风险吗？

吸烟者患多发性硬化症（MS）的概率要比非吸烟者高。挪威卑

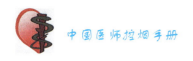中国医师控烟手册

102

尔根大学和美国哈佛大学的研究人员在 1997—1999 年，对 2.2 万名 40 ～ 47 岁的人进行了调查，结果发现，吸烟男性患 MS 的风险约为不吸烟男性的 3 倍，而吸烟女性患 MS 的风险约为不吸烟女性的 2 倍。研究人员发现，在接受调查的 87 名 MS 患者中，大多数人在患上这种无法治愈的疾病之前 15 年就开始吸烟了，近 24% 的人从未吸烟，约 76% 的人目前吸烟或过去曾吸烟。但是，目前还不清楚男性吸烟者患该病的概率为何比女性高。

137. 吸烟可引起儿童渗出性中耳炎吗?

渗出性中耳炎，即中耳腔内有液体存留，是由于咽鼓管通气及排液功能障碍，鼓室内外气压不平衡所引起的中耳非化脓性炎症。这种儿童常见病大多发生在 2 ～ 6 岁，是造成听力损害的一个很重要的原因。上呼

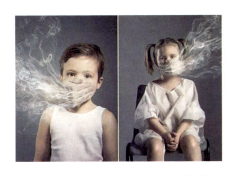

吸道感染是其主要病因。但近年来的研究发现，烟草烟雾也是导致该病的重要原因。这可能与烟雾中的有害物质对儿童的中耳黏膜有直接的刺激作用有关，它使中耳分泌的黏液量增加并变稠、咽鼓管不通畅，从而造成中耳内积液，使听力下降。长期接受烟雾刺激可使黏稠的积液机化，造成鼓膜粘连，发生传导性耳聋。

138. 吸烟会增加罹患白血病的风险吗?

英国一家医学杂志最近告诫，吸烟者患白血病的风险比非吸烟者高 1 倍。伦敦圣·巴斯罗缪医院的教授发表文章，指出吸烟可能是成年人白血病的主要诱因。有学者对 24.8 万名美国人进行的 16 年跟踪调查表明，死于白血病的风险随吸烟数量增多而上升。每天吸

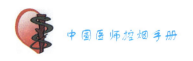

烟 20 支以上的人死于白血病的可能性比非吸烟者高 1 倍。

139. 吸烟对艾滋病患者有哪些影响?

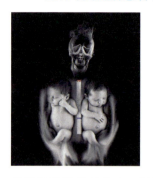

体外实验显示,烟草中的某些物质可以使细胞内的病毒复制速度增加 20 倍。吸入的烟雾中的有害物质进入血液,可以刺激病毒的生长。过度吸烟会降低肺部防御气管炎及肺炎的能力,如果已经有肺炎或有慢性肺部疾病,吸烟会进一步降低机体的抵抗力。如果戒烟的话,疾病就可能会恢复得更快、更好。吸烟还可以减弱身体维持体重的能力,吸烟者每多摄入 1 卡能量的食物,增长的体重较少,直接影响到吸烟者的营养状况。因此,艾滋病病毒感染者和患者不要吸烟。

140. 吸烟可诱发腹股沟疝吗?

国外有人提出,严重吸烟者不但肺气肿和肺癌发生率高,而且腹股沟疝的发生率也高。经研究发现,吸烟者的血液中蛋白溶解酶(包括弹性酶)升高,抑制蛋白溶解酶的物质(如 α_1-抗胰蛋白酶)减少,机体的胶原和弹性硬蛋白遭到破坏。人体正常组织的生化结构表明,组成腹肌腱膜及筋膜并使之具有一定张力(抗拉力)的重要物质,正是胶原和弹性硬蛋白等纤维组织。因此,它们的破坏,使腹肌沟部缓冲腹腔压力的重要屏障——腹横肌腱膜筋膜层保护功能严重削弱,造成腹股沟疝的发生。

141. 吸烟会增加罹患糖尿病的风险吗?

吸烟可以增加患 2 型糖尿病的危险。日本大阪大学研究生院的 Noriyuki Nakanishi 博士及其研究小组在《国际医药年报》的报道中披露，在一项对 1300 名 35 ~ 45 岁男性患者的研究中发现，吸烟者比非吸烟者患糖尿病的风险高 4 倍，而体瘦的吸烟者患病的可能性更大。

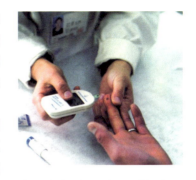

　　吸烟增加患糖尿病风险的机制尚不清楚。日本学者认为吸烟可以增加某种抵消胰岛素作用的激素的分泌，从而导致血糖浓度的短暂升高。有研究表明，吸烟可引起有些组织对胰岛素效果的拮抗作用。

142. 糖尿病患者吸烟会引起病情恶化吗?

　　吸烟对人体有害，对糖尿病患者的害处更大。美国匹兹堡大学的医学专家对 548 名糖尿病患者进行观察之后，得出这样的结论：吸烟会增加这些患者的死亡危险。研究结果表明，对女性胰岛素依赖型糖尿病患者，吸烟者可使其死亡率增加 10 倍；如果每天吸烟多于 20 支，而吸烟史超过 5 年，死亡的危险性比不吸烟的患者高 20 倍。对于男性来说，

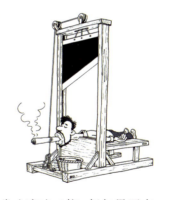

胰岛素依赖型糖尿病患者的死亡危险比常人高出 6 倍，但如果还有吸烟嗜好的话，那么其死亡危险就会增加 10 倍以上。可能的机制是：烟草中的尼古丁可刺激肾上腺素的分泌，肾上腺素能使血糖升高，直接危害糖尿病患者；也可以抑制和麻痹神经，易诱发神经并发症；还能使心率加快、血压升高，促进糖尿病患者并发心血管病变；吸烟对呼吸道黏膜也有刺激作用，可破坏呼吸道防御功能，易发生呼吸道感染，使糖尿病恶化。因此，糖尿病患者应尽量不吸烟。

吸烟与疾病篇

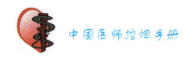

143. 吸烟可导致哪些心血管病？

法国一项纳入了 88902 例高血压患者的前瞻性队列研究发现，与非吸烟者相比，吸烟可增加高血压患者的心血管病死亡风险。其中，年龄 < 55 岁和 ≥ 55 岁高血压吸烟患者的心血管病死亡风险分别是不吸烟患者的 2.5 倍和 1.6 倍。

国内的一项研究发现，高血压吸烟患者的心血管病死亡风险和全因死亡风险分别是高血压不吸烟患者的 1.2 倍和 1.4 倍。

韩国的一项前瞻性研究发现，每天吸烟量每增加 20 支，心血管病死亡风险和全因死亡风险分别增加 30.3% 和 43.1%。累计吸烟量与心血管病死亡风险存在线性关系，且血压和吸烟量具有协同作用。瑞典的一项研究表明，高血压和吸烟的协同指数为 1.97。英国的一项队列研究表明，吸烟的高血压患者脑卒中发病的相对危险增加 2 倍。

一项对全球 7 个国家 12763 名男性随访 25 年后的研究发现，与非吸烟者相比，每天吸烟量每增加 20 支，将使冠心病、脑卒中和全因死亡风险分别增加 70%、40% 和 70%。另外，吸烟量越大，血压变异性差异也越大。

与非吸烟者相比，吸烟者总胆固醇和 LDL-C 水平增加，而 HDL-C 下降。一项荟萃分析显示，与非吸烟者相比，吸烟可以增加 3.0% 的总胆固醇、9.1% 的甘油三酯和 1.7% 的 LDL-C，而降低 5.7% 的 HDL-C。戒烟后，甘油三酯下降比较明显，HDL-C 在 1 年后可以逐渐恢复，但 48 个月后仍低于非吸烟者。吸烟对 HDL-C 水平的负面影响或许是长期存在的，且不可能完全逆转。

吸烟可导致患冠心病风险增加，动脉粥样硬化加重，心绞痛风险增加，急性非致死性心梗的风险及冠心病死亡风险增加，心源性猝死的风险增加；吸烟还可以使冠脉介入治疗后发生心梗的风险增高。

有文献报道，吸烟 > 100 支 / 年，才与冠心病相关。年吸烟量越大，吸烟年限越长，冠心病的相对危险度越高，患病率也明显上升。吸烟者患冠心病的危险是非吸烟者的 1.5 ～ 4 倍。一项对 2172 例急性冠脉综合征（ACS）患者进行的 10 年随

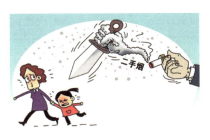

访研究显示，年吸烟量大于 60 包（1200 支）以上的患者发生 ACS 风险增加 24.6%，死亡风险增加 57.8%。而年吸烟量每增加 30 包（600支）时，致死性 ACS 发生率随之增加 8%。其中，52% 的患者长期暴露于二手烟的环境中，这类人群再次发生 ACS 的风险增加 33%。

　　流行病学研究表明，戒烟 1 年，冠心病的发病危险可降低 50%，甚至与非吸烟者相似，10 年可以完全消失。

144. 为什么说吸烟是冠心病的独立危险因素？

　　近年来，国内外关于吸烟与冠心病关系的研究表明，吸烟是冠心病的一个主要的独立危险因素，与其他危险因素如高血压、高血脂、高血糖有协同关系。研究结果表明，吸烟者比非吸烟者冠心病的死亡率

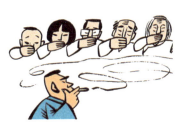

高 70%，而且吸烟的支数越多，开始吸烟的年龄越早，年限越长，烟雾吸入支气管越深，患冠心病的危险性越大，死亡率也越高。

　　有关专家和学者认为，烟草及其燃烧的烟雾中有多种化合物与冠心病的发病有关，主要为尼古丁和一氧化碳，而一氧化碳的作用可能比尼古丁更为重要。因为一氧化碳与血红蛋白亲和力约比氧大250 倍，血液中一氧化碳增多能使血红蛋白运输氧的能力减低，造成脏器缺氧。冠心病患者如吸烟，可诱发心绞痛、心肌梗死和心源性猝死。此外，氮氧化物可与氧结合，使血红蛋白运输氧的能力进一步降

吸烟与疾病篇

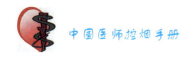

低。另外,硫氰酸盐能抑制细胞呼吸,促进尼古丁、一氧化碳对心脏和血管的损害。

据报道,宣传并实施控烟较早的美国,已在这方面收到了初步成效。1965–1982年,美国男性吸烟率已由52.1%减至37.9%,女性由34.2%减至29.8%。通过控烟、增加活动量和饮食控制等措施,美国的冠心病死亡率在1936–1980年降低了30%。而我国的冠心病患病率却在逐年增加,这与吸烟者增多有很大的关系。因此,要预防和治疗冠心病,一定要下决心戒烟!

145. 吸烟如何诱发冠心病?

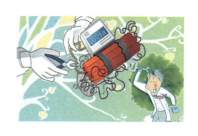

吸烟增加冠心病风险的机制可能包括以下几个方面:(1)血管内皮功能紊乱:吸烟可使一氧化氮(NO)生物合成量减少,从而影响血管内皮的舒张功能;(2)促进血栓形成:吸烟可促进血小板聚集,另外,吸烟患者组织因子活性明显高于非吸烟者,而组织因子在血栓形成的过程中起着重要作用;(3)增加炎症反应:部分吸烟者可有白细胞计数和其他炎症指标升高;(4)增加氧化修饰:吸烟可促进体内脂质的过氧化反应,促使粥样斑块进展;(5)其他:诱导高凝状态、增加心肌工作负荷、一氧化碳介导的血液载氧能力降低、冠状血管收缩以及儿茶酚胺释放,等等。

146. 烟雾中哪些物质与冠心病有关?

烟雾中的尼古丁和一氧化碳是公认的引起冠状动脉粥样硬化的主要有害因素,但其确切机制尚未完全明了。多数学者认为,吸烟对血脂、血小板功能及血流动力学的不利影响在冠心病发病中起着十分重要的作用。高密度脂蛋白胆固醇(HDL-C)可刺激血管内皮细胞前列环素（PGI$_2$）的生成，PGI$_2$是最有效的血管扩张和抑制血小板聚集的物质。吸烟可损伤血管内皮细胞，并引起血清 HDL-C 降低，胆固醇升高，PGI$_2$水平降低，从而引起周围血管及冠状动脉收缩、管壁变厚、管腔狭窄和血流减慢，造成心肌缺氧。尼古丁又可促使血小板聚集。烟雾中的一氧化碳与血红蛋白结合形成碳氧血红蛋白，影响红细胞的携氧能力，造成组织缺氧，从而诱发冠状

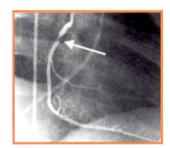

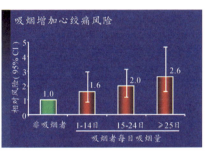

动脉痉挛。由于组织缺氧，造成代偿性红细胞增多症，使血黏滞度增高。此外，吸烟可使血浆纤维蛋白原水平增加，导致凝血系统功能紊乱；吸烟还可影响花生四烯酸的代谢，使 PGI$_2$生成减少，血栓素 A$_2$相对增加，从而使血管收缩，血小板聚集性增加。以上这些都可能促进冠心病的发生和发展。

147. 为什么吸烟会加重动脉粥样硬化？

动脉粥样硬化是一系列病因所致的炎症反应。吸烟引发的炎症细胞和炎症介质可造成动脉壁损坏，同时伴随着的脂质血管内皮下沉积坏死、血栓形成、纤维增生和内皮修复，使粥样硬化病

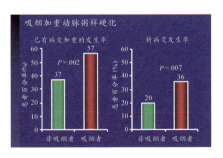

吸烟与疾病篇

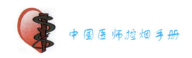
变不断发生和进行性加重，并与诸多心血管危险因素有密切相关，相互作用，共同形成并加重动脉粥样硬化。吸烟加速动脉硬化可能通过以下途径：（1）对脂质的副作用；（2）造成内皮损伤或功能紊乱；（3）加重血流动力学负担；（4）氧化损伤途径；（5）嗜中性粒细胞激活；（6）增强型血栓症；（7）增加纤维蛋白原和血液黏性。

148. 吸烟可诱发心绞痛吗？

经过世界许多国家对众多吸烟者的长期观察，结果表明，吸烟是冠心病心绞痛最重要的危险因素之一。吸烟量越大、开始吸烟年龄越小、烟龄越长，对心血管的危害也越大。此外，吸烟与高血压、高脂血症协同作用可增加心绞痛的发生频率，加重心绞痛的病情。

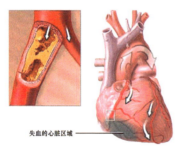

失血的心脏区域

烟草中有多种致病因子，其中能激发和加重心绞痛的主要成分为尼古丁和一氧化碳。尼古丁可以使体内儿茶酚胺释放量增多，从而刺激心脏和血管，使心率加快，血管收缩，血压升高，并可诱发冠状动脉痉挛，导致自发性心绞痛发作。一氧化碳进入血液后可生成大量的碳氧血红蛋白，细胞从血液中摄氧量减少，导致心肌及动脉血管壁缺氧。同时尼古丁和一氧化碳还可以促进血小板的黏附，降低血液中高密度脂蛋白的含量。以上诸多因素共同作用，最终导致并加重动脉粥样硬化的发生及发展，从而引起心绞痛发作。已经患心绞痛的患者如不放弃吸烟，势必导致心绞痛发作的频率增加、程度加重。

149. 冠心病吸烟患者的冠脉造影有何特点？

国内有学者探讨了吸烟冠心病患者的冠脉造影血管形态特点，对冠脉造影确诊冠心病的患者按照性别、年龄以及是否有高血压、糖尿病等冠心病危险因素进行严格配对。结果发现，吸烟组 13.9% 有冠脉瘤样扩张，而对照组仅有 1.9%（$P < 0.001$）。另外，在行冠脉成形术（PCI）的患者中，吸烟组有 40 例（19.2%）出现相关血管 PCI 后的慢血流现象，而对照组仅有 7 例（3.8%）（$P < 0.001$）。因此认为，冠心病吸烟患者冠脉病变特点为冠脉瘤样扩张或冠脉扩张症多发。吸烟患者 PCI 术中相关血管慢血流现象的发生率较高。

150. 吸烟对接受冠脉介入治疗患者有何影响？

国内有学者探讨了吸烟冠心病患者冠状动脉介入（PCI）术即刻结果与吸烟之间的关系。吸烟组 168 例中 131 例（78.1%）接受 PCI 术，非吸烟组 121 例中 102 例（84.3%）患者行 PCI 术。结果发现，在冠脉介入术的吸烟组中，32 例有相关血管 PCI 后的慢血流现象。而非吸烟组有此现象的只有 9 例，两组相比有显著性差异（$P < 0.05$）。因此，有学者认为吸烟患者 PCI 术中相关血管慢血流现象的发生率较高。

151. 吸烟会增加 PCI 术冠脉再狭窄风险吗？

国内有学者指出：吸烟对心血管的危害是通过烟草中的尼古丁及升高血中的一氧化碳含量实现的，烟雾中的这些有害成分可对心脏及血管产生损伤作用，促使动脉壁平滑肌蜕变，增加血小板凝集和血栓形成，并可诱发冠状动脉痉挛。吸烟可以促进冠脉再狭窄（RS）的发生。1995 年，澳大利亚的 McKenna 等研究了 209 例患者 PCI 术后发生 RS 的危险因素，结果显示，吸烟对 RS 的影响最明显，并提出 PCI 术后戒烟是吸烟者防止 RS 形成的关键措施。1998 年，Kraft 等研究了冠脉搭桥和 PCI 术后的 RS 问题，发现吸烟、高脂血症和高血压等危险因素可显著增加 RS 的发生率。

有研究表明，PCI 术后吸烟是术后发生致死性心肌梗死的危险因素之一。与戒烟组比较，吸烟组患者心绞痛、致死性心肌梗死发生

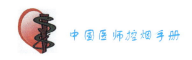

率明显升高，但对死亡率或再住院率无明显影响。同时，吸烟可干扰正常的躯体感觉，通过 SF-12 健康调查量表和西雅图心绞痛量表评估吸烟者 PCI 术后的健康状况发现，吸烟者 SF-12 健康调查评分明显降低，反映了吸烟者的躯体功能更差；而非吸烟者和戒烟者心绞痛发作明显减少，西雅图心绞痛量表评分显示的生活质量显著提高。

152. 吸烟会增加 ACS 患者体内的 CRP 水平吗？

国内有学者报道，急性冠脉综合征（ACS）患者中吸烟组的 C-反应蛋白（CRP）浓度显著高于非吸烟组，说明 ACS 患者吸烟可引起体内 CRP 水平升高。CRP 作为 ACS 患者冠脉炎症程度的可靠指标，在一定程度上说明吸烟与冠状动脉的炎症反应有关。

153. 吸烟可诱发心律失常吗？

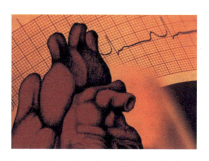

已经证实，烟草中的尼古丁不仅可引起呼吸系统疾病，以及肿瘤、脑卒中等，还能间接导致各种心律失常，包括窦性停搏、窦性心动过速、室性心动过速和窦房传导阻滞等。当吸烟者吸入尼古丁后，使血液中的儿茶酚胺分泌量增多，直接作用于血管运动中枢，使肾上腺素和去甲肾上腺素释放，引起心率加快，周围血管及冠状血管痉挛，血压增高，心肌耗氧量增加。同时，这些血管活性物质还可以直接损伤血管内皮，使血流减慢，血液黏滞性增大，血小板黏附性加大，纤溶酶活性降低，反过来又影响冠状动脉的供血，引起心律失常的发生。

近来，有学者发现，尼古丁本身可直接抑制心肌中的 3 种钾通道功能，使心肌细胞易于兴奋，从而产生心律失常。

尼古丁在吸烟后 7 秒内即可进入大脑，兴奋中枢神经系统，引起血压升高和心动过速。1支烟的烟雾中含有1% ~ 5%的一氧化碳，其与血红蛋白的结合力比氧要大250倍，可导致心肌供氧不足，心脏兴奋性增高，诱发室颤等严重的心律失常。

吸烟所诱发的心律失常中，最常见的是早搏。美国的一项最新研究发现，吸烟会增加房颤的发生率。与非吸烟者相比，曾经吸烟但后来戒烟者罹患房颤的风险要高出1.32倍，现行吸烟者则要高出2倍。

另外，吸烟还会影响心率变异性，心肌梗死的吸烟患者副交感神经张力明显降低，容易引起致死性室性心律失常。吸烟还会削弱抗心律失常药物的作用，特别是 β 受体阻滞剂。

154. 吸烟对心率变异性有何影响?

有学者应用24小时动态心电图研究吸烟者室性心律失常患者心率变异（HRV）的临床意义，结果发现，与非吸烟组比较，吸烟组SDNN、rMSSD、PNN50等心率变异指标明显降低。因此，吸烟可使室性心律失常患者的交感神经活性明显增强，副交感神经活性明显降低，心率变异程度降低，从而增加其心电的不稳定性。

155. 吸烟如何诱发心房纤维化的发生?

据《心脏杂志》报道，烟雾中的尼古丁可诱发心房纤维化，进而引发房性心律失常。吸烟可增加房性心律失常的危险性。

德国马格德堡大学医院 Andreas

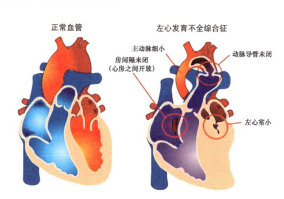

正常血管　　　　　左心发育不全综合征
主动脉细小
房间隔未闭
（心房之间开放）
动脉导管未闭
左心室小

吸烟与疾病篇

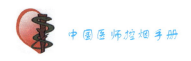

Goette 博士及其团队比较研究了 49 例吸烟者和 49 例非吸烟者，他们都是冠状动脉旁路移植术患者，研究内容主要是测量心房纤维化的范围。结果发现，在吸烟组，烟龄是预测心房纤维化的唯一因素。取非吸烟者组织进行体外尼古丁培养基培养，发现这些组织可形成与吸烟者相似的胶原结构。研究者指出，吸烟改变心房构成，增加组织胶原总体数量，从而使心房基质发生改变，增加房性心律失常如房颤等的风险。

156. 年轻女性吸烟易发心肌梗死吗？

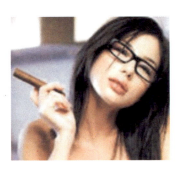

吸烟的年轻女性发生心肌梗死（MI）的危险增加。冠心病危险因素对男女两性的重要性有所不同，存在着与激素相关的代谢差异，尤其是年轻人。有学者研究了 1993 年 10 月—1995 年 10 月确诊为急性 MI，且年龄在 16 ~ 44 岁的 448 例女性患者，另选年龄及生活习惯与之匹配的 1728 例无 MI 女性作为对照组。结果显示，与非吸烟者相比，吸烟者发生 MI 的优势比（OR）呈强剂量反应关系。每天吸烟 1 ~ 5 支者发生 MI 的 OR 为 2.5，6 ~ 10 支者 OR 为 4.1，11 ~ 19 支者 OR 为 7.9，20 ~ 39 支者 OR 为 14.0，而每天吸烟 ≥ 40 支者 OR 高达 74.6。吸烟与口服避孕药无相互影响，但与其他危险因素如高血压、糖尿病有叠加作用。单纯吸烟每天 20 支以上者 OR 为 14.5，合并 1 种危险因素者 OR 为 26.1，合并 2 种者 OR 为 36.2，合并 3 种以上者 OR 高达 66.8。

研究者认为，年轻女性吸烟发生 MI 的 OR 大，且随吸烟数量的增加而递增，重度吸烟与其他危险因素如高血压或糖尿病并存更易发生 MI。

157. 吸烟为什么会引起高血压？

目前认为，吸烟之所以引起高血压，主要是因为烟草中所含的剧毒物质尼古丁。尼古丁能刺激心脏和肾上腺释放大量的儿茶酚胺，使心跳加快、血管收缩、血压升高。有学者研究发现，吸一支普通的烟，可使收缩压升高 1.3 ~ 3.3kPa（10 ~ 30mmHg），长期大量地吸烟（每天吸 30 ~ 40 支烟）

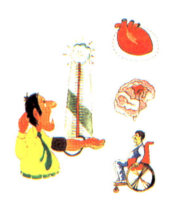

可引起小动脉持续性收缩，久而久之，导致小动脉壁的平滑肌变性、血管内膜渐渐增厚，形成小动脉硬化。吸烟对血脂代谢也有影响，能使血胆固醇、低密度脂蛋白升高，高密度脂蛋白下降，因此，吸烟患者的动脉粥样硬化进程加快，容易发生急进型恶性高血压、蛛网膜下腔出血和冠心病、心肌梗死等。此外，还有资料显示，有吸烟习惯的高血压患者，由于对降压药的敏感性降低，抗高血压治疗不易获得满意疗效，甚至不得不加大剂量。吸烟对高血压的影响很大，因此奉劝有吸烟嗜好者，特别是高血压患者，最好及时戒掉这一不良习惯。

158. 吸烟可影响心脑血管疾病的治疗吗？

已经有研究确定吸烟可导致慢性心衰、高血压、冠心病等治疗中最常使用的药物普萘洛尔、美托洛尔、比索洛尔加速代谢，削弱对心脏的有益治疗作用。

除了引发疾病，尼古丁还会影响药物的作用，如治疗心血管病常用的 β 受体阻滞剂（普萘洛尔、

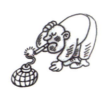

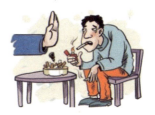

美托洛尔等），由于尼古丁刺激交感神经系统，使血压和心率增高，导致 β 受体阻断剂的降压和心率控制的有益效应减弱。此外，尼古丁会与肝药酶相互作用，加快药物代谢的速度，使得药物疗效降低。

吸烟也会影响一些家庭常用药的疗效，例如解热镇痛药阿司匹林、散利痛等，吸烟使这些药物的代谢加快，疗效显著下降，且其中有的疗效仅为不吸烟时的 1/10。除此以外，抗结核药、抗肿瘤药、抗焦虑抑郁药、抑酸药、麻醉镇痛药等的代谢吸收都受到吸烟的影响。

159. 吸烟会增加血栓的形成吗？

长期吸烟可增加血浆纤维蛋白原的含量，增加血液黏度，加重对血管壁的损伤；吸烟增加了血小板的聚集性，会促进血栓形成；此外，吸烟者体内组织因子（TF）水平增高，不仅在动脉粥样硬化斑块中有高表达，而且在循环中的组织因子活性远远高于非吸烟者，这可能在血栓形成中发挥重要作用。

160. 吸烟如何引起血栓闭塞性脉管炎？

如果一位 30 多岁的吸烟男性常在步行之后感到腿痛难忍，应该尽快到医院就诊，因为他可能是脉管炎前期的患者。脉管炎全称为血栓闭塞性脉管炎，是周围血管病的一种，多发于 40 岁以下的青壮年男性。如果治疗不及时，发展到晚期会面临截肢的危险。据统计，脉管炎的截肢率为 4% 左右。

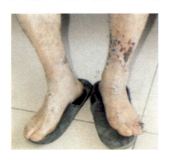

脉管炎的病因不清楚，目前认为与大量吸烟、寒冷刺激、内分泌紊乱及外伤感染有关。脉管炎主要侵犯下肢的中小动静脉，表现为血管壁增厚、弹性降低、血流通过缓慢，最终导致血栓形成、肢体缺血。早期患者常感到肢体怕凉、酸麻，行走一段时间后感到小腿、足底疼痛，休息后能缓解，这是肢体缺血的表现。如进一步发展，则可出现静卧休息时腿部也感到疼痛，难以平卧，这是下肢血管堵塞的严重信号，此时若得不到正规治疗，会发展成足趾溃疡或坏疽。有些严重病例如得不到有效控制，则会面临截肢的危险，甚至患者的生命也受到威胁。

对已发生溃疡坏疽者，正确清创换药很关键。根据"控制感染，促湿转干，分离坏死，促使愈合"的处理原则，清除坏死组织，以免感染扩散。在治疗的同时，患者必须戒烟；患肢应适当保暖，但不宜热敷或热疗，以免加重组织缺氧；患肢应避免受冷、受潮和外伤；不能穿硬质鞋袜；肢体应进行合理的锻炼，促进侧支循环的建立。

161. 吸烟会增加静脉血栓栓塞的风险吗？

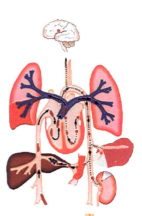

吸烟是深静脉血栓形成和肺栓塞的独立危险因素。一项前瞻性研究发现，和非吸烟者相比，每天吸烟超过 15 支者，静脉血栓栓塞事件的相对危险度为 2.8。研究者还认为，吸烟可增强其他潜在危险因素（如手术）对静脉血栓形成的作用，促进静脉血栓栓塞事件的发生。因此，研究者建议这些有潜在栓塞风险的患者应积极戒烟，以预防静脉血栓栓塞和肺栓塞的发生。

栓子运行途径

162. 吸烟会增加猝死的发生率吗？

近年来不少学者的研究材料提示，吸烟与猝死的关系十分密切。猝死是指出乎意料的突然死亡，一般认为从起病至死亡在 6 小时以内。美国一位学者对 153 例突然死亡的尸检患者进行了研究分析，结果发现在非冠心病的猝死患者中，有 28% 为大量吸烟者，而猝死

吸烟与疾病篇

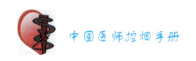
于冠心病的吸烟患者为 62%；同时还发现，吸烟多者猝死时的平均年龄比非吸烟者早 19 年，吸烟少者猝死时平均年龄则介于吸烟多者与非吸烟者两者之间。吸烟与猝死确实有密切的关系，这可能与吸烟引起儿茶酚胺的分泌和游离脂肪酸的调动等有关。

163. 吸烟会增加心源性猝死的风险吗？

心源性猝死的常见诱发因素包括长期吸烟和饮食不当等。吸烟使猝死的相对危险升高 3 倍以上，高于冠心病和心肌梗死相对危险升高的程度。有研究表明，吸烟是 45 ~ 64 岁男性猝死的最主要危险因素。

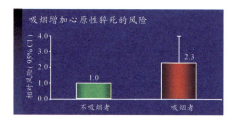

弗莱明翰经过 12 年的研究发现，冠心病患者中吸烟者的猝死率比非吸烟者高 4 倍以上，猝死的发生率还与每天吸烟数成正比。追踪研究发现，戒烟组猝死的复发率为 19%，而持续吸烟组为 27%，存在显著性差异；戒烟可使猝死的复发率下降。

尼古丁、一氧化碳是引起猝死的主要有害物质。这些有害物质促使猝死发生的机制包括：（1）易诱发冠状动脉痉挛，导致心肌缺血、缺氧，使心肌电活动不稳定；（2）可使心肌室颤的阈值降低，而更易引起室颤等致命性室性心律失常；（3）可使血小板活性增强，易发生动脉血栓事件。

吸烟越多，心源性猝死的风险就越大，而戒烟以后，这种危险可以消除。女性猝死的发生率是男性的 30%，女性猝死的发生比男性晚 10 ~ 20 年，这与女性的低吸烟率有明显关系。一项关于女性猝死的"护士健康研究"结果显示，烟龄每增加 5 年，女性心源性猝死的风险就会增加 8%；每天吸烟超过 25 支的女性，猝死风险是不吸烟女性的 3 倍；烟龄在 35 年以上的女性，心源性猝死的风险是不吸烟女性的 2.5 倍。

164. 吸烟会增加脑血管意外的风险吗？

脑血管意外又称脑卒中，就是脑部血管阻塞或出血，使脑神经组织受到损伤而出现各种症状，如肢体麻木无力、口眼歪斜、言语不清、视物不清，甚至意识障碍。脑

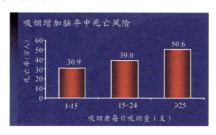

血管意外具有高发病率、高致残率和高致死率的特点。长期吸烟会增加脑血管血栓事件风险。

吸烟是发生脑血管意外重要的危险因素，吸烟者脑血管意外的发生率是一般人群的 1.5 倍左右。长期吸烟可使局部脑组织缺氧，从而对脑组织产生明显损害。另外，烟草中的尼古丁能够刺激人体交感神经，使血管收缩、血压上升，增加脑血管意外的风险。发生脑血管意外的危险性与吸烟量以及持续时间相关，戒烟 2 年后脑血管疾病的危险性才会降低。

165. 吸烟会增加外周血管疾病的风险吗？

吸烟使发生外周血管疾病（PVD）的时间早 10 年，使发生 PVD 的风险增加 10 ~ 16 倍，高于冠心病的发生风险。吸烟可增加以下 PVD 风险：无症状的 PVD、间歇性跛行、PVD 进展及因 PVD 并发症引起的截肢、股腘动脉旁路失败、血管术后死亡，等等。

有症状的 PVD 患者占 55 ~ 74 岁年龄段人群的 4.5%，大约 20% 的老年人患有 PVD。PVD 的发生发展与性别、年龄、糖尿病、高血压、高血脂、高纤维蛋白原血症、高同型半胱氨酸血症呈正相关。其中，吸烟是最重要的高危因素。吸烟者发生的概率是非吸烟者的 3 倍。

吸烟与疾病篇

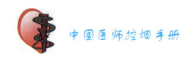

吸烟导致下肢动脉疾病的危险较冠心病高 2 ~ 3 倍，而且 80% 以上的下肢动脉疾病患者有吸烟史。

166. 吸烟会增加动脉瘤的危险吗？

吸烟可增加动脉瘤破裂和蛛网膜下腔出血（SAH）的危险性。大量资料表明，SAH 在吸烟者中的相对危险度为 1.9（1.5 ~ 2.3），SAH 的发生概率为 3.3（2.9 ~ 4.3）。吸烟还可使动脉瘤破裂出血的时间提前，女性可提前 7 ~ 10 年，男性可提前 2 ~ 6 年。吸烟也可使术后血管痉挛的发生率升

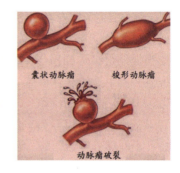

囊状动脉瘤　　梭形动脉瘤

动脉瘤破裂

高（发生概率为 4.7），相对危险度为 1.2。吸烟者罹患致命的主动脉瘤的可能性约为非吸烟者的 4 倍。

有脑动脉瘤家族史的人最好放弃香烟，并使高血压得到有效控制。对 24 个家庭的研究发现，吸烟和有高血压的家庭成员，更容易得动脉瘤，而且女性比男性更容易患动脉瘤。因此，吸烟、高血压和女性是动脉瘤的三大危险因素。

167. 吸烟可影响哪些药物的作用？

（1）吸烟可使去痛片在体内代谢加快，清除率明显上升，药效降低。

（2）安定、硝基安定、利眠宁、氯丙嗪（冬眠灵片）的稳定情绪和改善睡眠等作用可因吸烟而减弱或失效。

（3）吸烟可使利多卡因代谢率明显提高，作用时间缩短。口腔科医师发现，用利多卡因麻醉，对于吸烟者效果差，拔牙疼痛率高。

（4）吸烟能使速尿的利尿作用降低。

（5）吸烟可使维生素 C 的血浓度下降 30% ，并需要更大剂量才

能补充每天失去的维生素 C。

（6）吸烟可使心得安在血液中的浓度降低，疗效下降。

（7）吸烟可使体内儿茶酚胺增加、心率加快、心肌耗氧量增加，可引起心肌缺血，使心绞痛发作次数增多，此时使用硝酸甘油等也不能有效控制心绞痛症状。

（8）吸烟可增加口服避孕药对心血管的损害，不吸烟的女性心肌梗死率远远低于吸烟者。因此，国外规定吸烟者应改用其他避孕措施。

患者一般都知道服药期间应忌食生冷、辛辣、油腻的食物，却不知道还应忌烟。在服药后半小时内吸烟，药物到达血液的有效成分只有 1.2% ~ 1.8%，而非吸烟者药物到达血液的有效成分可达 21% ~ 24%。这是因为烟碱可增加肝脏酶的活性，从而加速药物的降解，使血液中药物的有效成分降低。

168. 吸烟如何影响手术效果？

吸烟可从多方面影响手术效果，甚至会使某些精细手术（如冠脉搭桥、脑血管搭桥术）前功尽弃。英国学者发现，吸烟可使肝内某些与药物代谢有关的酶发生异常改变而影响手术效果。一位麻醉专家在研究中观察到，吸烟患者术中麻醉药的用量，比非吸烟者常需增加 1/6 ~ 1/5，且麻醉的深度还远不如后者，术后镇痛药对吸烟者的疗效也不如后者好。

术中止血是一项重要的保障手术成功的措施，出血或渗血过多常易导致和加重出血性休克，加重病情，影响健康。长期吸烟者，其毛细血管变脆、变硬。吸烟还可干扰止血药作用的正常发挥。所以吸烟者的手术常会因出血较多、止血较难、手术视野模糊等而影响手术的疗效。另外，吸烟还会影响伤口的愈合。吸烟者的伤口既可因手术后出血、渗血而导致伤口愈合缓慢，同时也可因吸烟导致全身细小血管痉挛、硬化、狭窄而影响伤口细胞与组织的再生，造成

吸烟与疾病篇

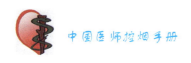

伤口新生组织增生不良而影响伤口的愈合质量。不少外科医师不仅反对患者吸烟，同时还不许陪护者在病房内吸烟，其良苦用心就在于此。

169. 被动吸烟如何致病？

（1）对免疫系统的危害及致癌机制：①烟雾中的颗粒刺激吞噬细胞，产生自由基，损伤细胞内的基因和膜脂蛋白，促使疾病或肿瘤的发生；②烟雾中的冷凝物（主要为尼古丁和焦油）能抑制吞噬细胞的功能，使机体非特异性免疫功能

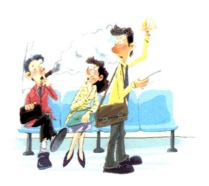

下降，促使呼吸系统疾病和肿瘤的发生；③烟焦油可激活致癌代谢酶（AHH），使致癌物损伤染色体 DNA，烟焦油也可直接损伤染色体 DNA 而导致细胞突变，使肿瘤发生；④吸烟可致细胞免疫活性下降，促使免疫监视功能减弱或丧失，最终导致肿瘤发生。

（2）对心血管系统的危害及作用机制：①减少血红蛋白的携氧量，并使心肌利用氧的能力下降，其表现是被动吸烟者的运动能力下降；②促进血小板聚集和血栓形成，损伤冠状动脉并加速动脉粥样硬化的发生和发展；③可明显增加血液中无核内皮细胞残骸的数量，其残骸的出现是血管内皮细胞受损、动脉粥样硬化过程启动的标志之一；④致血脂代谢紊乱，血液中保护性血脂成分的高密度脂蛋白水平下降，总胆固醇水平升高，动脉硬化的进程加速。

（3）其他方面的研究还涉及烟草烟雾对非吸烟者眼、耳、鼻及呼吸系统的刺激和功能影响；对儿童及成人认知、智力及心理反应的影响；对女性妊娠和胎儿发育及致畸的作用，等等。

170. 被动吸烟会增加冠心病的风险吗？

　　流行病学调查结果表明，被动吸烟对冠心病的发病有十分重要的作用。18个有关被动吸烟和冠心病的相关性研究发现，与被动吸烟有关的冠心病相对危险度均大于1，其中7个研究有统计学显著性差异。1998年，英国烟草与健康科学委员会认为，被动吸烟不仅能提高心脏病的发病危险，而且是导致心血管病和死亡的主要的可预

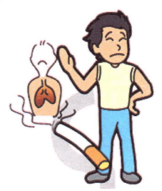

防的原因。此外，一项有关男性在家中吸烟令伴侣增加患冠心病风险的对照研究显示，如果女性长期在家里吸入二手烟，患冠心病的风险比其他人高1.6倍，而且丈夫在家中吸烟的时间越多，伴侣患冠心病的机会也越高。如果丈夫每天在家里吸烟超过20支，伴侣罹患冠心病的风险可提高3.9倍；如果丈夫持续在家里吸烟超过10年，伴侣患冠心病的风险则增加3.6倍。

171. 被动吸烟会增加急性心梗的风险吗？

　　有学者对2172例出院的急性冠状动脉综合征（ACS）患者进行回顾性分析，847例非吸烟者中，246例患者平均每天被动吸烟30分钟或每周被动吸烟3天。研究发现，被动吸烟者肌钙蛋白I（TnI）水平增加，其发生急性心梗的可能性是不稳定型心绞痛的4.6倍。由于急性心梗比不稳定型心绞痛丧失更多的生活质量，因此被动吸烟与遭受心脏事件患者长期不良的健康状况有关。此外，与没有被动吸烟者相比，被动吸烟的

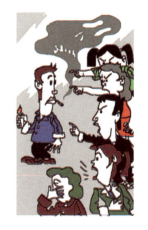

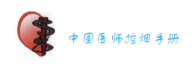

ACS 患者出院后 30 天内再发心脏事件（死亡或再入院）的危险增加
25%。也就是说，25% 的 ACS 患者出院后再发的心脏事件与被动吸
烟有关。还有研究显示，吸烟剂量与 ACS 发作有关。因此，应建议
ACS 患者避免被动吸烟。

172. 被动吸烟可诱发心绞痛吗？

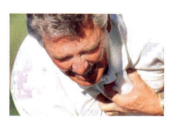

被动吸烟同样可以诱发和加重心
绞痛。大量的研究和临床观察已经表
明，长期滞留于烟草烟雾环境中，也
就是长期被动吸烟者，其心绞痛的发
生率明显高于无被动吸烟者。动物试
验也证明，长期在烟草烟雾中生存的动物，其动脉粥样硬化的发生
明显加快，而且其动脉粥样硬化的程度也较重，冠状动脉粥样硬化
是冠心病心绞痛的最根本原因，因此，被动吸烟者心绞痛发生风险
较非吸烟者显著增加。

173. 被动吸烟可引起维生素 C 缺乏吗？

一项新的研究显示，父母吸烟会使自己孩子体内具有抗氧化作
用的维生素 C 水平下降。研究发现，与那些非吸烟父母的孩子相比，
因父母在家吸烟而被动吸烟的儿童血液内的维生素浓度下降。因此，
被动吸烟者应该更多食用富含维生素 C 的食物，如柑橘类水果、草
莓、橄榄和马铃薯等，或额外补充维生素 C。此外，父母或将要做父
母的人应该戒烟。

174. 被动吸烟可诱发哮喘吗？

被动吸烟已被证实可导致儿童肺功能下降和气道高反应性。大
约 7.5% 的儿童哮喘或有喘息症状的下呼吸道疾病是由患儿母亲吸
烟引起。来自美国波士顿和芬兰库奥皮奥省的研究者通过调查芬兰

的在校儿童，以明确被动吸烟（ETS）与最大呼气流速（PEFR）、支气管扩张剂的使用以及呼吸道症状的关系。调查结果显示，与无被动吸烟者比较，家庭内被动吸烟者的早晨 PEFR 下降了 43.9L/min。同一患儿，被动吸烟使

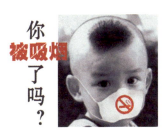

PEFR 比被动吸烟前下降了 41.9L/min。同样，有家庭被动吸烟的哮喘患儿晚间的 PEFR 亦较低。此外，研究者还发现，PEFR 下降幅度随被动吸烟时间和剂量的增加而增大。研究者认为，被动吸烟可使哮喘患儿 PEFR 下降、症状加重及支气管扩张剂使用量增加。被动吸烟对 PEFR 的影响主要是慢性的，但每天被动吸烟的变化亦影响患儿的症状、支气管扩张剂的使用和 PEFR，提示被动吸烟也有急性影响。防止被动吸烟对哮喘患儿的健康非常重要。

175. 被动吸烟可引起打鼾吗？

　　根据《美国呼吸及危症处理》杂志公布的一项研究成果，吸烟者以及被动吸烟者，都比其他人更有可能睡觉时打鼾。主要原因可能有以下三方面：（1）吸烟以及被动吸烟会导致上呼吸道过敏，产生炎症反应；（2）夜间睡眠时，日间吸入的尼古丁持续释放；（3）尼古丁的毒性会对上呼吸道肌肉组织的神经细胞造成损害。

176. 吸烟对机体身心健康还可产生哪些负面效应？

　　心理学家们通过调查发现，长期吸烟可使人的注意力的稳定性受到影响，使人反应迟钝，双手不稳定，动作不准确；还可使人的听觉敏感性降低，过早失聪。有的吸烟者视力还会变得模糊。不少人错误地认为，吸烟可以提神、消除疲劳、解除烦恼、触发灵感。殊不知，这是毫无科学根据的。对此，心理学家们曾专门做过许多实验研究，充分证明吸烟不但没有好处，而且严重影响人的智力，使记忆

吸烟与疾病篇

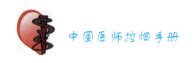

力、想象力、辨别能力都受到损害，从而降低了工作和学习的效率。

为什么吸烟会严重危害人的智力呢？因为人的心理活动，包括智力活动，都是人脑的高级神经活动，它是通过大脑皮质的活动来实现的，而烟草中的尼古丁被吸入人体后，可以刺激自主神经系统，引起血管痉挛，使胃液的酸碱度改变等，更重要的是影响大脑皮质的神经活动，使人的智力减退。

177. 吸烟会降低人的智商吗？

苏格兰阿伯丁大学科学家进行了吸烟对智力影响的研究，为了明确吸烟与智力之间的关系，科学家调查了 465 名年龄为 64 岁的志愿者，其中约一半人是吸烟者，让每名志愿者做一套测试题，以评估他们的智商和记忆力。然后科学家将测试结果与保存在档案中的1947 年进行的类似测试结果进行比较，进行了为期 11 年的随访调查。结果表明，吸烟者的全部测试结果和准确率均"落后"于非吸烟者；吸烟者的逻辑思维能力、记忆力和再现信息能力大大降低。并且令人感兴趣的是，科学家排除了社会地位、教育水平、工作性质、饮酒等其他干扰因素的影响后，上述各项能力仍然降低了几倍。

科学家暂时还不能说明吸烟影响大脑工作的机制，但提出了一种最可信的假设：在尼古丁和烟草焦油的作用下，神经细胞会变得对自由基更敏感。自由基是在氧化还原过程中形成的有毒化合物。此外，吸烟本身还会增加体内的自由基含量，同时还会增大脑细胞受损的风险。

178. 吸烟会增加老年人罹患抑郁症的风险吗？

香港大学的一项研究发现，吸烟老年人出现抑郁症状的风险比非吸烟者要高出 50%，其中男性持续吸烟者的风险比非吸烟者高出 62%。这可能与吸入的尼古丁影响神经系统，进而导致情绪失调有关。

126

烟草依赖篇

179. 什么是烟草依赖?

许多资料显示,即使接受最有效的戒烟治疗,4个吸烟者中也只有1个能长期戒烟。究其原因,是因为烟草依赖是一种慢

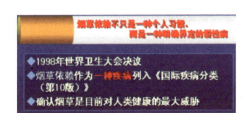

性、高复发性疾病。世界卫生组织已将烟草依赖列入国际疾病行列(分类为ICD-10,F17.2)之中,并确认烟草是目前对人类健康的最大威胁。烟草依赖的实质是尼古丁依赖,特点为无法控制的尼古丁觅求冲动以及强迫性地、连续性地使用尼古丁,以体验其带来的欣快感和愉悦感,并避免可能产生的戒断症状。

180. 什么是吸烟的恶性循环?

吸烟习惯、身体依赖和精神依赖,这三者互为关联,形成了一个吸烟的恶性循环。吸烟习惯是指吸烟与人们日常生活的某种行为构成密切联系的一种状态,如饭后一支烟、喝酒时吸烟等。身体依赖者常常感觉到一不吸烟就受不了,就会出现头晕乏力、心情烦躁等症状。精神依赖者认为,"根本不敢想象人生中,如果没有香烟会变成怎样","没有香烟,就无法思考人生,就活不下去"。

另外，很多人认为，戒烟很容易，都戒了几十次了。尽管戒了很多次，却一直在吸烟，处于戒烟—复吸—戒烟—复吸这样的恶性循环之中。

181. 从吸烟到成瘾经历哪几个过程？

（1）试吸阶段：生平第一支烟的记忆并不好，并不能感受到吸烟的乐趣，反而会被烟气呛到，出现头晕、恶心、头痛等身体不适症状。

（2）吸烟之路：这个过程包括在社会大环境下决心吸烟、初买香烟、吸烟上道、有意戒烟等。

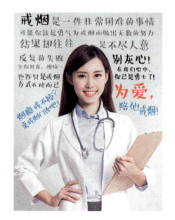

（3）形成耐药性：出现戒烟—复吸—戒烟—复吸这样的恶性循环，谈戒色变。

（4）吸烟成瘾：形成吸烟习惯、身体依赖和精神依赖的恶性循环。

吸烟者从初次沾烟到吸烟成瘾，再到有意戒烟，是一个循序渐进、一以贯之的过程。吸烟的程度是"步步高升"，而吸烟的处境是"每况愈下"。但也有不少烟民是一吸到底、至死不悟的。

182. 为什么说烟草依赖是一种慢性成瘾性疾病？

烟草依赖具有成瘾性疾病的全部特征，包括：

（1）有一种不可抗拒的力量强制性地驱使人们使用该物，并不择手段地去获得它；

（2）有加大剂量的趋势；

（3）对该物的效应产生精神依赖，并且一般也都产生躯体依赖；

（4）对个人和社会都产生危害。

烟草依赖是一种慢性高复发性疾病。只有少数吸烟者第一次戒烟时完全戒掉，大多数吸烟者均有戒烟后复吸的经历，需要多次尝试才能最终戒烟。

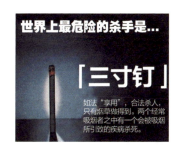

183. 烟草依赖表现的特征是什么？

尽管烟草烟雾中含有数千种化学成分，但是，无论是在动物实验还是人类研究中，都发现其中只有尼古丁会产生耐受性、依赖性和明显的戒断症状。因此，可以这样认为，烟草依赖的实质就是尼古丁依赖。尼古丁在身体中广泛分布，其中尼古丁亲和力最高的部位是肝、肾、脾，亲和力最低的部位是脂肪组织。尼古丁与脑组织的亲和力比较高，这与吸烟者脑组织中的烟碱型乙酰胆碱受体数目较多有关。

184. 烟草依赖的病理生理机制是什么？

从神经生物学因素来看，烟草依赖是由于长期反复烟草暴露及尼古丁依赖，使中枢神经系统，特别是中脑－边缘多巴胺系统发生了细胞及分子水平上的改变，并最终导致一系列复杂行为，如依赖、耐受、渴求等成瘾状态。

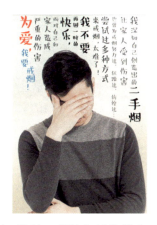

从遗传学因素来看，烟草依赖是社会环境与遗传因素共同决定的复杂性疾病。成瘾形成的这种个体差异性，提示成瘾具有遗传易感性。遗传因素参与了吸烟成瘾发生的整个过程，即吸烟的起始、持续、戒断和复发等全过程。吸烟起始的遗传度为47% ～ 76%，而吸烟持续的遗传度则为

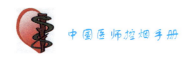
62%。

从人格心理因素来看，人格心理特征在吸烟及烟草依赖中起重要的作用。重度吸烟者以外向性格为多，中度、轻度及非吸烟者外向性格逐渐减少，内向性格则逐渐增多。外向性格吸烟者多企求烟草的兴奋作用，而内向性格吸烟者多企求其镇静效果。各种青春期应急事件对女性青少年的初始吸烟起着非常重要的作用，而对男性青少年的影响则很小。

从社会文化因素来看，年龄、性别、教育程度、经济水平、家庭及社会公共环境等方面因素均在烟草依赖过程中扮演重要的角色。在中国传统文化中，男人吸烟往往被人们所接受，而女人吸烟则被部分人认为是名誉不好和素质低下的标志。受教育程度越高吸烟率越低，城市吸烟率较农村低，高收入人群吸烟率较低收入人群明显偏低。

185. 吸烟成瘾的经济文化因素有哪些?

（1）吸烟成瘾的经济因素：一方面，经济的发展带来了物质的极大丰富和购买力的不断提高，人们从简单的温饱需求转向了多元化的需求，从而去寻找平淡生活的刺激点，吸烟自然而然成了释放这种能量的有效途径之一。另一方面，烟草业为追逐自身的经济利益，通过各种途径对烟草进行宣传和销售。

（2）吸烟成瘾的文化因素：香烟作为维系人与人之间道德情感关系的润滑剂，深深地根植在人们传统的道德情感观念之中。在中国，香烟成了人们招待客人、朋友见面的社交必需品。另外，烟草本身所赋予的文化内涵对消费者的影响十分深刻，对烟草的传播和成瘾产生了极大的影响。

186. 烟草与药物的协同作用如何?

在目前的相关研究中，发现约有 1/3 的药物与吸烟或多或少存在相互作用。这种相互作用除了可能增加或降低药物的治疗效果，还可能增加药物不良反应的发生风险，需要予以充分重视。

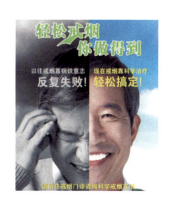

在吸烟的情况下，需要调整下列药物的使用剂量：华法林、解热镇痛药、茶碱类药物、H_2受体阻滞剂、咖啡因等中枢神经兴奋药、苯二氮䓬类药物等。戒烟前后服用相同华法林剂量的患者，其 INR 可发生较为明显的波动，需要调整剂量以重新达到平衡。

吸烟对药物效果的影响是多方面的，尤其是服药半小时内吸烟，烟草成分对药物的效果影响尤其大。临床应用中，相互作用较为典型的实例为口服避孕药与吸烟。吸烟可显著增加复合激素类避孕药的心脑血管不良事件，如卒中、心肌梗死、肺栓塞等，并且这种风险随着年龄、吸烟量的增大而升高。

187. 烟草成瘾的形成过程如何？

引起烟草成瘾性的主要物质为尼古丁。尼古丁极易由口腔、胃肠、呼吸道黏膜吸收。吸入的尼古丁 90% 在肺部吸收，其中 1/4 在几秒钟内即进入大脑。尼古丁对人体最显著的作用是对交感神经的影响，可引起呼吸兴奋、血压升高；可使吸烟者自觉喜悦、敏捷、脑力增强、焦虑减轻和食欲抑制。大剂量尼古丁可对自主神经、骨骼肌运动终板胆

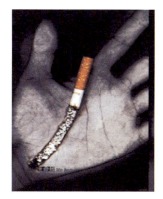

碱能受体及中枢神经系统产生抑制作用，导致呼吸肌麻痹、意识障碍等。长期吸入可导致机体活力下降，记忆力减退，工作效率低下，

烟草依赖篇

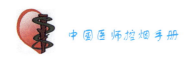

甚至造成多种器官受累的综合病变。

尼古丁的最大危害就在于成瘾性，吸烟者一旦成瘾，每30～40分钟就需要吸一支烟，以维持大脑尼古丁的稳定水平，当达不到这一水平时，吸烟者就会感到烦躁、不适、恶心、头痛并渴望补充尼古丁，感觉似乎与鸦片毒品无异。

188. 产生烟草依赖的原因有哪些？

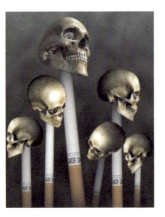

烟草依赖产生的原因与社会环境、心理因素和遗传因素有着密切的关系，而且互为因果。

（1）社会因素方面：烟草制作成卷烟以后，便成为一种容易获得的消费品。由于烟草价格便宜，随着经济收入的增加，卷烟的可获得性进一步提高，这成为烟草滥用的重要原因。家庭中父母的行为往往是子女模仿的对象，研究表明，生活在父母吸烟家庭中的孩子，长大后吸烟率高于非吸烟家庭的子女。吸烟同伴的影响和社会压力，使缺乏自信和生活能力的青少年容易成为吸烟者，把吸烟和独立使用成瘾物质当作成熟的标志；吸毒者多数也是在吸毒同伴的影响下，开始从吸烟走上吸毒道路的。

（2）心理因素方面：有学者研究发现，吸烟者外向性格居多，且外向程度与吸烟量成正比。我国的另一项研究也发现，有神经质倾向的个体吸烟率较高。

（3）另外，烟草依赖还与遗传因素有关，吸烟开始时间、持续时长、依赖程度、吸烟量以及戒烟行为均受遗传因素的影响。

132

189. 引起烟草成瘾的基因有哪些？

美国密歇根大学的研究人员称已经找到一种基因，它通常会让那些首次尝试抽烟的人产生一种"飘飘然的感觉"，从而使人很易上瘾，而且这种基因会增加吸烟者患肺癌的可能性。研究发现，这种容易导致人吸烟成瘾的基因叫 CHRNA5 基因，该基因会影响机体对尼古丁的吸收。

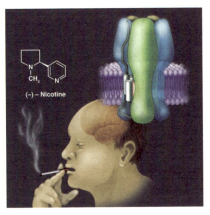

实验研究发现，基因会发生变异，带有变异 CHRNA5 基因的实验鼠所吸收的尼古丁量明显高于正常实验鼠。此外，CHRNA5 基因还可参与乙酰胆碱（Acetylcholine）受体蛋白的合成，而乙酰胆碱是产生欣快感的主要神经传导物质，它同时也影响机体的学习与记忆能力、睡眠、肌肉运动、心率和血压等。研究人员发现，尼古丁的构成与乙酰胆碱高度相似，很可能与相同的受体蛋白结合发生作用，神经系统在吸收尼古丁后，也会产生和吸收乙酰胆碱相似的欣快感。在 CHRNA5 基因发生变异后，机体产生的乙酰胆碱受体蛋白更易于和尼古丁结合，这可促使机体吸收更多的尼古丁而不对神经系统产生副作用；对于人类，这会使人体易于对尼古丁产生依赖性，也就是烟瘾。分析与烟瘾相关的基因，可以增加对烟瘾机制的了解；也有利于针对不同的基因类型设计更有效的戒烟疗法；还可以用来帮助开发戒烟药品。

190. 治疗烟草依赖的重点是什么？

对烟草依赖的治疗是一个长期过程，在这个过程中应强调心理支持的重要性。对所有就诊患者，尤其对于那些已经出现呼吸系统

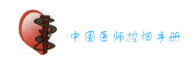

疾病或心脏病症状的患者应强调烟草的危害性。烟草导致的特异性症状与未来患病危险相比，更能激发吸烟者改变其行为。在提供帮助时，医师应该关注患者担心的和其提及的所有问题。例如，许多长期吸烟者都想知道，自己才开始戒烟，是不是为时已晚。医师应该强调，戒烟对任何年龄的人，甚至对多年的吸烟者或已诊断出患有吸烟相关疾病的人均有益，甚至可延长其生命。医师应告知患者，通过药物疗法可减轻尼古丁戒断的表现，药物治疗失败者必须排除药物使用不正确或药量不够的因素。

找出过去戒烟失败的原因，如先前的尼古丁戒断症状、强烈的尼古丁依赖等。如果缺乏戒烟的社会支持，或对成功戒烟缺乏信心，戒烟门诊可能使之受益。医务人员应与患者讨论其治疗偏好，从而确定其戒烟方案。对于愿意尝试戒烟的吸烟者，临床指南推荐采用药物治疗与心理咨询相结合的方法。

191. 烟草依赖的药物治疗有哪些？

在世界卫生组织（WHO）建议使用的戒烟辅助药物中，一线药物包括尼古丁替代疗法（nicotine replacement therapy，NRT）类产品（如尼古丁贴片、咀嚼片、鼻喷剂、吸入剂、舌下含片）和盐酸安非他酮。二线药物是指在一线药物无效时临床医师可选用的药物，包括可乐定和去甲替林。

192. 什么是尼古丁依赖？

尼古丁依赖又称尼古丁成瘾，吸烟成瘾的实质就是尼古丁依赖。尼古丁依赖包括躯体依赖和精神依赖。
（1）躯体依赖，又称生理依赖：反复使用具有依赖特性的药物后，一旦停止用药，将发生一系列具有特征性

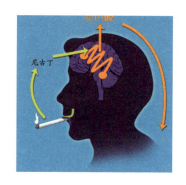

的、令人难以忍受的症状与体征。（2）精神依赖，又称心理依赖，俗称"心瘾"：表现为对药物的强烈渴求。

193. 尼古丁依赖的症状有哪些？

尼古丁依赖症状包括：（1）躯体依赖症状：即戒断综合征，如烦躁不安、易怒、焦虑、情绪低落、注意力不集中、失眠、心率降低、食欲增加等；（2）精神依赖症状：表现为对药物的强烈渴求，用药后出现欣快感和松弛宁静感，可以满足心理需要，停药后会产生难以忍受的痛苦和折磨，只得继续使用药物；（3）行为表现：强迫性地、连续或定期使用该药物。

194. 尼古丁成瘾分几期？

尼古丁成瘾分三期：（1）社会性药物获得和急性强化效应阶段；（2）逐步增强的强迫性药物使用阶段；（3）依赖阶段。成瘾性存在一个螺旋式恶性循环（DSM-IV），

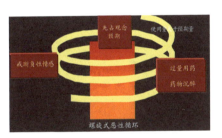

形成这一恶性循环的三个要素是先占观念——预期、过量用药——沉醉、戒断——负性情感，该循环很适合以不断增强的螺旋形式进行阐述，随着体验的重复，各方面反应升级，最终导致成瘾状态。

195. 如何对尼古丁依赖进行评分？

按照ICD-10的诊断标准，确诊烟草依赖综合征通常需要在过去一年内体验过或表现出下列6条中的至少3条：

（1）对吸烟的强烈渴望或冲动感；

（2）对吸烟行为的开始、结束及剂量难以控制；

（3）当吸烟被终止或减少时出现生理戒断状态，表现为：戒烟后

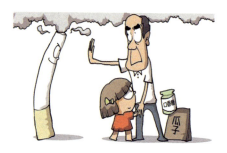

出现烦躁不安、易怒、焦虑、情绪低落、注意力不集中、失眠、心率降低、食欲增加、体重增加、口腔溃疡、咳嗽流涕等；

（4）耐受性增加，必须使用较高剂量的烟草才能获得过去较低剂量的效应；

（5）因吸烟逐渐忽视其他的快乐或兴趣，在获取、使用烟草或从其作用中恢复过来所花费的时间逐渐增加；

（6）固执地吸烟，不顾其明显的危害性后果，如知道过度吸烟可引起相关疾病后仍然继续吸烟。核心特征是患者明确知道自己的行为有害，但却无法自控。

存在戒断症状的复吸患者或已经患有心血管病的患者，经过吸烟危害教育仍然吸烟，提示患者存在烟草依赖。尼古丁依赖程度可根据国际通用的尼古丁依赖量表（Fagerström Test for Nicotine Dependence，FTND）得分来确定。该量表分值范围为 0 ~ 10 分。不同分值代表的依赖程度分别是：0 ~ 3 分为轻度依赖；4 ~ 6 分为中度依赖；≥ 7 分提示高度依赖。其中"晨起后 5 分钟内吸第一支烟"是烟草依赖最有效的判断方法。当 FTND ≥ 4 分时，提示戒烟过程中容易出现戒断症状，并且容易复吸，这强烈提示需要戒烟药物辅助治疗及持续心理支持治疗。

尼古丁依赖评分见下表。

尼古丁依赖性评分表

评估内容	0分	1分	2分	3分
您早晨醒来后多长时间吸第一支烟?	>60分钟	31～60分钟	6～30分钟	≤5分钟
您是否在许多禁烟场所很难控制吸烟的需求	否	是		
您认为哪一支烟您最不愿意放弃?	其他时间	早晨第一支		
您每天抽多少支卷烟?	≤10支	11～20支	21～30支	>30支
您早晨醒来后第一个小时是否比其他时间吸烟多?	否	是		
您卧病在床时仍旧吸烟吗?	否	是		

注:积分0～3分为轻度依赖;4～6分为中度依赖;≥7分为高度依赖。

196. 什么是明尼苏达烟草戒断症状量表?

大多数戒断症状持续时间为1个月左右,但部分患者对吸烟的渴求会持续1年以上。心理依赖又称精神依赖,俗称"心瘾",表现为主观上强烈渴求吸烟。烟草依赖者出现戒断症状后若再吸烟,会减轻或消除戒断症状,破坏戒烟进程。

(1)烟草依赖者会出现戒断症状,但并非每个人都会出现所有症状。

(2)戒断症状不是长期持续存在的,大部分症状在戒烟后4周内

烟草戒断症状

症状	持续时间
易激惹	=4周
抑郁	<4周
不安	<4周
注意力不集中	<2周
食欲增加	>10周
睡眠障碍	<1周
吸烟渴求	>2周

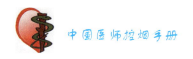

消失。

（3）患者可通过使用戒烟药物及改变认知与行为等方法缓解戒断症状。

可采用明尼苏达烟草戒断症状量表（Minnesota Nicotine Withdrawal Scale，MNWS）进行戒断症状的评估。以下各项为戒烟者在过去一天的感受，以 0～4 分计分。完全没有：0 分；轻微：1 分；中度：2 分；严重：3 分；非常严重：4 分。

（1）有吸烟的冲动；

（2）易激惹、受挫感或生气；

（3）难以集中注意力；

（4）食欲增加；

（5）情绪低落；

（6）焦虑；

（7）坐立不安；

（8）入睡困难；

（9）睡眠易醒。

197. 什么是吸烟严重指数？

吸烟严重度指数（Heaviness of Smoking Index，HSI）的累计分值越高，说明吸烟者的烟草依赖程度越严重，该吸烟者从强化戒烟干预，特别是戒烟药物治疗中获益的可能性越大。

评估内容	0 分	1 分	2 分	3 分
您早晨醒来后多长时间吸第一支烟？	>60 分钟	31～60 分钟	6～30 分钟	≤5 分钟
您每天吸多少支卷烟？	≤10 支	11～20 支	21～30 支	>30 支

注：≥4 分为重度烟草依赖。

198. 什么是判定尼古丁依赖的 DSM-IV-TR 标准？

第五版《精神疾病诊断与统计手册》(The Diagnostic and Statistical Manual of Mental Disorders，DSM-IV-TR) 中尼古丁依赖的具体诊断标准是：1年中出现下列 3 种或更多症状：（ 1 ）尼古丁的效应不断减弱，增加吸烟量以获得相同的效应；（ 2 ）戒烟后出现戒断症状；（ 3 ）尽量减少吸烟量，但对吸烟渴望依然；（ 4 ）很多时间花在吸烟和买烟上；（ 5 ）为了吸烟延迟社交、工作和娱乐；（ 6 ）健康受到威胁，但照吸不误。

199. 尼古丁依赖的发病机制是什么？

在中枢神经系统，尼古丁主要与位于腹侧核（ VTA ）的包含尼古丁乙酰胆碱受体的 $\alpha_4\beta_2$ 亚单位结合。尼古丁在 VTA 与 $\alpha_4\beta_2$ 受体结合，在伏核（ nAcc ）产生多巴胺，后者与奖赏有关。尼古丁引发的奖赏效应依赖于中脑边缘系统多巴胺介导的信号转导。对于尼古丁依赖的患者，对药物持续的渴望是缘于需要更高的多巴胺浓度。

200. 什么是尼古丁成瘾环？

尼古丁成瘾环见下图。

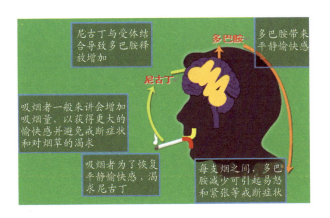

201. 尼古丁对机体可产生哪些影响？

尼古丁是 1828 年首次从烟草中提取出的一种生物碱。原来被认为是烟草中特有的化学成分，近来的研究发现，某些植物尤其是茄科植物体内也可以合成尼古丁。尼古丁对人体最显著作用是对交感神经的影响，可引起

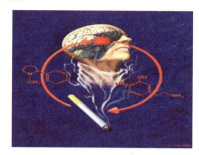

呼吸兴奋、血压升高；可使吸烟者自觉喜悦、敏捷、脑力增强、减轻焦虑和抑制食欲。大剂量尼古丁可对植物神经、骨骼肌运动终板胆碱能受体及中枢神经系统产生抑制作用，导致呼吸肌麻痹、意识障碍等。长期吸入可导致机体活力下降，记忆力减退，工作效率低下，甚至造成多种器官受累的综合病变。尼古丁的最大危害就在于成瘾性，似乎与鸦片毒品无异。

202. 如何看待环境刺激在尼古丁依赖形成过程中的作用？

与吸烟相关的环境刺激在强化尼古丁依赖方面有明显作用，尼古丁以外的刺激对于激发和维持吸烟行为非常重要。此外，在尼古丁依赖中，相对于药理作用，环境刺激所起作用在男女间存在性别差异。

203. 烟草依赖的干预原则是什么？

烟草依赖是一种慢性高复发性疾病。只有少数吸烟者第一次戒烟就完全戒掉，大多数吸烟者均有戒烟后复吸的经历，需要多次尝试才能最终戒烟。烟草依赖的治疗是一个长期过程，需要持续进行，在这个过程中应强调心理支持和建议的重要性。临床医师要帮助每个吸烟者朝着戒掉最后一支烟的目标努力。

引起烟草依赖的因素包括生物因素、心理因素和社会文化因素。

戒烟的过程需要医师指导，包括针对心理依赖和生理依赖的治疗。治疗原则包括：

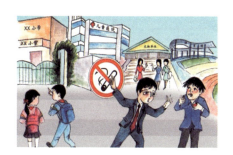

（1）医师以身作则的示范效应；

（2）重视宣传教育；

（3）非药物干预；

（4）药物干预；

（5）随访。

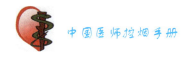

戒烟篇

204. 戒烟应该从什么时候开始？

不管出于何种原因、现在多大年纪、烟龄有多少年，只要决定戒烟，都是值得肯定和鼓励的。请记住，戒烟越早越好，什么时候戒烟都不晚。如果35岁以前戒烟，就能避免90%因吸烟所致的心脏病；即使年过60岁才戒烟，患肺癌及癌症的病死率仍大大低于继续吸烟者。

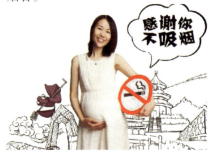

几乎所有的吸烟者都会在人生的某一阶段停止吸烟，唯一的不同只是时间问题而已。戒烟容易取得成功的开始时间可以是自己或家里人的生日、某个纪念日、具特殊意义的一天或是长假之前等。如果有重要的会议、谈判、大型活动或是重大的考试在即，应选择事情告一段落、心情平静下来的时候开始，这可以提高戒烟的成功率。

如果工作场所禁止吸烟，就应该把戒烟日子定在周一。一项研究表明，吸烟者在周一更倾向于考虑戒掉自己的习惯，这项发现可能帮助提高控烟运动的效果。如果单位里可以吸烟，或上班时的吸烟量较大时，则可以考虑从某个周末或某个假期的第一天开始戒烟。女性戒烟则可以选择在月经之后马上开始。

205. 戒烟能减少心血管病吗?

戒烟越早，获益就越明显，而且戒烟的长期获益至少等同于目前常用的冠心病二级预防药物，如阿司匹林、他汀类药物等。戒烟也是心血管病一级预防和二级预防最重要、最经济有效的干预措施之一，具有良好的成本—效益比。戒烟对

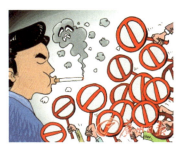

降低心血管病危险性的作用大约是控制高血压和高脂血症作用的 2 倍。戒烟 1 年后冠心病的风险可降低 50%，5 年后心肌梗死的发生率几乎降低至非吸烟者的水平，15 年后冠心病的风险与非吸烟者相似。戒烟超过 1 年可使冠心病远期死亡风险降低 36%，PCI 术后心血管死亡相对风险降低 40%，CABG 术后心血管死亡相对风险降低 75%，心源性猝死的绝对风险降低 8%，因心力衰竭再住院或死亡风险降低 40%，间歇性跛行静息痛发生率降低 16%。一项荟萃分析结果显示，公共场所禁烟可使急性心肌梗死住院率降低 19%。

206. 戒烟对呼吸系统疾病的预后有什么影响?

由于吸烟造成的健康损害具有长期、滞后性的特点，吸烟 10 年、20 年甚至更长时间，相关疾病才会出现。所以在疾病出现之前，吸烟者往往认识不到吸烟的危害。

戒烟有很多好处，而且效果立竿见影。戒烟越早，好处越多。戒烟 20 分钟，心率下降；戒烟 12 小时，血中一氧化碳水平降至正常；戒烟 2 周 ~ 3 个月，循环系统功能和肺功能得到改善；戒烟 1 ~ 9 个月，咳嗽和气促缓解；戒烟 10 年，肺癌死亡率为持续吸烟者的

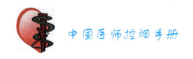

50%。与吸烟者相比，戒烟者的慢性阻塞性肺疾病死亡风险下降32%～84%，而且下降程度取决于吸烟年限及吸烟量。戒烟以后肺癌的发病率明显下降，哮喘的发病风险也显著降低。

207. 戒烟的认识误区有哪些？

人人都知道吸烟有害健康，但目前我国的戒烟工作还存在不少难点。其中一个原因就是广大吸烟者还存在不少认识上的误区。

（1）有人吸烟不得癌症、戒烟后反而得癌症，所以还是继续吸吧。

首先，这些都是个案，不能代表总体人群的情况。再说，吸烟与癌症的发生是一个日积月累、复杂的过程。吸烟时没有得癌症，并不说明就没有健康隐患，随着吸烟量和吸烟时间的积累，早晚会对身体造成不同程度的危害。戒烟后得癌不是戒烟的错，而是以前长期吸烟落下的病根。

（2）我知道吸烟有害健康，但吸烟也有很多好处呀！

很多烟民始终放不下手中那一支烟，很大的原因是认为吸烟可以带来好处，如帮助缓解压力、社交、减肥等。吸烟有害健康，这是毋庸置疑的。如果将吸烟的弊和所谓的"利"放在天平的两端，孰轻孰重一目了然。何况吸烟的"好处"完全可以通过喝茶、运动、听音乐等其他方法来代替，而不是用生命和健康作为代价。

（3）吸"低焦油"烟、"中草药"烟就不会有事了。

现在有许多标榜"低焦油"或"中草药"的卷烟，宣称降低烟草中的焦油含量、"以中草药为原料制作"，从而可以减少对人体的危害。这听起来很美好，但其实"减害降焦"具有很大的欺骗性：

①卷烟的焦油含量的确减少了，但其他致癌物质并未减少；

②"减害降焦"未经过正式临床研究证明确实"减害"；

③"减害降焦"使卷烟吸起来感觉"没劲"，可能会导致吸上更多的卷烟，反而对身体产生更大的危害。

（4）我明天就把烟戒了!

很多吸烟者都低估了戒烟的难度,认为单凭个人的意志力就能成功,结果因为反复失败而产生了挫败感,觉得成功戒烟是一件不可能完成的任务,干脆一吸到底。既然烟草依赖是一种慢性病,在戒烟前当然需要做好长期的规划,与医师长期合作,而不要幻想一蹴而就。因此,建议吸烟者在戒烟前一定要深思熟虑,切忌在心理准备尚不充分的情况下戒烟,最好是在专业医师的指导下制定周密的计划,吸烟者的意志力 + 专业医师的指导 + 药物辅助可以大大提高戒烟的单次成功率。许多医院都有专门为吸烟者开设的戒烟门诊,建议吸烟者及时、尽早前往戒烟门诊进行科学治疗。

（5）其他戒烟的误区:

吸烟不吸到肺里去就没事;吸烟可以激发创作的灵感;如果室内通风好的话,吸烟就不会对别人造成危害;低焦油烟危害不大;睡醒一根烟,精神好一天;饭后一支烟,赛过活神仙;吸烟对生育没有影响;岁数大了,戒烟太迟了,也

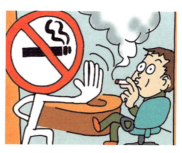

没啥用了;戒烟后身体会失去平衡,很容易生病;我戒过烟但失败了,肯定戒不了烟了;喝酒和吸烟是最佳的搭档;戒烟后会肥胖;吃零食、吃糖可以戒烟;无烟政策侵犯了个人吸烟的权利。

208. 有效戒烟的 14 条法则是什么?

第 1 条:反复重复一句话:"我决心努力做到不吸烟。"

第 2 条:喝白开水或冰水。慢慢地、小口小口地喝白开水或冰水,或将水含在嘴里停留片刻。

第 3 条:喝热茶。

第 4 条:做 2 ~ 3 次深呼吸,让身体放松。先用鼻子吸气数到 5,

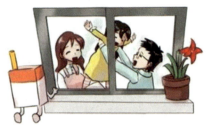

然后一边数到 7，一边慢慢地从口里吐气。

第 5 条：不要去容易引发烟瘾的场所（麻将室、游戏厅、咖啡馆等），不给吸烟制造机会。

第 6 条：利用曲别针、牙签、橡皮等小道具活动手，尽量不要让手闲下来。

第 7 条：将冰块贴在面颊上，嚼无糖或低卡路里口香糖，或咬吸管。

第 8 条：感到饥饿或口里闲下来的时候，吃一些需要咀嚼的低卡路里食物（如芹菜、胡萝卜等生鲜蔬菜或海带产品）。

146

第 9 条：吃完饭后马上离开饭桌，刷牙。

第 10 条：频繁地刷牙（不需要牙膏），用薄荷水或漱口水漱口。

第 11 条：运动（散步、俯卧撑、腹肌运动、哑铃操、伸展运动、骑自行车等）。

第 12 条：以装满烟头的水杯代替烟灰缸，看着水杯闻味儿。

第 13 条：10 分钟法则。一般烟瘾持续的时间是 2 ~ 5 分钟。大部分情况下，1 分钟左右即可平息，最长也不会超过 10 分钟。在烟瘾发作的 10 分钟里，数着钟表的秒针，直到烟瘾平息为止。

第 14 条：避开香烟。不与烟瘾正面交锋，做些能够转移注意力的其他事情。如出去散步、打电话、爬楼梯等。

209. 戒烟可使掉牙的风险降低吗？

德国营养学研究所长期、大量的研究表明，烟民比非吸烟者掉牙更早。男性烟民牙齿提前脱落的风险是非吸烟者的 3.6 倍，女性烟民牙齿提前脱落的风险是非吸烟者的 2.5 倍。每天吸烟超过 15 支的烟民牙齿脱落的风险比其他烟民更高。

长期吸烟会在牙齿表面形成厚厚的烟斑，加速牙菌斑的形成，不利于牙菌斑的清除，而且烟草中的大量有害成分不利于牙周组织的健康。吸烟可能会引发牙周病，从而令牙齿提前脱落。人们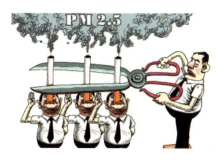一旦戒烟，其牙齿脱落的风险就会降低。但如果想将风险降至和从未吸烟的人相当，烟民就得戒烟10年以上。牙周病患者尤其应当坚决戒烟。

210. 戒烟能改善睡眠吗？

吸烟对于睡眠的影响主要表现为入睡困难、易醒、睡眠不深、白天嗜睡程度增加等。而吸烟更是造成打鼾的主要因素之一，甚至造成睡眠呼吸暂停，打鼾又会加剧睡眠呼吸暂停综合征的相关症状，从而增加对人体的危害。

重度睡眠呼吸暂停患者的吸烟率高达50%，打鼾人群的吸烟率明显高于非打鼾人群。吸烟导致咽腔和鼻腔更加松弛，更易发生呼吸道感染。同时，软腭充血肿胀下垂，舌根充血肿胀上升，均可以引起呼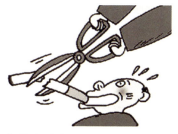吸道阻塞、狭窄等，而长期的睡眠呼吸暂停状态，导致缺氧和二氧化碳潴留，致使日间嗜睡、注意力不集中，甚至造成工伤或交通事故。长此以往，更易诱发心血管、呼吸、神经、肾脏、内分泌以及性功能等多方面的疾病，而各脏器功能异常又会加重睡眠呼吸暂停的病态。需要特别指出的是，部分血压、血糖控制不佳的患者，也可能是睡眠呼吸暂停未能纠正所致。

戒
烟
篇

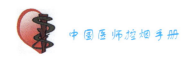

研究表明，戒烟后尼古丁的作用慢慢消除，人体较易进入深睡眠状态，醒来后精力自然更充沛。当然，戒烟后身体会有一个缓慢的适应过程，有些烟民戒烟伊始反而失眠，由此怀疑戒烟是否伤身。其实，戒烟不会让人焦虑、恶心、头晕、失眠、咳嗽、体重增加，吸烟也从来不能治愈这些问题。恰恰是尼古丁仿佛寄生虫一般，造成精神成瘾和心理依赖。

211. 有哪些经典趣招可以帮助我们戒烟？

（1）做好近一周的计划，安排一个时间表，不要留一秒钟给自己吸烟。

（2）把所有的烟都扔掉。

（3）每天清晨对自己说：我讨厌香烟，我憎恨香烟。

（4）学一套健身操，想吸烟时蹦蹦跳跳出一身大汗。

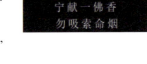

（5）泡一杯蜂蜜水或红枣桂圆茶，时时告诫自己：身体是要细致保养的。

（6）计算一下：一年的烟钱省下来，也许就可以多买一块名牌手表！

（7）把以前买烟的钱捐赠给希望工程，这也是一个不错的选择。

（8）养几盆爽心悦目的花，陶冶一下情操，把注意力尽量转移。

（9）打扫房间，让自己所处的环境整洁清爽。

（10）买点自己平时爱吃的零食，多吃水果。

（11）对周围朋友说："我戒烟了。"让他们做你戒烟的见证人。

（12）看见吸烟的人，便在心里说："傻瓜，你在慢性自杀"。

（13）如果有人递给你烟，你就告诉他，你跟人打赌了，若再吸一支烟就得从15楼跳下去。

（14）夸奖自己：我真有毅力，连烟都戒了，看来没有我干不成的事。

（15）常回家看看，用买烟的钱买点礼物孝敬父母。

212. 有哪些窍门可以帮助我们彻底戒烟？

（1）消除紧张情绪：如果紧张的工作状况是吸烟的主要起因，那么拿走周围所有的吸烟用具，改变工作环境和工作程序。在工作场所放一些无糖口香糖、水果、果汁和矿泉水，短时间多休息几次，到室外运动几分钟。

（2）体重问题：戒烟后体重往往会明显增加，但可以通过增加运动量来应对。吃零食，最好是无脂肪的食物。另外，多喝水，使胃里不空虚。

（3）加强戒烟意识：戒烟几天后味觉和嗅觉就会好起来，而且会改变工作环境。

（4）寻找替代办法：戒烟后可做一些技巧游戏，使两只手不闲着。可通过刷牙使口腔里产生一种不想吸烟的味道，或通过令人兴奋的谈话转移注意力。

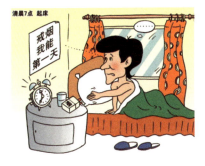

（5）打赌：戒烟打赌的效果之一是公开戒烟，并争取得到朋友和同事们的支持。

（6）少参加聚会：刚开始戒烟时，要避免受到吸烟的引诱。如果有朋友邀请你参加聚会，而参加聚会的人都吸烟，那么至少在戒烟的初期，应婉言拒绝参加此类聚会，直到自己觉得没有烟瘾为止。

（7）游泳、踢球和洗蒸汽浴：经常运动可消耗热量、提高情绪，冲淡烟瘾。

（8）扔掉吸烟用具：烟灰缸、打火机和香烟都会对戒烟者产生刺激，应该把它们统统扔掉。

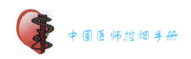

（9）转移注意力：尤其是在戒烟初期，多花点钱从事一些趣味性的活动，以便转移吸烟的注意力。晚上不可在电视机前度过，可以去按摩、听激光唱片、上网，或与朋友通电话讨论事情。

（10）经受得住复吸的考验：戒烟后又吸烟不等于戒烟失败，吸了一口或一支烟后并不是"一切都太晚了"，但要仔细分析复吸的原因，避免以后重犯。

213. 为什么说戒烟成功重在方法选择？

当烟民下定戒烟决心时，却发现戒烟方法五花八门。有自己凭意志力干戒的；有使用电视广告推出的戒烟辅助品的；还有人使用药物进行戒烟⋯⋯

尼古丁成瘾性及戒断综合征，是戒烟难以逾越的障碍。世界卫生组织已经认定烟草依赖是一种慢性疾病，并指出依赖的中心特征是渴望（常常非常强烈，难以摆脱）使用烟草。鉴于戒烟就等于治病这一事实，在戒烟时仅凭意志力干戒，绝大多数人会觉得痛苦。

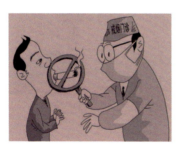

尼古丁替代治疗的方法对于许多戒烟者是有效的。但是，由于吸烟者经常未能遵从医嘱应用足量的尼古丁替代药物，往往很难达到最佳的治疗效果。戒烟的实质是治疗慢性疾病，采用药物干预是戒烟成功必不可少的科学方法。只要在专业医师指导下选择有效的戒烟药物，并结合心理咨询等相关手段，就可以早日远离烟草危害，拥有健康生活。

214. 什么是科学可靠的戒烟方法？

首先，患者要有一个准备期。要不断提醒自己，吸烟是一种慢性成瘾性疾病，不是个人意志力的问题；戒烟的成功在于自己的努力，以及医护人员的支持配合；多尝试各种可能成功的方法，可以增加成功率。

其次，了解能够缓解各种戒断症状的技巧。当烟瘾来袭时，做一些其他事情，如填字游戏、画画、洗澡、深呼吸（做3次缓慢的深呼吸来放松身心）、喝水（小口喝水，这样使得嘴里有东西占据）、延迟点烟（吸烟渴求会在3～5分钟后消退）等。当各种压力来袭时，进行放松锻炼，如瑜伽、深呼吸；紧张工作后听听音乐；自己做手部按摩，或让别人做肩背部的按摩；做伸展运动，放松紧张的肌肉；写日记或博客，将戒烟体验告诉朋友，因为在倾诉个人问题后会感觉好一些；停止摄入咖啡因。

体重增加是戒烟后困扰许多烟民的另一个戒断症状。可以采取下述方法：每天至少喝6～8杯水，也可以喝不加糖的果汁，但忌喝可乐；饮食要均衡有规律，忌吃得太多；吃低热量的零食，如新鲜水果、蔬菜；适当进行运动锻炼，配以相应的营养处方。

215. 什么是心脏康复管理的五大处方？

为了促进我国心脏康复工作的开展，中国康复医学会心血管病专业委员会根据心脏康复的内涵，提炼出了五大康复处方的概念，包括运动处方、营养处方、心理处方、戒烟处方和药物处方。同时，心脏康复五大处方也是心血管病一级预防的重要内容，充分体现了健康管理的内涵。

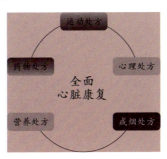

216. 如何制定戒烟处方？

一项荟萃分析纳入了8项2008年前发表的"公共场所戒烟对心肌梗死患病率影响"的研究，包括意大利、爱尔兰、美国、加拿大等

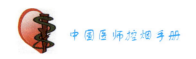

颁布戒烟令的国家，结果显示，公共场所戒烟可使各地区急性心肌梗死住院率下降 19%。心内科医师应坚持不懈地把戒烟指导融入日常的临床工作之中。

戒烟可降低心血管病发病率和死亡风险。戒烟的长期获益至少等同于目前常用的冠心病二级预防药物，如阿司匹林和他汀类药物，戒烟也是挽救生命最经济有效的干预手段。作为冠心病一级预防和二级预防的最重要措施之一，戒烟具有优良的成本—效益比。为帮助临床医师掌握具体的戒烟方法和技巧，提高我国心内科医师戒烟干预能力，推荐戒烟处方如下：

第一步（询问）：每次接诊都询问患者烟草使用情况及被动吸烟情况；对吸烟患者应询问吸烟年限、吸烟量和戒烟的意愿，评估烟草依赖程度，记录在病历上或录入信息系统。在病历中标明吸烟者戒烟思考所处的阶段，符合诊断者明确诊断"烟草依赖综合征"，并向其提供戒烟咨询和戒烟计划。

第二步（建议）：使用清晰强烈的个性化语言，积极劝说每一位吸烟患者戒烟，如戒烟是保护身体健康最重要的事情。

第三步（评估）：评估患者尝试戒烟的意愿，评估烟草依赖程度。戒烟动机和决心大小对戒烟成败至关重要，只有在吸烟者确实想戒烟的前提下才能够成功戒烟。对于那些还没有决定戒烟的吸烟者，不能强迫他们戒烟，而是提供动机干预。

第四步：对于有戒烟意愿的患者，重点放在帮助制定戒烟计划，处理出现的戒断症状，指导使用戒烟药物，监测戒烟药物治疗效果和不良反应，给患者提供戒烟药物资料和戒烟自助资料等，并安排随访。

在戒烟的健康获益方面，戒烟药物是能够挽救生命的有效治疗手段，结合行为干预疗法可提高戒烟成功率。基于戒断症状对心血管系统的影响，首先建议接受冠状动脉介入治疗、冠状动脉旁路移植术以及心肌梗死的吸烟患者使用戒烟药物戒烟，以减弱神经内分泌紊乱对心血管系统的损害。

第五步：对于没有戒烟意愿的患者，采用"5R"法进行干预。

217. 如何评估吸烟者的戒烟意愿？

评估吸烟者戒烟意愿流程图如下：

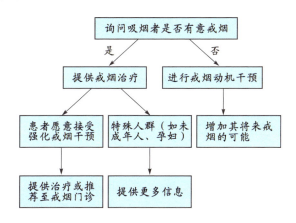

218. 什么是十步渐进戒烟法？

第一步，创造一个有利的戒烟环境。除去香烟和一切吸烟用具。预先告知周围的朋友和同事，并请求他们在自己艰难之时给予精神上的支持，而不是递上一支烟。

第二步，寻觅一个伙伴。如果有个伙伴一同戒烟，就会减少孤单感。至少要寻求爱人、朋友或至交做全天候的戒烟支持者。

第三步，摄取维生素 C。戒烟第一周前后，要特别注意多食用新鲜水果或水果汁，保证摄取足够的维生素 C。

第四步，锻炼。加强日常体育锻炼，戒烟第一周不妨适当加大一点活动量。

第五步，一段时间内不喝咖啡。在戒烟之初一段时间内不喝咖啡，对戒烟确有帮助。

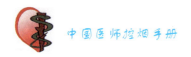
中国医师控烟手册

第六步，试用尼科雷特软糖和外用皮肤戒烟药膏。

第七步，坚定信念。找一个不受干扰的清静的地方，早餐或午饭前，静静地舒服地坐15分钟，双眼微闭，沉思如下3件事：（1）默默重复这样的决心：我喜欢在一个无烟的世界里看上去永远年轻，延年益寿。（2）在默诵时，想象自己看上去朝气蓬勃，容光焕发，感到健康、愉快、幸福。（3）如若烦人的念头或意象出现，不要受其干扰。

第八步，认识成功的"吸烟折磨"。把吸烟欲望和烦躁不安看作是戒烟成功的标志，这种方法要比"饥饿折磨术"更富有挑战性。

第九步，用一杯凉开水，对付吸烟欲望。

第十步，成为一个非吸烟者。

154

219. 什么是戒烟的十二步骤?

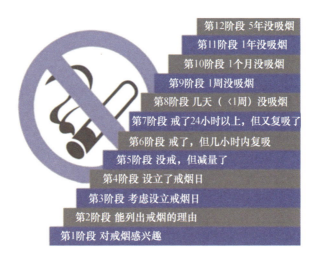

220. 如何做好戒烟者的咨询工作？

实用的戒烟咨询
戒烟应彻底：不要在戒烟后尝试吸烟，即使是一口烟。
戒烟经验：帮助吸烟者回忆、总结之前戒烟尝试中的成功经验与失败原因。在过去戒烟经验的基础上进行本次戒烟。
帮助吸烟者制订戒烟计划：设定戒烟日，应在2周之内开始戒烟；告诉家人、朋友、同事自己已决定戒烟，取得他们的理解和支持；预见在戒烟中可能出现的问题，特别是在戒烟最初的几周内可能出现的问题或困难，如尼古丁戒断症状等；处理掉身边与吸烟有关的全部物品，在完全戒烟前使家中与办公室（桌）无烟。
控制吸烟欲望：改变与吸烟密切相关的生活行为习惯，如改变清晨的行为顺序，先洗漱、吃饭，再上卫生间等；建立一些补偿行为，可借用一些替代物，如饮水、咀嚼无糖口香糖等。
分析戒烟中可能遇到的问题：如应对戒断症状、避免吸烟诱惑、改变生活习惯等。
处理戒断症状：针对吸烟者的主诉可以采取相应措施，如：
"我感觉紧张、烦躁"——做深呼吸，散步；
"我不能集中精力"——减少工作负担；
"我感觉身体疲乏，总想睡觉"——保证充足睡眠；
"我总想吃东西"——多吃一些蔬菜、水果进行替代，不要吃高热量的零食。
限酒：在戒烟期间饮酒会降低戒烟成功率。
家庭中的其他吸烟者：应鼓励家中其他吸烟者共同戒烟，至少要求他们不在戒烟者面前吸烟。

221. 戒烟的有益变化有哪些？

研究发现，吸烟者在戒烟后其体内器官会发生一系列有益的变化，包括：

20分钟内：血压降到标准水平；脉搏降到正常范围；上下肢的温度升到标准体温。

8小时内：血液中一氧化碳的含量降到正常水平；血液中氧的含量增至正常水平。

24小时内：心肌梗死危险性降低。

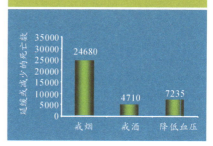

48小时内：神经末梢的功能逐渐恢复；嗅觉和味觉对外界物质敏感性增强。

72小时内：支气管不再痉挛，呼吸舒畅，肺活量增加。

2周～1个月：血液循环稳定；走路稳而轻；肺功能改善30%。

1～9个月：咳嗽、鼻窦充血、疲劳、气促等症状减轻；气管和支气管的黏膜上出现新的纤毛，处理黏液的功能增强；痰减少，肺部较干净，感染机会减少，身体的能量储备提高；体重可增加2～3公斤。

1年内：冠状动脉粥样硬化的危险性减至吸烟者的一半。

5年内：比一般吸烟者（每天20支）的肺癌死亡率下降，即由1.4%降至0.7%，或接近于非吸烟者的死亡率；口腔、呼吸道、食管癌的发生率降到吸烟者发病率的一半；心肌梗死的发病率几乎降到非吸烟者的水平。

10年内：癌前细胞被健康的细胞代替，肺癌的发生率降至非吸烟者的水平；口腔、呼吸道、食管、膀胱、肾脏、胰腺的癌症发病率明显下降。

15年内：冠状动脉粥样硬化的危险与非吸烟者相同。

因此，任何时间戒烟都不算迟，而且最好在出现严重健康损害之前戒烟。英国医师的队列研究表明：吸烟者如能在35岁以前戒烟，则死于烟草相关疾病的危险性明显下降，几乎与非吸烟者相近。

222. 戒烟后会出现哪些好处？

（1）即刻效果：最初戒烟的 12 小时内，身体开始有好的反应，体内一氧化碳和尼古丁的水平迅速下降，由于吸烟而遭受损害的心脏和肺组织开始修复。在刚开始戒烟的几天里，身体会出现一些显著变化：味觉和嗅觉都将恢复；消化系统也恢复到正常状态；感到有活力，头脑清醒，精力充沛；呼吸变得顺畅，爬山或登楼梯也不感到眩晕或气促。

（2）系统恢复：当身体开始自我修复时，可能会因戒断症状的出现而感到很难受，如牙龈或舌疼痛、体重增加，经常会感到急躁和情绪易激动等。

（3）长期的好处：如果已经戒烟，可以节省以前在吸烟上所花费的时间和金钱，会获得更多的自由时间。同时，也因为戒烟而延长了寿命，因为戒烟可以显著降低罹患心脏病、慢性支气管炎、肺气肿和癌症的危险。

223. 戒烟的近期好处有哪些？

（1）味觉改善：戒烟后舌头上的感觉神经恢复了原有的敏感性，能充分品尝到各种食物的风味。

（2）口臭消除：吸烟者与他人谈话时，口中常会散发出一股令人厌恶的烟臭。吸烟者早晨起床后，自己也往往感觉到嘴里不清爽，有异臭味。戒烟后口臭便可自然消除。

（3）牙齿变白：焦黄发黑的牙齿，曾被人们看作是吸烟者象征，停止吸烟后牙齿的烟垢会逐渐退净。同时由于口腔卫生的改善，各种口腔疾病明显减少。

（4）痰液减少、咳嗽停止：烟草中的烟雾刺激呼吸道，妨碍纤毛的自洁功能，因而吸烟者大多咳嗽、痰多。戒烟后纤毛恢复了正常功

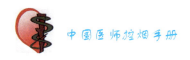

能，痰液减少，咳嗽也随之停止。

（5）血压降低：戒烟后由于全身血液循环得到改善，血压可降低10～15mmHg，有利于减少动脉硬化、冠心病等心血管病发病的危险性。

（6）睡眠改善：戒烟后尼古丁的作用慢慢消除，人变得易于入睡，而且睡得很熟，疲劳容易得到很好的消除，精力充沛。

（7）视力提高：戒烟后视力可得到一定程度的提高。

（8）其他：戒烟后头痛和肩部酸痛会逐渐消失，并且不像以前那样容易感冒。

224. 戒烟的远期好处有哪些？

（1）患癌的危险性减少：戒烟5～10年后，其肺癌死亡率比非吸烟者略微高一点；戒烟10～15年后，得肺癌的机会便可降低到与非吸烟者一样。据日本的一项调查，吸烟总量在20万支以内者，戒烟4年之后，肺癌死亡率与非吸烟者相同。

（2）冠心病的死亡率下降：冠心病患者戒烟1年之后，冠心病死亡率很快下降，10年后降至非吸烟者同一水平。英国曾对35～64岁的医师进行调查，1953～1968年的15年间，由于许多医师戒烟，他们患冠心病的死亡率下降了6%，而同期未戒烟的普通人群却增加了9%。吸烟是再次发生心肌梗死的危险因素，戒烟对避免再次心肌梗死十分有利。

（3）防止肺功能变化：许多资料表明，吸烟能损害肺功能。无症状吸烟者吸烟史不长时，常规肺功能检查可能正常，若进行小气道功能测定，常可显示吸烟者存在小气道功能异常，且吸烟年限越长，对小气道产生的不可逆影响就越大。对于吸烟史较长者，常规肺功能检查即可显示异常。

（4）有利于优生：孕妇吸烟对优生极为不利，容易造成流产、早产、死产及胎儿发育不良。若在怀孕前4个月开始戒烟，这些不良影响通常就可避免。

（5）溃疡病容易治愈：吸烟者患胃、十二指肠溃疡的较多，而且不戒烟就难以治愈。为此，胃、十二指肠溃疡患者务必戒烟，以加快溃疡的愈合。

（6）防止寿命缩短：吸烟者的平均寿命比非吸烟者短，例如25岁的人一天吸烟40支，他的寿命比同龄非吸烟者要短8.3年，但戒烟10～15年后平均寿命与非吸烟者相等。

225. 戒烟能减少癌症的发生吗？

答案是肯定的。（1）日本肿瘤流行病学的调查材料显示：戒烟5年后，肺癌的危险性比原来减少1/2；戒烟10年者，肺癌的危险性与非吸烟者几乎相等。（2）以英国有吸烟嗜好的医师半数已戒烟的1961～1965年，与未戒烟的1953～1957年这两个时期对比，医师死于慢性阻塞性肺病的患者下降了24%，死于肺癌者下降了38%。

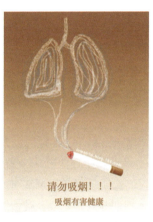

请勿吸烟！！！
吸烟有害健康

有人已经吸烟多年，如果再戒烟是不是能减少患癌的概率呢？回答也是肯定的。英国过去一度是肺癌死亡率最高的国家，但因目前已有650万人戒烟成功，结果肺癌死亡人数也出现了50年来首次下降。日本的胃癌特别是贲门癌的发病率近年来在逐渐下降，被认为与戒烟的人增多有一定关系。调查发现，每天吸烟25支以上者，肺癌死亡率比非吸烟者几乎高20倍，但戒烟后，随着时间的进一步延长，患癌症的概率和死亡率越来越小，如戒烟不到10年的人，肺癌的死亡率比非吸烟者减少8倍；戒烟10年以上者，因肺癌死亡的概率更加减少，仅为非吸烟者的5倍；戒烟20年以上者，肺癌死亡率达到与非吸烟者相近的水平。戒烟10～15

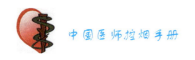

年以后，发生上消化道癌的危险与非吸烟者相同。

226. 戒烟可带来哪些心血管方面的益处？

戒烟可减少下列风险：卒中、重复冠脉搭桥术、心梗后反复发生冠脉事件、心梗后心律失常所致猝死、继发心血管病、冠脉搭桥术后血运重建术，并减少冠脉搭桥术后的死亡率、经皮冠脉成形术后死亡率、体内与心血管病进展相关的炎症标志分子水平下降（如 C 反应蛋白、白细胞水平、纤维蛋白原等）。

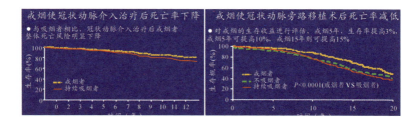

227. 戒烟使心血管病获益的机制有哪些？

戒烟使心血管病获益的机制包括：（1）戒烟可使纤维蛋白原下降：长期吸烟者戒烟 2 周后，纤维蛋白原浓度和纤维蛋白原的合成速率均明显降低；（2）戒烟使白细胞计数明显降低，表明机体内炎症反应减弱；（3）戒烟后血小板聚集率下降，减少血栓形成的风险；（4）戒烟可改善脂蛋白构成，包括高密度脂蛋白升高、低密度脂蛋白降低；（5）其他：戒烟后动脉顺应性及血流动力学改善。

228. 为什么说戒烟是难治性哮喘的强效干预措施？

虽然难治性哮喘只占哮喘患者的 5% 左右，但给患者本人、家庭和社会造成沉重的负担。导致哮喘难以控制的因素是多方面的，诱发哮喘发作的危险因素没有完全去除，可能是哮喘难以根治最常见的原因。这些因素包括：吸烟或二手/三手烟雾、室内外环境（花粉或尘螨等）、反复呼吸道感染、某些药物（阿司匹林）、职业暴露等，以及某些合并疾病，如过敏性鼻炎、鼻窦炎、胃食管反流、肥胖等。只有对上述危险因素或病症充分地避免或治疗，才能有效地控制哮喘。

而在这诸多的触发因素中，吸烟是难治性哮喘的重要原因。无论是主动吸烟还是被动吸烟（二手或三手烟）的哮喘患者，均比不吸烟的哮喘患者症状更严重、发作次数更多、肺功能减退更快。与非吸烟者相比，当前仍吸烟的哮喘患者哮喘症状控制不佳的可能性增加 4 倍以上。

所以，吸烟的哮喘患者一旦戒烟，将大大有助于哮喘病情的控制。戒烟无疑是改善患者的肺功能、改善患者的生活质量最直接的方法。问题是有不少哮喘患者虽然喘息声声，却烟瘾不断。他们将控制哮喘的全部希望寄托

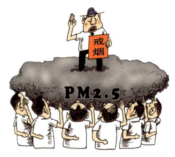

在药物上，希望医师用最好的药物控制哮喘病情，自己不戒烟。这实际上是一种本末倒置的错误想法，哮喘的治疗，去除发病诱因才是关键！吸烟是哮喘的根本病因之一，戒烟是性价比最高的一种干预措施，既能使哮喘病情得到控制，又节省了医药费用和购烟的费用。

229. 为什么说戒烟是冠心病的强效干预措施？

吸烟是冠心病的主要独立危险因素之一。在所有冠心病危险因素中，吸烟的重要性仅次于高龄。50 年来的一系列研究证实，每天吸烟 20 支以上可使冠心病风险增加 2 ~ 3 倍。我国的研究数据也提示，吸烟是急性冠心病事件的独立危险因素，吸烟者发生急性冠心病事件的风险是非吸烟者的 1.8 倍。35 ~ 59 岁人群中 31.9% 的缺血性心血管病与吸烟有关。

戒烟是降低心血管风险最经济的干预方式，因为戒烟药的成本与治疗冠心病昂贵的降血压药、调脂药和抗血小板药比起来要便宜很多。美国国家预防委员会（NCCP）公布的居于前三位最有效的冠心病临床预防措施中，戒烟、阿司匹林以及儿童疫苗接种处于最重要的位置。

对冠心病来说，吸烟是促发冠心病和高血压的危险因素，而戒烟对保护心血管功能、防治心血管病有着十分重要的意义。戒烟与其他临床上冠心病的干预措施相比，属于强效干预措施，即戒烟有助于降低冠心病的死亡率，其效果远远高于其他干预措施，如他汀治疗、β受体阻滞剂、ACEI等。

230. 戒烟可使心梗患者得到哪些益处？

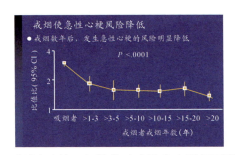

冠心病与吸烟有关，这一点人们早已有所认识。以往的调查也表明，吸烟者发生缺血性心脏病的机会比一般人多。那么，已发生心肌梗死的患者戒烟后，是否有利于避免再次发生心肌梗死呢？有学者对确诊为心肌梗死的119名患者首次作了发病后1个月至5年的观察，其中男90例，女29例，分为继续吸烟组和戒烟组。两组在年龄、总胆固醇、血压和体重等方面无明显差别。观察结果发现，1年内死亡率男性继续吸烟组是戒烟组的2.2倍，女性继续吸烟组是戒烟组的2.4倍；男性继续吸烟组5年生存率为55.3%，男性戒烟组为79.5%；继续吸烟组再次发生心肌梗死者占36.6%，其中致命性的占92.0%，戒烟组再次发生心肌梗死者仅占18.7%，其中致命性的占62.0%。另有学者也曾对520名心肌梗死患者作了调查，其中190人戒烟。结果显示，继续吸烟者的死亡率为13.7%，戒烟组为 9.4%；其中吸雪茄烟的死亡率最高，占 23.8%。戒烟可使心肌梗死患者 5 年死亡率减少 50% 以上。

从上可见，吸烟是再次发生心肌梗死的危险因素，而戒烟对避免再次发生心肌梗死显然是有利的。

231. 为什么说戒烟是一次行为矫正？

戒烟是一次综合的、多方面的行为矫正。首先，应分析和了解吸烟者的动机或原因，这是制订个体化戒烟方案的依据。吸烟者开始吸烟一般是受外界环境的影响，父母吸烟、朋友怂恿、社交中敬烟、青少年模仿及好奇心理等均成为吸烟的促发因素。一部分吸烟者由于日复一日、年复一年地重复吸烟这一动作，吸烟已成为吸烟者的一个习惯

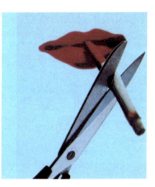

性行为，形成了条件反射，即吸烟习惯完全融入了其日常生活和工作当中。因此，在戒烟中需特别注意对吸烟者的心理成瘾性进行矫正。使吸烟者产生心理快感的因素是烟草中的尼古丁，它是成瘾性物质，与吗啡、可卡因有相似的功效。吸烟成瘾者对烟草有强烈的渴求，其本质即药物依赖性。在中枢神经系统的胆碱能神经元上存在尼古丁受体，吸烟时烟草中的尼古丁与尼古丁受体相结合，改变人体正常的生理状态，久而久之则受体水平（数目、敏感度）发生变化，形成尼古丁依赖。尼古丁成瘾性的另一方面表现是吸烟者戒烟后易于复吸，这与戒酒、戒毒后的情况类似。如能帮助吸烟者解除尼古丁的药理作用（药物成瘾性），则对于成功戒烟有重要意义。

232. 戒烟的方法有哪些？

目前，国内外戒烟方法按其戒烟原理可分为五类：

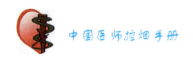

（1）认知行为矫正法。通过电视、报纸、公益宣传等多种方式灌输"吸烟有害健康"的知识，并将其与吸烟者自身不愉快的经历结合在一起，使吸烟者真正产生与自己切身相关的恐惧感，触发并增强其在心理和情绪上的戒烟动力。众所周知，用这种方式戒烟作用甚微，主观上对烟害的认识不能根本扭转成瘾后对香烟的向往。

（2）尼古丁替代法。这一方法是以非吸烟的方式向体内补充尼古丁，以满足吸烟者烟瘾的需要。通过逐步减少尼古丁补充量，达到最终戒烟的目的。如市场上的戒烟糖、戒烟口香糖、戒烟贴、戒烟膏药、鼻喷剂和吸入剂等。这种方法的不足是戒烟时间长，不易快速除瘾且费用高。

（3）非尼古丁类药物。目前国外应用可乐定（抗高血压药）、安非他酮（抗抑郁药）、抗焦虑药和尼古丁拮抗剂等进行戒烟。其机制是应用这些药物的中枢神经调控机制，改变吸烟者对香烟的感觉而戒烟，同时避免尼古丁替代剂的成瘾性。但应用该类药物戒烟尚缺乏充分的科学证据，在戒烟效果上也并不优于尼古丁替代剂，而且也存在一定的副作用。

（4）针灸疗法。通过调节神经系统来消除烟瘾，调节和改善脏腑功能。针灸戒烟是在戒烟者特殊穴位的皮肤里埋针，烟瘾发作时自己按摩穴位，通过刺激神经而产生戒烟作用。该方法无痛苦、无毒副作用，但戒烟人群的反应差异性较大，与戒烟毅力有关，且受医师技术水平影响较多。

（5）药物治疗。通过药物作用，使神经系统对香烟气味产生敏感反应，对香烟感觉索然无味甚至恶心，产生强烈反感，从而不想吸烟。药物治疗费用低，无痛苦，效果好，能即时戒烟，坚持一段时间，可戒除烟瘾发作，达到彻底戒烟的目的。属于国内外最先进的戒烟方法之一，是有志戒烟者可靠的方法。

233. 什么是尼古丁替代治疗（NRT）？

尼古丁替代治疗（Nicotine Replacement Therapy，NRT）是指以非烟草的形式，提供部分原来想从烟草中获得的尼古丁，而治疗量的尼古丁远远低于从烟草中的获得量，从而降低吸烟的冲动、减轻戒断症状，以避免吸烟产生的有害物质对身体的毒害。包括尼古丁咀嚼片、尼古丁贴片、尼古丁含片等。

234. 尼古丁替代治疗安全吗？

小鼠的体内外研究证实：尼古丁的代谢物可以转化为亚硝胺，可以促进小鼠的血管生成、肿瘤生长和动脉粥样硬化。但是，没有证据显示采用 NRT 疗法的人会发生同样的情况。目前，在美国和英国，有大量吸烟者使用 NRT 产品，明确证实了产品是安全的。NRT 具有极好的安全性，临床重大医疗事故的发生率很低，而且几乎没有使用禁忌证。使用 NRT 的最普遍的副作用是对使用处的局部影响，包括：口腔或咽喉炎症、呃逆、消化不良、下颚疼痛（口香糖）；皮肤刺激（贴片）；口腔或咽喉刺激、咳嗽、鼻炎（吸入器）；刺鼻、流泪（鼻喷剂）和口腔或咽喉刺激（舌下含片）。这些症状都是轻微而短暂的。但是，孕妇使用尼古丁替代治疗，其安全性有待于进一步观察。

长期 NRT 治疗无安全问题。心肌梗死后近期（2周内）、严重心律失常、不稳定型心绞痛患者慎用。妊娠期吸烟者应鼓励其通过非药物方式戒烟。目前5种不同的 NRT 产品能否帮助怀孕期烟草依赖者戒烟尚无定论，对于哺乳期患者是否有效尚未评估。

235. 尼古丁替代治疗会引起依赖吗？

比起香烟，人们对 NRT 产品的依赖性较低。输送剂量和速度是决定其是否会引起依赖的重要因素。NRT 产品缓慢输送较少剂量的尼古丁，与香烟比较，该产品更不易成瘾。贴片可以缓慢释放出尼古丁，用药之后 4~9 小时内逐渐达到峰值；口香糖、吸入器和糖块

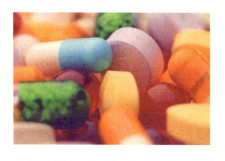

或 micro-tab 中的尼古丁在用药大约 30 分钟之后就能达到峰值；鼻喷剂中的尼古丁则在用药后 10 分钟内达到峰值。相比之下，每吸一口烟，尼古丁在 7 秒之内就能到达大脑。少数 NRT 使用者有可能成为长期使用者，包括：约 3% 的自费购买贴片使用者在 15 周之后仍然使用；约 43% 的人在戒烟 1 年后收到免费鼻喷剂仍然会使用。但是，有证据显示，那些依赖 NRT 的使用者是烟瘾极大的吸烟者，如果不依赖 NRT，他们仍然会付出更大的健康代价去吸烟。

236. 尼古丁替代治疗产品会导致滥用和成瘾吗？

　　NRT 产品的滥用潜力非常低。至今尚未发现任何关于非吸烟者成为 NRT 使用者的公开报告。初用者常常对尼古丁有厌恶感。对几种 NRT 产品进行对比性研究发现：使用 NRT 产品 4 周内，愉快程度和满意度都很低。口香糖和贴片可以零售发行之后，美国对此进行了监督，没有证据显示有滥用药物的情况发生。

237. 年轻人可以使用尼古丁替代治疗吗？

　　为了寻找新的顾客，烟草业将其目标锁定在青少年身上。大多数有烟瘾的吸烟者都是从青少年时期开始吸烟的，许多吸烟的青少年对香烟都有依赖性。但是，到目前为止，18 岁以下使用 NRT 的相关数据却很少。从现有的资料来看，NRT 产品对青少年吸烟者是安全的，但尚未证实 NRT 产品能够有效地帮助他们戒烟。NRT 危害性远低于香烟，不应阻止其作为香烟的替代品使用，应帮助低年龄的青少年戒烟。NRT 适用于需要药物疗法戒烟的所有吸烟者，包括 18 岁以下的吸烟者。

238. 孕妇可以使用尼古丁替代治疗吗?

对于怀孕期间继续吸烟的妇女,使用 NRT 比怀孕期间吸烟更为安全。尽管存在潜在危险:尼古丁可能导致胎儿畸形、引起孕妇产科并发症和婴儿猝死综合征,但是使用 NRT 比继续吸烟的危害还是小得多。继续吸烟会使胎儿及母亲接触尼古丁之外更多的其他毒素。使用 NRT 与吸烟的尼古丁量相比则更低。怀孕期间尼古丁皮肤贴片 / 安慰剂对比研究显示,在预产期前 4 周和产后 3 个月,戒烟率并没有明显变化。尽管

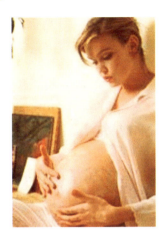

如此,对于使用尼古丁贴片的孕妇,其婴儿比使用安慰剂孕妇的婴儿体重明显重些。决定是否给孕妇使用 NRT,应在以下两个选择之间进行评估:使用 NRT 戒烟给孕妇带来的好处与可能持续使用 NRT 给孕妇带来的风险。在非药物干预失败时,NRT 产品能够为孕妇所使用。专家更偏向于赞成孕妇使用 NRT。

239. 常用的尼古丁替代品有哪些?

常用的尼古丁替代品:尼古丁贴片、尼古丁咀嚼胶(口胶)、尼古丁鼻喷剂、尼古丁吸入剂、尼古丁舌下含片。

240. 使用尼古丁贴片应注意哪些事项?

戒烟贴片是一种含尼古丁的膏药,1 天 1 片,使用简单安全,通过皮肤释放适量的尼古丁,适用于习惯性规律吸烟者。戒烟贴片有 3 种剂量(15 毫克,10 毫克,5 毫克;或 21 毫克,14 毫克,7 毫克)。早晨起床贴上后,保持 16 或 24 小时。用药后 6 ~ 8 小时,血液里的尼古丁含量最高。

戒烟篇

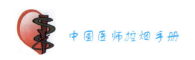
用量:(1)15毫克/16小时(30cm²),10毫克/16小时(20cm²),5毫克/16小时(10cm²):用于中、重度吸烟者起始治疗及减量期,15毫克/16小时连用12周,10毫克/16小时连用2~3周,5毫克/16小时连用2~3周。(2)21毫克/24小时(30cm²),14毫克/24小时(20cm²),7毫克/24小时(10cm²):分别用于重度吸烟者起始期、中度吸烟者起始期、中重度吸烟者减量期。对于重度吸烟者,每1剂型各用4周;中度吸烟者,14毫克/24小时持续8周,7毫克/24小时持续4周。

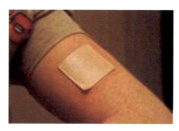

使用方法:把膏药贴在干燥和没有汗毛的皮肤表面(手臂、大腿、躯干、髋部、肩胛骨)。每天更换贴片的部位。贴于相同部位时,要有1周的间隔。洗澡时不必取下膏药(防水)。

疗程:8周~3个月。如果仍然强烈感觉想吸烟,可以增加剂量,或同时使用其他尼古丁替代品(口香糖、戒烟糖、微量药片、吸入剂)。戒烟贴片可以在药店自由购买(一盒14片装),或遵医嘱。

不良反应:尼古丁贴片不会产生任何严重的不良反应。据观察发现,20%的使用者在治疗初期,使用部位可出现皮肤发红和局部皮肤短暂瘙痒,这些症状在膏药取下48小时后消失。其他反应如头晕、头痛、恶心、身体不适、失眠、心脏病发病率增加,但很少见。

重要提示:不应提早终止治疗,否则会减少成功戒烟的机会。

241. 如何使用尼古丁咀嚼胶?

咀嚼胶(口香糖)释放出适量的尼古丁于口中,以后通过肝脏排出体外,因此不会被吸收。咀嚼口香糖20分钟后,血液中的尼古丁含量最高,比吸烟慢(10分钟)。有两种剂量:4毫克适用于重度吸烟者(每天吸烟20支以上),2毫克适用于中度和轻度吸烟者。可以根据自己的意愿选择不同的香型（薄荷味、柠檬味、水果味、原味）。只有一半剂量的尼古丁被真正吸入，如果使用2毫克的口香糖，则仅仅吸入了1毫克的尼古丁。

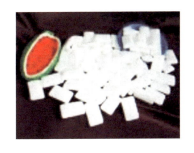

　　用量：重度吸烟者：9 ~ 12片/日，最多30片/日，持续3 ~ 6月，最长1年；中度吸烟者：9 ~ 12片/日，最多24片/日，持续3 ~ 6月，最长1年。

　　使用方法：可灵活使用，尤其适用于那些吸烟不规律的人。每天最少使用10片口香糖，如仍然感觉想吸烟，则应增加使用剂量或同时使用戒烟贴片，或尼古丁吸入剂。如果每天吸烟少于20支，考虑到经济因素，可以将4毫克的口香糖分成两半，每次食用一半。

　　疗程：8周 ~ 3个月。可在药店自由购买（30或105片装），或遵医嘱。

　　不良反应：口香糖不会产生任何严重的不良反应。根据观察发现，20%的使用者在治疗初期，可能出现头晕、头痛、恶心、胃灼热、牙龈痛、口腔炎症和咽喉炎等。如按咀嚼说明使用，大部分的不良反应都可以避免。

242. 使用尼古丁咀嚼胶应注意哪些事项？

　　每天剂量最大不得超过30片。一个疗程至少需要3个月，然后持续减少尼古丁用量，不主张超过1年。为达到尼古丁的最大吸收量，应在使用咀嚼片前15分钟内或食用过程中避免饮用降低口腔 pH 的饮料，例如咖啡、果汁和碳酸饮料，因为它们会

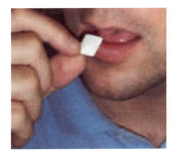

戒烟篇

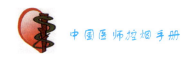

降低口香糖的疗效。同时避免进食或饮水。应慢慢咀嚼，大约 10 分钟后，保持口香糖在脸颊和牙龈之间停留一段时间，直至味道减弱。一片口香糖应在口腔内停留 30 分钟。咀嚼太快会引起尼古丁释放量过多，导致味道强烈和辛辣，降低口香糖的效果，并可引起呃逆、胃痛。

243. 使用尼古丁喷鼻剂应注意哪些事项？

鼻腔喷雾能迅速缓解尼古丁缺乏的相关症状。尤其适用于烟瘾很大的人。属于处方药，一瓶容量为 10 毫升的喷雾器含有 100 毫克尼古丁。

用法：中重度吸烟者，1 ~ 2 剂 / 小时，最少 8 剂 / 日，最多 5 剂 / 小时或 40 剂 / 日。

使用方法：建议开始剂量为每小时使用 1 ~ 2 次。每次使用时，往每个鼻腔内各喷一下。1 小时内使用次数不能超过 3 次。每次使用相当于 1 毫克剂量的尼古丁。

疗程：8 周 ~ 3 个月。

不良反应：常在治疗初期的头几周内出现一些不良反应，为局部反应（鼻腔炎、感冒和打喷嚏）。偶尔会出现头晕、恶心、身体不适、心脏病发作频率增加。

244. 如何正确使用尼古丁喷鼻剂？

当吸烟者有吸烟欲望时，头稍后仰，将制剂喷入鼻孔，尼古丁可通过鼻黏膜吸收。鼻喷剂的初始剂量常为每小时喷 1 ~ 2 次，最高剂量为每天喷 80 次，最佳剂量为每天至少喷 16 次。疗程一般为 8 周，后 4 ~ 6 周逐渐减量并停用，以防止戒断症状的发生。喷鼻时不可用鼻吸气或吞咽。副作用包括鼻部刺激感、打喷嚏、咳嗽、流眼泪等。

245. 使用尼古丁吸入剂应注意哪些事项?

作为一种同时抑制尼古丁依赖和身体习惯的速效方法,吸入剂能缓解烟瘾,并可以代替吸烟的方式。吸入器由 3 部分构成:(1)一盒 42 片装的替代药片,每个替代药片为一个含有 10 毫克尼古丁的海绵片(薄荷味),尼古丁被吸入的量为 5 毫克;(2)一个形状类似烟嘴的白色塑料管,把尼古丁替代药片塞入这个管子内,通过烟嘴吸入尼古丁蒸气;(3)一个安全盒,方便携带替换药片和管子于口袋或手提包里。

用量:对于中重度吸烟者,6 ~ 12 支 / 日,持续 8 周;然后 3 ~ 6 支 / 日,持续 2 周;然后 3 支 / 日,持续 2 周。最大剂量:16 支 / 日。

使用方法:因每次吸入的尼古丁比吸烟时少,所以,尼古丁蒸汽的吸入频率可比吸烟快:吸 10 ~ 20 口吸入器所释放的尼古丁量只相当于吸一口烟。使用吸入器大约 20 分钟后,血液中的尼古丁含量最高,比吸烟慢(10 分钟后最高)。每天最少使用 6 片替代药片,最多 12 片。可以将尼古丁蒸汽吸入嘴里不咽下,或深深吸入肺里,两种方式吸入的尼古丁量相同。尼古丁可通过口腔黏膜被吸收。

疗程:8 周 ~ 3 个月。处方药。

不良反应:使用吸入器不会带来任何严重的不良反应。一些副作用可能出现,如头痛、恶心、胃灼热、口腔炎症、喉炎和轻微咳嗽,但很少见。

246. 如何正确使用尼古丁吸入剂?

初始剂量为 6 ~ 12 支 / 日,通常每吸一次需呼吸 20 分钟后再吸一次;经调整后,一旦确立了最佳剂量,就应维持 3 个月,然后逐渐减量直至停用。主要通过口腔黏膜、食管和胃吸收,使用安全、有效。

247. 使用尼古丁舌下含片应注意哪些事项?

把药片放于舌下,药片可在口中逐渐溶化并释放出适量的尼古

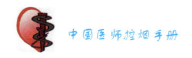

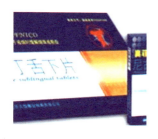

丁。使用安全、方便。每片含量2毫克，并配有方便实用的分药器。

用量：起始剂量：1～2片/小时；最高剂量：20片/日，应用4周后逐渐减量。

使用方法：把药片置于舌下20分钟，使之溶化。各人的感觉效果有差异性。如果感觉味道太强，可以在药片完全溶化前将它吐出。

疗程：8周～3个月。可在药店自由购买，或遵医嘱。

不良反应：微量药片不会产生任何严重的不良反应。观察发现，20%的使用者在治疗初期可能出现头晕、头痛、恶心、失眠、感冒症状和口腔溃疡。

248. 尼古丁舌下含片与其他剂型相比有什么优点？

（1）提高了尼古丁的稳定性，解决了其易挥发、遇光和空气易氧化的问题，并且使尼古丁的释放不受pH值的影响。

（2）提高了生物利用度，减少了因口服给药对胃肠道的刺激，并避免了首过效应。

（3）含化时间延长，符合吸烟者的习惯。

（4）服用方便。

249. 使用尼古丁戒烟糖应注意哪些事项？

戒烟糖是比口香糖更需要谨慎的一种选择。戒烟糖的剂量为1毫克（薄荷味）。一颗1毫克的戒烟糖相当于一片2毫克的口香糖。

使用方法：每天吸烟量少于20支的人，每天可服用8～12颗戒烟糖，但最多不应超过15颗。治疗2个月后，日定量应该逐渐减少。如每天吸烟超过20支，建议头2个月先食用含量为4毫克的口香糖，然后再过渡到服用含量为1毫克的戒烟糖，日定量逐渐减少。

疗程：8周～3个月。可在药店自由购买，或遵医嘱。

不良反应：戒烟糖不会产生任何严重的不良反应。观察发现，20% 的使用者在治疗初期，可能出现如头晕、头痛、恶心、失眠、感冒症状和口腔溃疡。

250. 尼古丁替代产品可联合使用吗？

越来越多的证据表明：NRT 联合使用有助于提高戒烟率。多数研究表明：固定剂量的产品（贴片）配合灵活控制剂量的产品（口香糖、吸入剂或鼻喷剂），虽然功效提高的程度并不很理想，但是贴片配合剂量灵活的其他 NRT 产品是安全有效的。对于依赖性强、极易患上与烟草相关疾病的吸烟者，特别适合采用联合 NRT 疗法。人们正逐渐认识到联合用药的潜在益处。英国的最新戒烟指南指出：不准采用联合 NRT 疗法是没有科学根据的，反过来某些联合疗法可能还有益处。美国的戒烟指南也指出：贴片配合速效的 NRT 产品一起使用，比单一疗法更有功效；如果吸烟者采用单一疗法不能戒烟，则应鼓励采用联合疗法。

251. 尼古丁乙酰胆碱受体部分激动剂的作用机制是什么？

尼古丁可与乙酰胆碱受体 $\alpha_4\beta_2$ 亚单位结合，在伏核区引起多巴胺大量释放，产生大脑奖赏效应。长期暴露于尼古丁，会刺激乙酰胆碱受体敏感性下降，受体数量增加。如果尼古丁水平较低或需要时未能摄入足够尼古丁，则会导致不舒适感。尼古丁乙酰胆碱受体部分激动剂可阻断尼古丁与受体的结合，减少伏核释放多巴胺，从而降低吸烟的奖赏效应。

252. 伐尼克兰的戒烟机制是什么？

伐尼克兰（Varenicline）对神经元 $\alpha_4\beta_2$ 尼古丁乙酰胆碱受体具有高度亲和力及选择性，是尼古丁乙酰胆碱受体的部分激动剂，同时具有激动及拮抗的双重调节作用。伐尼克兰与受体结合发挥激动剂的作用，刺激受体释放多巴胺，有助于缓解停止吸烟后对烟草的渴求和各种戒断症状；同时，它的拮抗特性可以阻止尼古丁与受体的结合，减少吸烟快感，降低对吸烟的期待，从而减少复吸。2006年7月，一种叫做畅沛（Champix）的戒烟新药（辉瑞公司研发）获得美国FDA批准并在美国上市，其化学成分是伐尼克兰。

253. 如何正确使用伐尼克兰?

伐尼克兰剂型为薄膜衣片，有0.5毫克和1毫克两种规格。在戒烟日之前1～2周开始服用本品治疗，疗程12周。具体用法为：第1～3日：每次0.5毫克，每天1次；第4～7日：每次0.5毫克，每天2次；第8日至治疗结束：每次1毫克，每天2次。

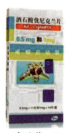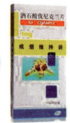

启动装×1　　　维持装×5

每天2次。对无法耐受本品的患者，可将剂量降至每次0.5毫克，每天2次，疗程12周。对于戒烟成功的患者，可考虑续加一个12周疗程，剂量仍为每次1毫克，每天2次。副作用包括失眠、恶心、胃肠胀气以及便秘。

254. 盐酸安非他酮的戒烟机制是什么?

安非他酮是一种具有多巴胺能和去甲肾上腺能的抗抑郁剂，属于口服药物，不含尼古丁。安非他酮直接作用于成瘾通路，增加脑内多巴胺（DA）和去甲肾上腺素（NA）含量，消除对吸烟的渴望、减轻戒断症状。至少在戒烟前1周开始服用，疗程为7～12周。副作用有口干、易激惹、失眠、头痛和

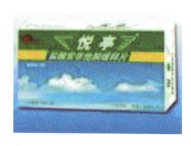

眩晕。癫痫患者、合并用单胺氧化酶抑制剂者、厌食者或不正常食欲旺盛者禁用。对于尼古丁严重依赖的吸烟者,联合应用尼古丁替代治疗可使戒烟效果加强。

安非他酮是一种消旋混合物,其药代动力学曲线呈二室模型。终末相平均半衰期为 21 小时,分布相平均半衰期为 3 ~ 4 小时,起效达峰时间为 2 ~ 3 小时。

255. 如何正确使用安非他酮?

口服用药,开始第 1 ~ 3 天为每次 150 毫克(1 片),每天 1 次,随后第 4 ~ 7 天改为每次 150 毫克(1 片),每天 2 次,两次用药间隔时间应大于 8 小时,第 8 天开始为每次 150 毫克(1 片),每天 1 次或 2 次。疗程 7 ~ 12 周或更长,可同时使用尼古丁代用品。最大推荐剂量为每天 300 毫克(2 片),分 2 次服用。由于连续服用 1 周安非他酮后血药浓度才能达到稳态,所以应该在患者仍然吸烟时就开始给药。在服药的第 2 周设定一个目标戒烟日(通常是服药第 8 天)。若治疗 7 周后仍不见效则停止使用,停药时无需逐渐减量。在用药期间和停药后对患者进行戒烟的指导和帮助是非常有必要的。

256. 使用安非他酮有哪些注意事项及禁忌证?

注意事项:(1)不可与其他含有盐酸安非他酮的药物联合使用;(2)每天用药剂量超过 300 毫克有诱发癫痫的可能;(3)肝脏损害的患者慎用;(4)肾功能障碍患者慎用;(5)有过敏史或过敏体质者慎用;(6)可能导致失眠,须避免在睡觉前服用;(7)在服药过程中如出现精神症状,应减量或停药。

禁用于有抽搐病史及进食障碍者,慎用于头部创伤、肝肾疾病患者。禁与单胺氧化酶抑制剂(MAOI)合用。

175

戒
烟
篇

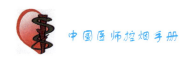
257. 服用安非他酮会出现哪些不良反应?

使用后可能出现恶心、便秘、易激惹、失眠、头痛、头晕、震颤、焦虑、抽搐、胸痛、心动过速、高血压、面部充血、口干、味觉改变等不良反应。

258. 可乐定的戒烟机制是什么?

可乐定为 α_2 肾上腺素能受体激动剂,可减少戒断期中枢蓝斑部位去甲肾上腺素能神经元放电,进而减轻戒断症状中与交感神经功能亢进相关的症状。剂量为 0.1 ~ 0.3 毫克/次,每天 2 次,使用 3 ~ 10 周。副作用包括口干、抑郁、头昏嗜睡、乏力、心动过缓,少见头痛、恶心、厌食、便秘、阴茎勃起功能障碍。因其有降压作用,所以一般只用于较重的依赖者。

259. 去甲替林的戒烟机制是什么?

去甲替林是三环类抗抑郁剂,具有抗胆碱能作用和拟肾上腺素能作用,能提高情绪、减轻焦虑、改善睡眠。一些研究表明,去甲替林可提高戒烟疗效。一般戒烟前 10 ~ 28 天使用,25 毫克/日,之后增加到 75 ~ 100 毫克/日,使用 12 周。副作用包括口干、嗜睡、头晕等。冠心病患者慎用。

260. 药物联合治疗方案有哪几种?

联合使用一线药物已被证实是一种有效的烟草依赖治疗方案,可提高成功率。有效的药物联合治疗方案包括:(1)长程尼古丁贴片(>14 周)+ 其他 NRT 药物(如咀嚼胶和鼻喷剂);(2)尼古丁贴片 + 尼古丁吸入剂;(3)尼古丁贴片 + 盐酸安非他酮(证据等级为 A)。

261. 如何选择戒烟药物？

主要依据以下几方面来选择戒烟药物：（1）医师自己的习惯；（2）患者过去治疗的经验；（3）患者的嗜好；（4）患者本身的特性（如避免降低情绪、避免体重增加等）；（5）药物的价格。

262. 目前常用戒烟药物的疗效如何？

目前，一个入选了70项关于NRT、12项关于盐酸安非他酮、4项关于伐尼克兰的随机对照临床试验的综述和荟萃分析表明，NRT、安非他酮和伐尼克兰辅助戒烟均有效。开始治疗后3个月及1年的戒烟率均优于对照组。两项RCT评价NRT 1年时的戒烟率并不优于安非他酮。三项RCT评价伐尼克兰开始治疗后3个月及1年的戒烟率均优于安非他酮。

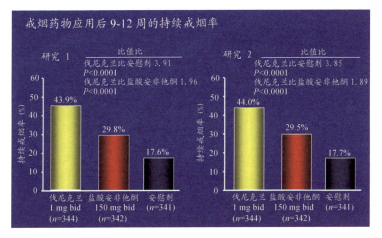

263. 逐渐减量法和突然停止法哪个更佳？

应让吸烟者自己选择采用逐渐减量法还是突然停止法。突然停止法虽然在戒烟的头2周会出现一系列不适症状，但由于戒烟药物的使用，不适症状会明显减轻。逐渐减量法由于持续时间较长，往往

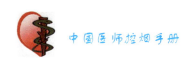

不容易坚持，而且一部分选择逐渐减量法的吸烟者其实是为自己不想戒烟找借口，所以建议最好采用突然停止法。

264. 是否应鼓励使用戒烟药物？

综合性的戒烟干预是最有效的。单独使用行为疗法常常不足以促成戒烟；尼古丁替代法或非尼古丁药物疗法更有利于吸烟者去进行戒烟行为。因为吸烟者对烟草中的尼古丁成瘾，管理者通过一种药物替代形式，比如药丸、戒烟贴片或口香糖来满足吸烟者对尼古丁的需要。尼古丁替代疗法已被证明比那些不使用这一疗法戒烟的，在成功率方面提高了1倍。对许多戒烟者而言，尼古丁替代疗法缓解了戒断症状，同时在生理和心理上帮助了戒烟的实施。

因此，除特殊情况外，应鼓励使用戒烟药物。同时，要向吸烟者强调，戒烟药物虽可帮助吸烟者戒烟成功，但戒烟过程中的意志力仍是必不可少的，也是最重要的。

265. 畅沛是一种什么药？

畅沛即伐尼克兰（Varenicline），是一种用于帮助成年吸烟者戒烟的新型非尼古丁类戒烟药物，已被美国食品和药品管理局（FDA）和欧洲药品管理局批准上市，并于2008年7月31日获得中国食品药品监督管理局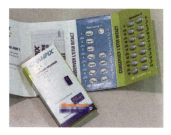批准，已于2008年第四季度在中国正式上市。作为国际上普遍有效的戒烟药物，已被美国的《烟草使用和依赖临床治疗指南》推荐为一线用药。

266. 畅沛的戒烟机制是什么？

传统的尼古丁替代疗法所用产品（如口香糖、喷鼻剂、透皮贴片等）试图模拟尼古丁的作用机制，但因尼古丁释放速率和峰值低于烟草，无法满足吸烟者对于尼古丁的渴求，这时吸烟者如果继续吸烟，仍能从烟草中获得满足感，因而疗效并不理想。

畅沛是一种 $\alpha_4\beta_2$- 乙酰胆碱受体部分激动剂，它能与尼古丁竞争性结合于相同受体，但对该受体只有部分激动作用，引起减半的受体应答效应，从而使患者体内多巴胺维持于相对较低的水平，避免戒烟过程中因多巴胺水平过低而产生的吸烟渴求和戒断症状。同时，畅沛占据尼古丁结合位点，阻断其作用，从而起到拮抗尼古丁的作用。即使患者同时吸烟，体内多巴胺水平也不可能达到原来的水平，因而患者无法获得同样程度的满足感，使吸烟欲望下降。

267. 畅沛用于戒烟有哪些优势？

（1）明确的药理作用：细胞水平离子内流试验进一步证实了伐尼克兰对 $\alpha_4\beta_2$- 乙酰胆碱受体的双重作用。大鼠的 nAcc 中多巴胺转换实验表明，单独给予伐尼克兰时多巴胺转换率仅为单独给予尼古丁时的 34%。更重要的是，当同时给予尼古丁和伐尼克兰时，多巴胺转换率与单独给予伐尼克兰时几乎完全一样，表明伐尼克兰阻断了尼古丁的作用。

（2）极强的受体选择性：伐尼克兰对 $\alpha_4\beta_2$- 乙酰胆碱受体具有极强的受体选择性，而对其他受体、通道、吸收位点、次级信使分子等的亲和力均极低。

268. 畅沛临床疗效评价如何？

2006 年《美国医学会杂志》（JAMA）发表的两项方案相同、平行、随机对照研究，对比了伐尼克兰与安非他酮缓释剂和安慰剂的戒烟疗效。在 12 周双盲治疗阶段，患者分别服用伐尼克兰 1 毫克、每天 2 次，安非他酮缓释剂 150 毫克、每天 2 次，以及安慰剂。治疗结束后继续随访 40 周。首要和次要研究终点分别是 9 ~ 12 周和 9 ~ 52

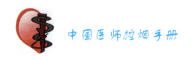

周的持续戒断率（CAR）。两项研究结果相似，患者 9 ~ 12 周 CAR
有显著组间差异；延长期研究表明，在 13 ~ 24 周伐尼克兰组患者
CAR 率明显高于安慰剂组。同时显示伐尼克兰副作用主要为恶心、
失眠、异常梦境、便秘、腹胀、呕吐等。日本 19 个中心的临床观察亦
表明畅沛持续戒断率优于安慰剂。

269. 畅沛的服用方法及注意事项有哪些？

服用方法为：每天服用 2 次，每天 1 毫克，连续服用 12 周。

注意事项：戒烟与潜在精神疾病的精神状态变化相关，有精神
病病史者应谨慎用药，并密切观察其精神神经症状。如患者出现激
越、抑郁情绪、非自身典型的行为改变和自杀意念或自杀行为情形，
应立即停止服用伐尼克兰，并联系医护人员。

270. Rimonabant 能帮助戒烟吗？

Endocannabinoid（EC）系统是在 20 世纪 90 年代初期对大麻中
的神经活性物质四氢大麻酚进行研究时发现的，EC 系统如果被过度
激活，可以作用在中枢神经系统，继而增加食欲及对尼古丁的依赖。
而 Rimonabant 可抑制过度兴奋的 EC 系统，在肥胖患者中起到减轻
体重、减少腰围、改善血脂和血糖代谢的作用，还有助于戒烟，并预
防戒烟后的体重增加。

271. 甲氧呋豆素如何帮助吸烟者戒烟？

加拿大多伦多大学的研究人员通过两项对照研究发现，若吸烟
者服用一种名叫甲氧呋豆素的药物，同时口服尼古丁能比较容易戒
烟，这种药物可减少香烟的吸入量。这种药通过抑制被称为 CYP2A6
的酶而起效。正常情况下，CYP2A6 酶分解来自烟草的尼古丁，使身
体中的尼古丁水平下降，增加了吸烟者再吸烟的欲望。但是甲氧呋
豆素能阻断这种酶的活动，使机体内的尼古丁保持较高的水平，从

而控制并降低吸烟的欲望。甲氧呋豆素可与尼古丁口香糖、贴片、片剂之类的尼古丁替代疗法联合应用以帮助戒烟。

272. 中医中药戒烟方法有哪些？

　　吸烟在我国大约有400多年历史，许多嗜烟者已深感其害，但多数想戒又戒不掉。以下中药戒烟方法使用方便，戒烟效果也不错，有志于戒烟者可以选择试用。

　　（1）戒烟汤。炙紫菀、炙款冬花各15克，破故纸、清半夏、枇杷叶、前胡、茯苓、橘红、桔梗各12克，川贝、射干、罂粟壳各10克，干姜9克，肉桂6克，细辛3克。每天1剂，一般6～9剂，能使有10年以上烟龄或烟瘾较大者将烟戒掉。

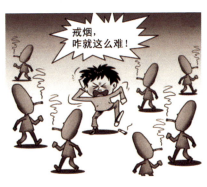

戒烟，咋就这么难！

　　（2）戒烟药茶。绿茶、薄荷、藿香、甘草各等份，砂糖少许，水煮当茶饮服。每天8～12次，连用2～3天。

　　（3）戒烟药酒。鱼腥草60克，远志、甘草各20克，地龙、广藿香、薄荷各15克，60度高粱白酒1000毫升。将上述药物捣碎浸泡白酒之中，7～15天即可饮服。每天服8～12次，每次10～15毫升。

　　（4）戒烟药糖。藿香60克、鱼腥草50克，地龙、远志各45克，薄荷、甘草30克，白人参15克，水适量，将其加入锅内，并煮3次，每次20分钟，然后用小火熬，当原液出现浓稠状态时，加入白砂糖200克、口服葡萄糖粉50克，继续熬至呈丝状不粘手时，停火，趁热倒入表面涂有食用油的大搪瓷盘中，待稍冷即将糖分割成若干小块，经常含服。这种戒烟糖具有补气扶正、醒脑提神、解毒祛痰的功效，不仅能辅助戒烟，而且可改善由于吸烟引起的咳嗽、多痰、口干、舌

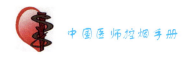

燥等症状。

（5）贴药戒烟。食用味精、肉桂、丁香各等份研细，每次取 0.5 克医用凡士林调成膏状，或加少许酒做成药饼，贴敷于合谷穴、甜味穴，外用胶布固定，24 小时后取下，连贴 2 ~ 3 次。贴药 10 分钟后，多数人可出现厌烟情况。

（6）嗅药戒烟。取槟榔一枚，钻一个眼，滴入少许烟袋油，用开水将其浸泡 2 个小时，然后装到小瓶子或小盒子里，随身携带，想吸烟时就放到鼻子上嗅一嗅，嗅上 3 ~ 4 次，一般也就不再想吸烟了。

（7）戒烟含漱液。用 0.2% 的硝酸银溶液，随时配制，每次含漱一口，每天 3 次。在含漱后，立即吸烟，就会觉得烟有一种特别发苦的味道，这种味道可使人产生一种厌恶感。如此反复 3 ~ 4 天，便会将吸烟的嗜好戒掉。这种含漱液可以将嗜烟的神经反射弧打断，从而达到戒烟的目的。

（8）中药戒烟香杆。原料：茶叶、金银花、菊花、艾叶、紫苏、荷叶、罗汉果等多种绿色原料；食用方法：可燃吸（和香烟一样），可泡饮；形状：形似香烟，不改变吸烟者手势等吸食习惯。使用中草药可逐渐产生对尼古丁的生理排斥，从而将吸烟的习惯变成控烟的良方。

（9）耳穴戒烟。以耳穴戒烟，受治者必须安排连续 5 天接受治疗，不可间断。第 1 天：以 3.5 毫瓦微弱氦氖激光，在接受戒烟者肺、心、肾、胃、口、神门、皮质下等耳穴，各照射 3 ~ 5 分钟。在戒烟者两耳各选三处穴位，贴上压丸，并嘱咐其定时或在有需要时，轻轻揉按。于戒烟者双手列缺或内关穴，双脚内庭或太冲穴，黏贴 800 高斯磁粒。第 2 ~ 5 天：左右耳交替施用光针、压丸。手脚轮换磁贴体穴。持续刺激耳穴 5 天后，戒烟者闻到烟味会觉得呛鼻。尝试再吸，会感觉味道苦臭难闻。

273. 针灸戒烟疗法可行吗？

该方法在古代中医针灸典籍中未见记载，它是现代针灸保健的一种发展。针灸戒烟以耳针应用最为广泛，另外有体针、电针、穴位激光照射、鼻针及代针丸等。总有效率一般在 70% ~ 90%，并已初步总结出一些规律：烟龄愈短、每天吸烟量愈少、主动戒烟者，效果一般较好；而烟龄长、烟瘾大及被动戒烟者，有效率相对较低。针灸后，不少接受治疗者反映，烟味变苦、变辣、变凶或变淡，有青草味；有的感到吸烟时喉部干燥不适，不想把烟雾吞下；有的甚至吸不完一支烟即不愿再吸。但也有少数人，于第一次针刺后出现诱惑感、流涎、恶心等戒断症状，但在继续治疗后，可逐步消失。

针灸戒烟是一种整体调节方法，通过针刺相关穴位，调节全身症状，对心理、环境等方面同时进行干预，并帮助吸烟者养成合理的生活习惯。同时，针灸并不只是单纯靠让吸烟者对烟味产生厌烦感来告别烟草，它还能解除在戒烟过程中出现的头痛、心烦等合并症状。

274. 什么是尼古丁疫苗？

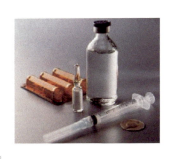

随着人们对烟草危害性认识的逐渐加深，探索有效的戒烟措施已经成为目前的研究热点之一。在 AHA 2007 年会上，Rennard 教授报告了一项令人振奋的研究成果：二期临床研究显示，大剂量尼古丁疫苗可以诱导产生尼古丁抗体，并较安慰剂显著提高戒烟成功率。

本研究共入选 301 例受试者，平均每天吸烟量 24 支（每天至少 15 支），将其随机分配至尼古丁疫苗组与安慰剂组。尼古丁疫苗注射剂量分为 200 微克和 400 微克两种剂量，26 周内注射 4 ~ 5 次。在整个研究期内，注射 5 次较大剂量尼古丁疫苗组受试者效果较好，停止吸烟率为 25%（安慰剂组 13%）。随访 1 年时，注射 5 次较大剂量尼古丁疫苗组受试者仍有 16% 无复吸，而安慰剂组仅有 6%。进一

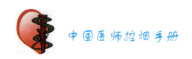

步研究发现,应用大剂量尼古丁疫苗组受试者抗体滴度较高,且抗体滴度与戒烟率密切相关。尼古丁疫苗的总体安全性较好,但部分受试者可出现注射部位反应、低热、疼痛。目前北欧3个国家已经在开展抗尼古丁疫苗的人体对比试验。

275. 戒烟的非药物治疗措施有哪些?

非药物治疗主要是指心理行为干预疗法,目前指南推荐的主要有:(1)年轻人吸烟的社区干预(循证等级B);(2)群体行为治疗计划对戒烟的作用(循证等级B);(3)个别行为咨询对戒烟的效果(循证等级A);(4)防止向未成年人出售烟草的措施(循证等级B);(5)电话咨询对戒烟的作用(循证等级B);(6)增加配偶支持和干预对戒烟的作用(循证等级C);(7)医师建议与戒烟(循证等级A)。

276. 什么是戒烟行为疗法?

每个戒烟成功的人应用的行为疗法不尽相同,最为关键的是要在心理上有战胜它的准备,要有"一定能够戒烟成功"的信心和毅力。以下是一些行为疗法方面的建议:

(1)扔掉吸烟用具,诸如打火机、烟灰缸、香烟。

(2)告诉别人自己已经戒烟,请不要递烟,也不要吸烟。

(3)写下戒烟的理由,如为自己的健康、为家人、为省钱等等,随身携带,当"烟瘾"犯了时可以拿出来告诫自己。

(4)制订一个戒烟计划,每天减少吸烟的数量。

(5)为自己安排一些体育活动,如游泳、跑步、钓鱼等,一方面可以缓解精神紧张和压力,另一方面可以避免花较多的心思在吸烟上。

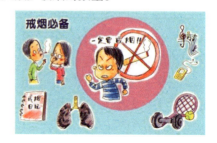

(6)研究表明,在戒烟初

期多喝一些果汁可以帮助戒除尼古丁的成瘾。

（7）当有想吸烟的冲动时，可以用喝水来控制。事实证明，水是戒烟的妙药，当你感到空腹或想吸烟时，就先慢慢地喝上一杯水，这会帮助身体进行新陈代谢，不仅可消除空腹感，打消吸烟的念头，还可以避免进食过多引起的体重增加。

（8）若单独使用行为疗法难以促成戒烟，尼古丁替代疗法或非尼古丁药物疗法常会帮助吸烟者成功戒烟。

（9）当觉得戒烟真的很困难时，可咨询专业医师以寻求帮助，而取得家人和朋友的支持对于成功戒烟也至关重要。

277. 戒烟的心理疗法有哪些?

（1）意志法：戒掉吸烟，意志起着决定作用。但完全靠意志戒烟也不实际，如果你决定戒烟，需将意志和不吸烟的环境结合起来才有效。

（2）厌恶法：买几包不想吸的烟，在最不想吸的时候，强迫自己吸，直到对烟恶心为止。在患感冒或消化道疾病时，对香烟常会产生一种生理上的自然厌恶，此时戒烟效果显著。

（3）恐惧法：多了解吸烟有害的相关知识，从而产生恐惧感，增强在心理和情绪上戒烟的动力。

（4）代偿法：当想吸烟时，用别的东西代偿，转移兴趣的方向，如口香糖、瓜子等。

278. 运用催眠疗法戒烟有效吗?

催眠方法是通过言语暗示或催眠术使患者处于类似睡眠的状态（催眠状态），使求治者的意识范围变得极度狭窄，然后进行暗示或精神分析来治病的一种心理治疗方

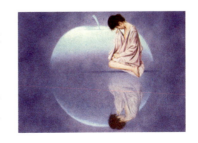

戒
烟
篇

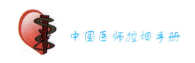

法。通过催眠方法,将人诱导进入一种特殊的意识状态,将医师的言语或动作整合入患者的思维和情感,从而产生治疗效果。

催眠疗法可作为戒烟的一种辅助治疗手段。催眠师可能会暗示你,吸烟会让人感觉恶心。如果这种联系被有效地建立了起来,那以后一想到吸烟就有可能觉得反胃。这种治疗方式被一些人证实有效。在美国,每年有数以万计的人试图通过催眠治疗戒掉烟瘾。斯坦福大学的一项研究表明,只需一个疗程,一般的测试者就可在2年内告别香烟的诱惑。

279. 什么是成功的戒烟法?

在所有戒烟成功的烟民中,多达80%的人故态复萌,重操烟火。但正确认识到自己第一次失败的人,再次戒烟更易于成功。那些坚持戒烟,视失败为成功之母的人,最终戒除了烟习。戒烟过程犹如一条环形路,或更像一个环形线圈,其终点即戒除烟瘾就在圆心。戒烟者每走上一圈,就距圆心越近,最终到达圆心。当然,并非所有戒烟者都能到达圆心。每一圈分4个阶段,即:否认→冲突→行动→改变。具体可细化为:(1)克服否定态度;(2)作出决定,这是成功的关键;(3)承诺改变生活方式;(4)倘若是初次戒烟失败,仍需经历一个新的否认、冲突、行动和改变的全过程。

280. 什么是"五日戒烟法"?

五日戒烟法是埃及戒烟协会于1988年(第一个"世界无烟日"前)广为宣传推行的一种戒烟法。具体做法:有组织、有计划地举办戒烟班,系统地学习吸烟有害的科学知识,举行讲座,传授经验,使吸烟者从心理上产生对烟的厌恶感,增强戒烟的决心。在这5天中,要进食规定的膳食,并合理安排生活。

第1天:要早睡早起,放松神经。饮食清淡,多食蔬菜、水果,喝酸性果汁和温水,进行散步等运动,冲澡,加速排除体内残积的尼古丁。不要食用容易引起烟瘾的高糖、高脂、高蛋白等食品。

第2天：可增加些蛋、奶制品，尽量少接触吸烟环境，并开始劝阻别人的吸烟行为。

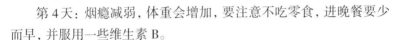

第3天：是关键的一天，坚决克制强烈的吸烟欲望，打消吸烟念头，用深呼吸、喝水等来抵制欲望，分散注意力。

第4天：烟瘾减弱，体重会增加，要注意不吃零食，进晚餐要少而早，并服用一些维生素B。

第5天：初步摆脱烟瘾的折磨。以后可逐步恢复原有的正常生活和饮食习惯。但仍要注意多吃水果、蔬菜，进行散步等体育活动。

这种方法的特点：发挥集体的影响，互相帮助，主办单位建卡，追踪观察，及时纠正吸烟念头，方法简单易行，效果值得肯定。

281. 什么是"主动戒烟法"？

青年人如想戒烟，可试用主动戒烟法。（1）特意在1～2天内超量吸烟（每天吸40支左右），使人体对香烟的味道产生反感，从而戒烟；或在患伤风感冒没有吸烟欲望时戒烟。（2）想象自己在吸烟，同时想象令人作呕的事

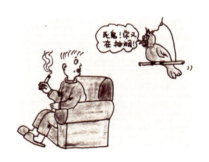

情（如你手中的烟盒或香烟上有痰渍等）。（3）将戒烟的原因写在纸上，经常阅读；如有可能，尽量补充新内容。（4）将想购买的物品写下来，按其价格计算可购买香烟的包数。每日将用来购买香烟的钱储存在"聚宝盆"内。每过一个月，清点一次钱数。（5）用自己的烟钱作为"赌注"同朋友打"赌"，保证戒烟。（6）不整条买烟。（7）不

戒烟篇

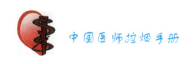

随身带烟、火柴或打火机。（8）每周换一种牌子的香烟，但新牌子香烟的焦油含量必须低于原牌子香烟的焦油量。（9）经常想一想烟雾中的毒素可能对肺、肾和血管造成危害。（10）观察烟味对呼吸、衣服和室内陈设造成的影响。（11）考虑一下你的行为对家庭其他成员造成的危害，他们正在呼吸被污染了的空气。（12）问问自己，你的健康对你父母、亲朋是否重要。

282. 什么是锻炼戒烟法？

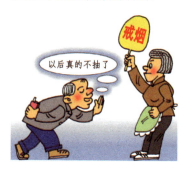

体育锻炼能促进戒烟鲜为人知。国外的调查资料表明，经常参加锻炼的吸烟者比不常参加锻炼的吸烟者要少得多。英国调查了285名优秀运动员，发现只有16%的人吸烟，其中每天超出10支的不到4%。不仅经常参加体育锻炼的人吸烟少，而且吸烟者在锻炼后戒烟的人也很多。20世纪90年代初，美国一位流行病专家调查了5000名经常参加跑步的人，发现85%的人不吸烟。更有意思的是，吸烟者参加跑步后，约有81%的男性和75%的女性戒了烟。锻炼年限越长，放弃吸烟的人越多。

283. 为什么经常参加锻炼的人不爱吸烟？

可能有以下几方面原因：（1）良好的锻炼习惯代替了不良的吸烟习惯。许多吸烟者都有早晨起床后吸烟的习惯，早晨参加体育锻炼就使他们顾不上吸烟了。（2）经常锻炼的人对尼古丁的欲望和依赖性明显降低。（3）经常锻炼的人自我控制能力较强，心情愉快，不需要或很少需要借助尼古丁来消闷解忧。此外，研究还发现，体育锻炼能保护人体免受被动吸烟的危害。因此，有吸烟习惯尚未戒烟，或认为戒烟难且不常锻炼的朋友，不妨从现在开始投入到体育锻炼中去，因为这是戒烟和增进健康的一个有效途径。

运动目标心率：（220- 年龄）×（60 ~ 80）%，每周运动 3 次，每次运动保持这样的心跳 15 ~ 20 分钟。

增强散步强度的方法

进步的目标	公里	分钟
1	1.0	12.5
2	1.2	15
3	1.6	20
4	1.8	22.5
5	2.0	24
6	2.4	30
7	3.0	37.5
8	3.2	40
维持	3.0 ~ 4.0	40 ~ 50

284. 器械戒烟法有哪些？

（1）戒烟保健电疗器：以特定的低电压、脉冲电流作用于人的一定部位而产生反应，对抗吸烟者出现的尼古丁成瘾作用，从而达到戒烟目的。使用这种"戒烟器"时，口腔内会出现大量口水，并有酸、甜、苦、咸、凉味，头稍感晕胀。待这些反应消失后吸烟，口内将出现异味，对烟失去兴趣，有效率达96%。

（2）耳压戒烟诊疗器：采用耳压加体穴按摩的方法可获得较好的效果。方法是：耳穴选口、肝、脾或胃、神门、交感、皮质下等，取特制的 A 型药丸，用胶布贴压。每次选 4 ~ 5 穴，左右侧交替使用，6 次为一疗程。体穴选戒烟灵穴（即腕部肺经线上的一个敏感点）。烟瘾发作时，先按摩戒烟灵穴，再按压其他耳穴，最后按压耳穴神门，以加强刺激。

（3）微型戒烟电脑：数年前，美国发明了一种微型戒烟电脑。它体积小，能随身携带。每当"瘾君子"吸烟时，按一下其键钮，将吸烟习惯及次数输入电脑便可自动计算出一天的吸烟支数。经过一段时间，使用者发现他们自动减少了吸烟量，最后能成功戒烟。

285. 什么是电子烟？

电子烟由空气动力传感电路、智能控制电路、执行电路、智能

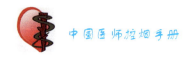
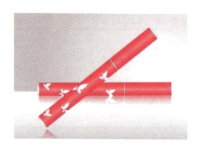

芯片、超声波雾化发生器、雾化腔室、锂离子电池等微电子器件构成。

　　电子烟是一种模仿卷烟的电子产品，有着与卷烟一样的外观、烟雾、味道和感觉。它是通过雾化等手段，将尼古丁等变成蒸汽后，让用户吸食的一种产品。WHO专门对电子烟进行了研究，并得出了明确的结论：电子烟有害公共健康，它更不是戒烟的一种手段，必须对其进行管制，杜绝其对青少年和非吸烟者产生危害。

286. 电子烟对戒烟有用吗?

　　一项对3000人的调查显示，对电子烟的认识有几个最常见的严重误区：

　　(1)50%以上的电子烟使用者认为电子烟是"健康烟"。

　　(2)49%的电子烟使用者认为，与普通香烟相比较，电子烟对人的伤害减少了95%以上，电子烟有助于戒烟。

　　(3)青少年使用者普遍认为，电子烟不仅无害，而且很酷。全球使用人数从2011年的700万剧增至2016年的3500万。预计2021年将增至5500万。

　　但是，法国的一项数据显示，电子烟也会对身体造成危害，和普通香烟一样会引发癌症。

　　经常吸电子烟会给心脏和血管带来伤害，引发一些心脑血管疾病。吸电子烟者血液中的血小板数量会增高，容易形成血栓。

　　电子烟产生的烟雾在进入肺部之后，会损害肺部健康，可能会形成闭塞性支气管炎。

287. 什么是电子烟盒？

电子烟盒是一种用定时电路和开关电路来控制烟盒机械开关的电子产品。通过延长两根烟之间的弹出时间，可以有效地控制吸烟量。如果刚刚吸完一支烟，想再来一支，那是不可能的，因为电子烟盒会把出烟口锁住，直到设定的时间间隔过去，才允许再吸第二支烟。

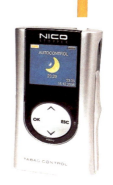

288. 戒烟的新产品还有哪些？

（1）戒烟机器人：美国桑德威尔市有2个与真人一般大小的机器人，它们能十分逼真地模仿人们吸烟，先把香烟叼在嘴里，然后利索地点燃香烟，还不时从嘴里吐出阵阵烟雾。它们吸完一支，又接一支，简直像个大烟鬼。机器人的胸部是透明的，人们可以清楚地看到烟雾吸入机器人嘴里、进入肺部，烟里有害的尼古丁和焦油便慢慢地在肺里积聚起来，使肺成了黑肺。许多吸烟者在亲眼看了机器人的吸烟表演后，很快下决心把烟戒掉了。

（2）戒烟电话：吸烟引起的危害之一就是咳嗽，咳得厉害的时候甚至可把血都咳出来。美国洛杉矶市电话局把烟瘾特重者的咳嗽声录下来，开办了一项新的电话业务——戒烟电话。当想吸烟的人烟瘾发作，实在无法克制和忍耐的时候，就可以立即拨戒烟电话，听筒里会立刻传出剧烈的、骇人的咳嗽声。听到这种声音，吸烟者就会对吸烟产生厌烦情绪，进而打消吸烟的念头。

（3）戒烟香水：国外科学家制成了一种特殊的香水，以抑制香烟对人们的诱惑。这种戒烟香水是用硫化钠、薄荷脑、花椒粉、黄碘和香精等配制而成。想戒烟的人只要在自己的手帕或衣服上洒一些香水，便会对香烟的气味产生厌恶感，立即失掉吸烟的兴趣。

（4）戒烟口香糖：瑞典一家公司生产了一种含尼古丁的口香糖，

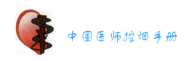

所含尼古丁可以在 20 ~ 30分钟内慢慢释放出来，以抵消烟瘾者体内因对尼古丁的依赖而引起的强烈吸烟欲望。把这种糖给戒烟者使用 4 个月以后，有 70% 的人成功地戒除了吸烟习惯。

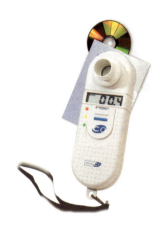

（5）呼氧验烟器：1987年年初，英国研制了一种新器材——呼氧验烟器。它可以向吸烟者显示每吸一口烟中的一氧化碳含量，如果该含量超过规定标准，"呼氧验烟器"上的小球就呈现红色，这样的测试可能会帮助那些吸烟较多的人改"邪"归正。

（6）戒烟烟灰缸：日本青木商会生产出一种会说话的烟灰缸。当吸烟者放烟蒂时，烟灰缸便发话了："哼，又吸起烟来了。牙上都是烟油，真脏！你是打算早死吧。"德国和美国制成的戒烟烟灰缸在接触烟蒂时，会散发出一种消除烟瘾的气体，使吸烟者停止吸烟。

（7）戒烟打火机：意大利生产了一种打火机，它每用一次，就会显示出吸烟次数和间隔时间，以此来提醒使用者注意掌握吸烟的数量，从而起到逐渐减量、最终达到戒烟的目的。

（8）戒烟墙纸：在一间普通的房间（居室或会客室），四周糊上一种有机聚合物制成的色调柔和的墙纸，这种墙纸能发出类似烟草味的化学物质，使得吸烟者吸烟时感觉不出烟味而渐渐地不想吸烟了。

289. 适合戒烟者的营养处方有什么要求？

（1）适当控制碳水化合物的摄入；（2）摄入含维生素高的饮食；（3）热卡摄入：20 ~ 25千卡 / 千克体重；（4）热量分配：脂肪、碳水化合物、蛋白质。如：主食：全麦面包、各种杂粮等；蔬菜：扁豆、南瓜、花菜、西椰菜、芹菜等；水果：西柚、苹果、香蕉等；鱼及肉类：金枪鱼等。

290. 鱼类食物能减轻吸烟的损害吗?

吃鱼可以减少吸烟对身体造成的部分损害。因为鱼肉中含有氨基酸,可抑制动脉硬化,减少吸烟者死于心脏病及中风的风险;此外,多进食鱼类食物有助于改善内皮功能。

291. 解烟毒的食物有哪些?

可以帮助解烟毒的食物有:(1)胡萝卜:减少癌症的发病率。(2)荸荠:有清热解毒、抗菌消炎的功效。(3)大白菜:具有清肺利咽、清热解毒的功效。(4)牛奶:可保护气管,并降低某些因素对胃肠的损害。(5)枇杷:对于因经常吸烟所造成的呼吸道黏膜损伤具有保护作用。(6)杏仁:可使吸烟者的肺癌发病率大大降低。

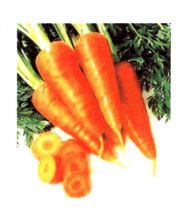

292. 戒烟者应如何科学饮水?

事实证明,水是戒烟的妙药。为了能彻底戒掉吸烟的坏毛病,可以每天早晨提前30分钟起床,慢慢喝上一杯水。每天喝5杯,每次为5分钟。在三次就餐之间,如果感到空腹或想吸烟,就先慢慢地喝上一杯水,这会帮助身体的新陈代谢,不仅可消除空腹感,打消吸烟的念头,还会感到水特别好喝。

293. 戒烟茶有哪些?

现在戒烟的队伍越来越壮大,戒烟的方法也层出不穷,其中戒烟茶很受欢迎。这里介绍两种戒烟茶:

偏方一:南瓜藤250克,洗净切碎,捣烂取汁,加红糖适量,开水冲后代茶饮。

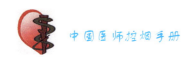
偏方二：地龙 12 克，鱼腥草 12 克，远志 15 克，加水 500 毫升，煎至 250 毫升，放凉。早晨空腹一次饮下，即可开始戒烟。

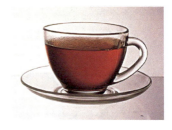

294. 戒烟的通常模式是什么？

身处不同阶段的吸烟者对问题的看法和认识是不同的，所以，对不同的吸烟者应采取不同的干预措施。

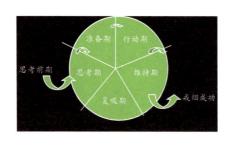

在戒烟的通常模式中，处于思考前期的人不想戒烟；随着对吸烟危害性认识的增强，吸烟者会进入思考期，这一阶段的吸烟者往往处于进退两难的境地，一方面认识到应该戒烟，另一方面仍与烟难以割舍；经过长期的思考，吸烟者进入准备期，处于准备阶段的人开始计划戒烟；接着他们把戒烟付诸实施，即进入了行动期；紧随着行动期的是维持期，在这一阶段戒烟的行为得到了巩固；如果这种巩固不能维持下去，吸烟者将会进入复吸期，再次回到思考期或思考前期。

295. 如何识别愿意戒烟的吸烟者？

戒烟过程中要对吸烟者的吸烟状况进行筛查。医师要在了解吸烟者的吸烟状况并对其戒烟愿望进行评估后，才能根据吸烟者的具体情况提供合适的治疗方法。以下是识别吸烟状况的简要流程图，主要针对三类人群：（1）愿意戒烟的吸烟者；（2）不愿意戒烟的吸烟者；（3）曾吸烟者。

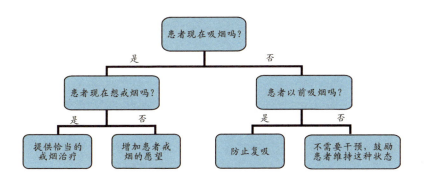

296. 为什么说戒烟者应了解自己的吸烟特点？

为了有效地准备开始戒烟，应告知吸烟者关注自己的吸烟行为并进行记录，也就是让吸烟者写吸烟日记。记录吸烟者每次吸烟的时间、吸烟的场所，以及吸烟者当时的心情等。至少要连续记录 2 ~ 3 天，最好记录 1 周。通过对吸烟行为进行观察，吸烟者可以了解自己的"吸烟特点"，即在什么时间和什么场合吸烟。了解这些特点有助于为吸烟者设计出个性化的戒烟方案。

	时间	地点	心情
第一支烟			
第二支烟			
第三支烟			
第四支烟			
第五支烟			

297. 如何计算吸烟指数？

吸烟指数计算方法如下：吸烟指数 = 每天吸烟支数 × 吸烟年数。如果每天平均吸 20 支烟，已有 20 年的吸烟史，那么吸烟指数就是 400。如果每天吸 30 支，已有 15 年的吸烟史，吸烟指数就是 450。医学上把吸烟指数超过 400 的人列为发生肺癌的"高危险人群"。所

戒
烟
篇

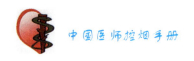

以，50 ~ 59 岁期间患肺癌最多，吸烟者 40 岁以上肺癌的发生率渐渐升高。

298. 如何确定开始戒烟的日期?

对于已经决定戒烟的吸烟者来讲，最重要的一步是选择开始戒烟的日期。确定这个日期前，应该有至少 1 ~ 2 周的准备期，但如果吸烟者想立刻戒烟，也应该尊重其意愿。此外，当确定开始戒烟的日期时，应考虑以下因素：(1)选择一个吸烟者心理上放松、没有精神或时间压力的时候开始戒烟，例如选择吸烟者的工作负担已经减轻的时候。(2)选择吸烟者不上班的时候开始戒烟(特别是在开始戒烟后大约 1 周的时间里吸烟者可以不上班)。(3)由于饮酒时再次吸烟的危险较大，所以要避免选择饮酒机会较多的日期开始戒烟。这些时间包括年终聚会、新年聚会、欢迎宴会、告别宴会和其他社会活动等。(4)可以选择一个对吸烟者来讲具有特殊意义的日期作为开始戒烟的日期，如自己的生日或家庭成员的生日、结婚纪念日、世界戒烟日等。

299. 如何创造一个有助于戒烟的环境?

为帮助吸烟者自然地在其生活中不再吸烟，要告知吸烟者如何创造一个较容易戒烟的环境。为开始这项工作，吸烟者应通知配偶、家庭成员、朋友、同事和其他密切接触的人，自己已经戒烟了，使他们明白自己想戒烟的愿望并能够配合。吸烟者应告知家人、朋友、同事等，要尽量克制在自己面前吸烟，不要邀请自己外出饮酒。吸烟者应通知周围的人，如果有人也想开始戒烟，可以组成一个戒烟小组，彼此交换信息、互相鼓励。

戒烟前应给吸烟者的一些忠告：不要存留卷烟，要将过去烟雾缭绕的环境变成一个干净清新的环境；在过去总是吸烟的地方和场合放置警示牌，如"起床时不要吸烟""饭后不要吸烟"等；当特别想吸烟时,试着忍耐几分钟不吸烟,对那些迫不及待要吸烟的人也可以试试想象训练;用烟草替代物来释放压力,因为以往吸烟者的手和嘴每天都会很多次重复吸烟的动作,戒烟之后一般不会立即改掉这个习惯性动作,所以可选择一些替代品来帮助克服,如口香糖、牙签等以针对嘴上的习惯,铅

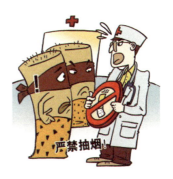

笔、勺子、咖啡搅拌棒等以针对手上的习惯;开始戒烟的前一天,吸烟者要扔掉所有保留的烟草产品、打火机和其他吸烟用具。

300. 如何制定个体化的戒烟方案?

帮助戒烟的第一步是了解吸烟者的吸烟情况,将吸烟者作大致分类。

(1)对于无尼古丁依赖的吸烟者,关键是应用各种方法使其深刻认识烟草危害,因而产生强烈的戒烟动机。在此基础上通过吸烟者的自我约束、阅读戒烟手册来指导戒烟等方法,可使一部分吸烟者戒烟。

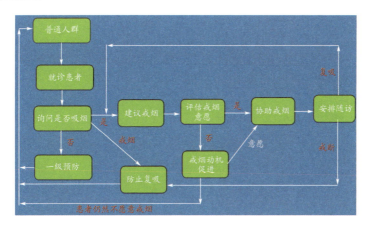

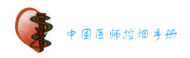

（2）对于存在尼古丁依赖的吸烟者，上述戒烟方法通常难以成功。对这类吸烟者一般需使用药物治疗，如尼古丁替代疗法等，使想戒烟者在同自己的吸烟习惯、心理成瘾性作斗争的同时，尽可能减轻生理上的戒断症状。戒烟过程中逐渐降低所给的尼古丁剂量，从而使戒烟过程顺利完成。

301. 做好戒烟的准备了吗？

可以通过以下问题来确认：（1）是要为自己戒烟吗？（2）戒烟是第一优先吗？（3）我是否曾戒过烟？（4）相信吸烟危害健康吗？（5）开始戒烟很难，是否有决心戒烟？（6）家人、同事或朋友愿助一臂之力吗？（7）除了健康的理由，还有其他理由戒烟吗？（8）如果烟瘾复发，会有耐心鼓励自己吗？

准备好后，戒烟就从现在开始。

（1）完全停止吸烟。丢掉所有香烟、打火机和其他吸烟用具。在家中和工作中创造一个干净清新的无烟环境。

（2）保持充实的生活。去看电影、锻炼、散步或骑车。避免与香烟有任何接触。

（3）坚持戒烟，不定期犒劳自己或搞一些特殊的庆祝。

（4）去看牙医，去除吸烟留下的牙斑，使牙齿保持洁白。

（5）寻找香烟的替代品。想吸烟时，做深呼吸。

（6）列出想为自己或其他人买的东西。将戒烟节省下来的钱，去买想买的东西。

302. 如何预测烟瘾？

戒烟后有人仍会有烟瘾，但千万不要让这种短暂的渴望诱使自己去复吸。时刻提醒自己，自己是通过艰苦努力的付出才走到现在。打消"就吸一支烟不会有什么影响"这种念头，如果复吸，戒烟就失败。

当有烟瘾时，问问自己：

（1）这是在哪里？什么时候有烟瘾的？

（2）和谁在一起？

（3）在做什么？

（4）当时怎么想的？

烟瘾常常是可以预料的。可以通过预测，然后采取回避的方式去解决。诀窍就是了解自己正在受到的诱惑。

303. 哪些诱惑可使戒烟者复吸？

诱惑是促使自己吸烟的感觉和环境，如看电视、喝咖啡或感觉急躁、紧张时。诱惑可以诱使最近已经成功戒烟的人复吸。了解这些常见的诱惑，并知道怎样去抵制诱惑，这是最重要的。列出哪些是自己吸烟的诱惑，如还有其他诱惑应补充。

□ 喝咖啡	□ 工作压力	□ 看电视	□ 看见其他人吸烟
□ 打牌	□ 喝酒	□ 感到孤独	□ 电话聊天
□ 饱餐之后	□ 工作间歇	□ 候车时	□ 家庭争吵后
□ 读报	□ 会见老板	□ 开车	□ 在餐馆候餐
□ _____	□ _____	□ _____	□ _____
□ _____	□ _____	□ _____	□ _____

调查显示，最难以抵制吸烟欲望的地方就是在家里，其次是在工作单位和社交场合（当在朋友家或与朋友一起就餐时最容易诱使自己吸烟）。诱惑随时随地存在，难以避免，关键是如何战胜诱惑，不要让诱惑打败自己。当然有些方式对一些人可能没有作用，应寻找适合自己的处理方式。想象自己将面对的诱惑并且寻找解决、战胜它们的方法。

戒
烟
篇

304. 临床医师在劝导患者戒烟中的作用？

我国是男性医师吸烟率最高的国家之一。2008 年的一项调查发现，在全部参与调查的医师中，56% 的男性医师吸烟，33% 的男性心内科医师吸烟。有 33% 的吸烟医师在患者面前吸烟。相比而言，在全球吸烟率最低的英国、澳大利亚和冰岛，男性医师吸烟率仅为 2% ~ 5%，美国为 9%。各国医师大都能自觉做到不在患者面前吸烟。医务人员的吸烟行为，尤其在患者面前吸烟，使劝阻患者吸烟的效果显著降低。调查显示，吸烟医师劝告患者戒烟成功的比例显著低于非吸烟医师或戒烟医师，即使劝诫，态度如不坚决，收效也甚微。强烈呼吁心内科医师首先戒烟，至少不在患者面前吸烟。这是心内科医师的责任，也是帮助患者戒烟成功的前提和保障。

了解吸烟危害和戒烟获益的相关知识是吸烟者成功戒烟的内在动力。呼吁心内科医师抓住一切机会、利用各种渠道（如戒烟门诊）进行戒烟教育，包括接诊患者时、PCI/CABG 前后和发生急性心脏事件后，开展科普讲座及撰写科普文章。建议各心内科病房和门诊设立吸烟危害专栏以及戒烟警示牌。

305. 临床医师如何对戒烟者进行非药物干预？

包括心理支持治疗和行为指导。数据表明，吸烟者靠自己戒烟持续 1 年以上的成功率不到 5%，这提示戒烟需要临床医师指导。医师应询问就医者的吸烟情况，根据吸烟者的戒烟意愿和具体情况给出恰当的治疗方法。

在进行戒烟治疗之前，医师应首先了解戒烟者戒烟的通常模式（见下表）。Prochaska 和 Diclemente 采用该模式描述了戒烟的一系列阶段，在不同阶段吸烟者对问题的看法和认识不同。对尚未准备戒烟者和准备戒烟者

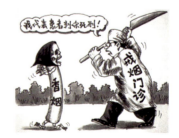

200

需要给予不同的戒烟指导。对愿意戒烟者用 5A 法帮助吸烟者戒烟，对不愿意戒烟者用 5R 法增强吸烟者戒烟动机，增加戒烟愿望。

尚未准备戒烟期	在未来的 6 个月内尚未打算戒烟
戒烟思考期	打算在未来的 6 个月内开始戒烟
戒烟准备期	打算在未来 1 个月内开始戒烟
戒烟行动期	已经戒烟，但时间少于 6 个月
戒断维持期	保持无烟状态达 6 个月以上
复吸期	保持无烟状态一段时间后重新再吸

另外，还可向吸烟者提供实用的戒烟咨询，提供戒烟资料，介绍戒烟热线（全国戒烟热线 400-888-5531，卫生热线 12320），推荐有戒烟意愿的吸烟者使用戒烟药物。吸烟者开始戒烟后，应安排随访至少 6 个月，6 个月内随访次数不宜少于 6 次。

文献报道显示，大约 50% 的戒烟者会出现戒断症状，表现为戒烟后出现烦躁不安、易怒、焦虑、情绪低落、注意力不集中、失眠、心率降低、食欲增加、体重增加、口腔溃疡、咳嗽流涕等。一般停止吸烟 1 天内出现，戒烟后 14 天内最强烈，大约 1 个月后减弱，可能持续 6 个月。戒烟者体内激素分泌异常，包括促肾上腺激素、皮质醇及催乳素水平升高，因此建议接受冠状动脉治疗、冠状动脉旁路移植术以及发生心肌梗死的吸烟者使用戒烟药物，以减少神经内分泌紊乱导致的心血管系统损害。

306. 临床医师如何对戒烟者进行药物干预？

世界卫生组织和 2008 年美国戒烟指南建议，治疗烟草依赖，除存在禁忌或缺乏有效性充分证据的某些人群（如妊娠女性、无烟烟草使用者、每天 10 支以下的轻度吸烟者、青少年）以外，临床医师应鼓励尝试戒烟者使用戒烟药物。戒烟药物可以缓解阶段症状，提高戒烟成功率。目前，我国已批准使用的戒烟药物有：尼古丁贴片、

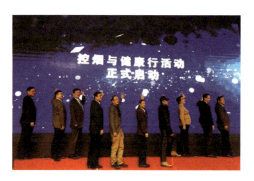

尼古丁咀嚼胶（非处方药）；盐酸安非他酮缓释片（处方药）；伐尼克兰（处方药）。

目前，许多欧美及亚太国家和地区都将烟草依赖作为一个独立的疾病，并将戒烟药物纳入医保报销目录，如澳大利亚、爱尔兰、英国、日本、比利时、西班牙、加拿大、美国、韩国、法国等。这些国家的实践表明：将戒烟服务作为公共补偿的一部分，对降低与烟草有关的疾病负担能起到积极和促进的作用。

尼古丁替代疗法（Nicotine Replacement Therapy，NRT）类药物通过向人体释放尼古丁，完全或部分代替吸烟者通过吸烟获得的尼古丁，从而减轻或消除戒断症状，而且制剂中的尼古丁递送至大脑的速度比吸烟时慢且剂量少，从而使吸烟者大脑中的烟碱乙酰胆碱受体产生脱敏作用，使用一段时间后，戒烟者对尼古丁摄取量逐渐降低，进而戒除。使用 NRT 贴片或口香糖的疗程应至少达到 12 周，单一药物作用不明显时，可联合使用两种 NRT 药物。NRT 药物可长期使用，但需临床医师进行有规律的随访，了解使用情况和吸烟状态。有证据表明，NRT 类药物对于每天吸烟 10 支及以上的人群戒烟效果较为显著。

盐酸安非他酮缓释片是一种抗抑郁药，可降低吸烟者对尼古丁的渴求，缓解戒断症状，提高戒烟成功率。该药为处方药，需凭医师处方购买。吸烟者应在戒烟日前 1 周使用该药，并至少使用 7 周。孕期或哺乳期妇女及未成年人禁止使用该药。荟萃分析显示，安非他酮可使长期（>5 个月）戒烟率增加 2 倍。到目前为止，没有研究显示安非他酮用于戒烟治疗时会增加心血管事件的发生率。

伐尼克兰是高选择性 $\alpha_4\beta_2$ 乙酰胆碱受体部分激动剂，具有激动和拮抗的双重调节作用。其激动作用可缓解吸烟者对尼古丁的渴求和戒断症状，其拮抗作用则能阻止尼古丁与大脑内受体结合，从而减少吸烟的快感。该药亦为处方药，应在戒烟日前1周开始使用，并规律使用12周。孕期或哺乳期妇女及未成年人禁止使用。

联合用药：已被证实有效的药物组合包括：（1）长疗程尼古丁贴片治疗（＞14周）＋其他 NRT 类药物；（2）尼古丁贴片＋盐酸安非他酮缓释片。

307. 临床医师如何对戒烟者进行随访？

随访可强化戒烟效果。戒烟后的头1个月内，戒断症状较严重，应注意安排随访。

（1）随访时间：至少6个月。

（2）随访频率：在戒烟日之后的第1个星期、第2个星期和第1、3、6个月，总共随访次数不少于6次。

（3）随访形式：戒烟者到戒烟门诊复诊，或通过电话、短信等形式。

（4）随访内容：了解戒烟情况，讨论以下问题：①戒烟者是否从戒烟中获得益处；②在戒烟方面取得哪些成绩；③在戒烟过程中遇到哪些困难；④戒烟药物的效果和存在的问题；⑤今后可能遇到的困难。

308. 临床医师如何对戒烟者进行复吸处理？

研究显示，我国急性冠状动脉综合征患者6个月戒烟率为64.6%，复吸率为38.1%，与国外相关研究结果相似。复吸的主要原因是渴求，占90.3%，其他原因占9.7%。尼古丁依赖评分4分以上是预测患者复吸的独立危险因素。出院后2个月内是患者复吸的高发时间。

戒
烟
篇

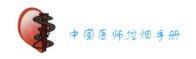

　　戒烟随访中临床医师需要特别注意戒断症状的识别与处理。戒断症状是烟草依赖的主要表现。表现为戒烟后出现烦躁不安、易怒、焦虑、情绪低落、注意力不集中、失眠、心率降低、食欲增加、体重增加、口腔溃疡、咳嗽流涕等。一般停止吸烟后 1 天内出现戒断症状，在戒烟前 14 天最为强烈，并在戒烟大约 1 个月后减弱，可能持续长达 6 个月。

　　（1）戒断症状的识别建议：对于门诊患者，应注意询问是否有戒烟史，筛选出曾经戒烟但复吸的患者。"曾干戒失败"这一特征提示该患者具备戒烟意愿，但存在生理依赖或心理依赖，需要接受戒烟药物治疗。对于住院患者，应注意观察患者住院期间是否仍在吸烟，是否因不能吸烟而产生烦躁 / 抑郁情绪、失眠、易激惹、挫折感、愤怒、焦虑、难以集中注意力、坐立不安等反应，以筛选出有潜在戒断症状的患者，及时予以戒烟药物帮助。

　　（2）戒断症状的处理建议：戒烟前应该给予吸烟者的一些忠告包括：不要存留卷烟、打火机和其他吸烟用具；在过去总是吸烟的地方和场合放置一些警示牌，例如"起床时不要吸烟""饭后不要吸烟"等。增加不能吸烟的时间和场所；当特别想吸烟时，试着忍耐几分钟不吸烟。对那些迫不及待要吸烟的人也可以试试想象训练，做一些事情分散注意力，如刷牙、织毛衣、运动、种花、嘴里嚼些东西等替代行为；用烟草替代物来释放压力，因为吸烟者的手和嘴每天都会很多次重复吸烟的动作，戒烟之后一般不会立即改掉这个习惯性动作，所以可选择一些替代品来帮助克服，如口香糖、牙签等可针对嘴上的习惯，铅笔、勺子、咖啡搅拌棒等可针对手上的习惯。建立一整套健康的生活方式，清淡饮食、多吃水果蔬菜，保证睡眠，增加体育锻炼等；戒烟期间应避免酒、浓茶等刺激性饮料与食物。使用辅助戒烟药物，有助于缓解戒断症状。

309. 复吸的原因与对策是什么?

在实施防止复吸的规范方案期间，医师需要帮助患者识别那些可能不利于患者成功戒烟的因素。可能的问题及可采取的相应对策如下：

（1）缺少支持：可以安排随访或电话访视，帮助吸烟者寻找其周围存在的支持力量，介绍他们参加可以提供戒烟咨询或支持的组织，如戒烟门诊。

（2）心情不好或忧郁：转诊给戒烟专家；酌情服用中药疏肝解郁，化痰解郁，补益心脾。

（3）强烈或持续的戒断症状：继续提供戒烟咨询，分析戒断症状产生的原因；延长戒烟药使用时间、增加或联合药物治疗。

（4）体重增加：建议规律运动，强调健康饮食，反对严格节食。使戒烟者确信戒烟后体重增加是正常的，但也是可以自我控制的，不会太严重。采用可延缓体重增加的药物，如盐酸安非他酮缓释片。

（5）精神萎靡不振或时感饥饿：加以安慰，告知戒烟者这种感觉是常见的、自然的反应。要进一步确认吸烟者确实没有沉溺于周期性的吸烟，建议自我奖励；强调重新开始吸烟（即使只是闻一下）将增加吸烟的欲望，使戒烟变得更困难。

临床医师在门诊或病房诊疗中，应常规询问患者吸烟史和被动吸烟史。对吸烟患者，应询问吸烟年限、吸烟量和戒烟意愿，评估烟草依赖程度。提

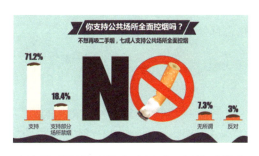

供戒烟咨询和戒烟计划。建议接受冠状动脉介入治疗、冠状动脉旁路移植术以及心肌梗死的吸烟者使用戒烟药物戒烟，减弱神经内分泌紊乱对心血管系统的损害。建议所有患者避免暴露于二手烟/三

手烟中。对于开始戒烟者给予肯定,并持续关注戒烟进程,告知戒烟者如有复吸,应及时向医师寻求帮助。戒烟是一个漫长而痛苦的过程,临床医师要帮助吸烟者解决各阶段遇到的问题,最终成功戒烟。

310. 如何制定一个戒烟总体规划?

在戒烟之前要有所准备。应知道自己为什么要戒烟和怎样去戒烟。当目标明确时,戒烟就很容易做到了。

(1)写下想戒烟的所有理由。

(2)承诺戒烟。抛弃消极想法,憧憬一下没有香烟的生活更美好,注意力不要放在戒烟有多么困难上。

(3)在香烟盒外面缠上一张纸,用橡皮筋捆起来。每次吸烟时,写下时间和当时自己在做什么,吸 1 ~ 5 支的香烟对自己是否有那么重要,当时的感受是什么。然后重新捆在烟盒上。

(4)制定一个戒烟日期。可以是自己的生日、纪念日、假日或其他特殊的日子。如果工作时要大量吸烟,而自己打算在假期戒烟,一定不要让其他事情影响自己的戒烟开始日期。

(5)关心自身健康。制定一个适度的锻炼计划,多喝水,多休息,避免疲劳。

(6)批评香烟广告。明白各种香烟广告都是在试图诱惑自己去损害自身和家人的健康。

311. 戒烟的常见理由有哪些?

(1)吸烟有害健康。

(2)二手烟危害家人和同事的健康。

(3)想摆脱因吸烟引起的咳嗽。

(4)想使自己的生活有节制,不想成为坏习惯的奴隶。

(5)不愿在香烟上花钱。

(6)想节省时间,吸烟、买烟和点烟会浪费很多时间。

（7）在非吸烟者周围吸烟使自己觉得不舒服。

（8）吸烟使衣服、口腔和头发带有难闻的气味。

	好处	不利影响	继续吸烟／戒烟的理由
吸烟	例如：减轻压力、有助于思考等	例如：牙齿与手指变黄、全身烟味、口臭、面色晦暗	例如：戒不掉、工作社交需要、习惯等
戒烟	例如：呼吸更顺畅、自信、面容改观、现有疾病减轻、减少对家人的健康损害	例如：烟瘾上来时受不了、可能发胖	例如：已患病、证明自己的意志等

312. 不同吸烟者的戒烟理由有何不同？

（1）对无症状吸烟者的戒烟理由：吸烟使人易患各种疾病；吸烟对于家人和周围的人来讲是一件令人讨厌的事；如果戒烟，自己的健康状态将会得到改善；禁烟的场所越来越多；如果戒烟，对食物的味觉和嗅觉会得到改善；如果戒烟，将可能对每件事情都充满信心。

如果吸烟者同时患有高血压和高胆固醇血症，其发生动脉硬化、缺血性心脏病、脑梗塞以及其他疾病的风险将更高。如果有癌症或其他吸烟相关疾病家族史的患者吸烟，同类疾病发生的危险将会增加。

（2）对于患有疾病和具有症状的吸烟者的戒烟理由：出现的下列症状都可能与吸烟有关，如咳嗽和黏痰、呼吸短促、脸色差、清晨虚弱、刷牙时感觉恶心、胃痛、食欲下降等。

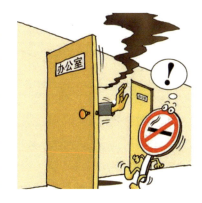

（3）对于年轻吸烟者的戒烟理由：现在的年龄戒烟比较容易；吸烟使自己的呼吸和衣服的味道

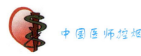

很不好闻，而且使牙齿变黄；吸烟还要花钱；吸烟对运动能力有影响；吸烟不再被社会所接受。

（4）对于怀孕女性吸烟者的戒烟理由：吸烟可减轻胎儿体重；吸烟可以导致流产、早产或死胎；吸烟可增加婴儿猝死综合征发生的危险。

（5）有未成年孩子的吸烟家长的戒烟理由：吸烟能增加孩子呼吸道感染（肺炎、支气管炎等）的概率；吸烟为孩子树立了不良榜样；停止吸烟有助于改善家庭成员的健康状态。

（6）老年吸烟者的戒烟理由：即使是在这个年龄，戒烟也可以减少发生缺血性心脏病、癌症等疾病的危险；如果戒烟，呼吸中的烟草味道将会消失，孙子辈可能会更愿意和自己玩。

（7）女性吸烟者的戒烟理由：吸烟刺激皮肤，使皱纹增加；如果戒烟，皮肤将会变好；吸烟可加速骨质疏松；吸烟可引起不孕。

208

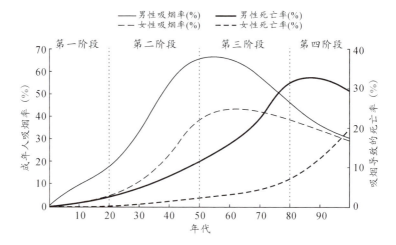

313. 签一份戒烟协议书有必要吗？

建议吸烟者与自己签一份戒烟协议，并留一份给支持者，这样不仅可以获得他人的鼓励和帮助，还可以使自己处于督促之下，使戒烟更容易成功。

我与自己签定的戒烟协议书
我向自己承诺完全戒烟

从 ＿＿＿ 年 ＿＿＿ 月 ＿＿＿ 日开始

承诺人签名 ＿＿＿＿＿＿＿＿
保存人签名 ＿＿＿＿＿＿＿＿

314. 如何写戒烟日记?

记录每次吸烟的时间、场所、情形、吸烟的心情和想吸烟的程度。可采用以下格式:

烟的数量	时间	场所	情形	心情	想吸烟的程度	如何抵制
第 1 支烟						
第 2 支烟						
第 3 支烟						
第 4 支烟						
第 5 支烟						
第 6 支烟						
第 7 支烟						
第 8 支烟						
第 9 支烟						
第 10 支烟						

注: 想吸烟的程度: 没有＝0，很弱＝1，中等＝2，强＝3，非常强＝4。

315. 哪几类人群需及早戒烟？

（1）希望要孩子的夫妇需及早戒烟。近来，越来越多的证据表明，吸烟损害女性生育能力，也对男性生殖功能产生多方面的有害影响。与非吸烟者相比，吸烟的妇女需要更长的时间才能怀孕。主动吸烟和受孕延迟之间的相关性有统计学意义，尤其是超过12个月仍不受孕时。男性伴侣吸烟严重和吸入二手烟也与受孕延迟有关，而且治疗不孕成功的可能性更小，这与吸烟对卵巢产生的有害影响有关。

（2）准妈妈和准爸爸也需戒烟。吸烟的妇女不仅受孕比较困难，而且因吸烟的并发症而导致那些好不容易怀孕的妇女发生妊娠终止的概率也比较大。孕期吸烟的妇女流产的风险显著升高，出现并发症的机会也高，如羊膜早破和累及胎盘的并发症，可引起早产和其他问题。

210

孕期吸烟对胎儿有害，甚至可产生致命性（如流产）的影响。孕期吸烟的母亲生出的婴儿体重普遍偏低，这是因为烟草烟雾中的尼古丁能收缩脐带和子宫的血管，减少向胎儿的氧传递，导致低出生体重。低出生体重是婴儿死亡的一个主要原因。

吸烟对孕期胎儿的有害影响能从婴儿期延续到儿童期。孕期及分娩后吸烟的母亲所产婴儿死于婴儿猝死综合征的风险比非吸烟母亲高3～4倍。对于孕期非吸烟的母亲所产婴儿，二手烟暴露也会导致出生后婴儿猝死综合征风险加倍。

（3）心脑血管病患者应及早告别尼古丁。调查显示，中国人对吸烟与心脑血管病间的关系普遍缺乏认识，只有不到30%的人知道吸烟会更容易引发心脑血

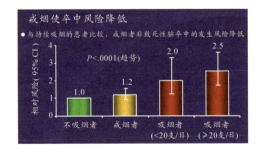

管病。研究结果表明，亚洲人群中，吸烟与冠心病风险密切相关，它会使冠心病患者死亡的风险平均增加 76%；吸烟还使缺血性脑卒中的相对危险增加 90%；使猝死的相对危险增加 3 倍以上。心脑血管病患者吸烟就等于在追逐死亡。

（4）呼吸系统疾病患者更需戒烟。烟草烟雾对气道的损害与多种肺部疾病的发生有关。吸烟引起的非癌症性肺部疾病主要是慢性阻塞性肺病，包括慢性支气管炎、肺气肿、哮喘、呼吸性细支气管炎、社区获得性肺炎和多种类型的间质性肺病。

烟草烟雾会损害肺部的结构完整性。烟草烟雾能破坏肺部的胶原（collagen），而胶原被破坏是烟草相关的肺部炎症和破坏进程开始的一个关键步骤，最终导致肺气肿的发生。对于已经有呼吸系统疾病的患者来说，继续吸烟无疑是火上浇油。

（5）癌症患者更需戒烟。许多人谈癌色变，却不知道手中的烟就是致癌的罪魁祸首。吸烟是约 90% 肺癌的直接原因，而在中国，肺癌是男性和女性癌症死亡的首要原因。吸烟也与很多其他类型癌症的发生有关，包括口腔癌、喉癌、食道癌、胰腺癌、膀胱癌、胃癌和女性的子宫颈癌。因此，癌症患者及其家人必须将远离香烟及二手烟提高到珍惜生命的高度来看待。

316. 女性如何戒烟？

戒过烟的人都说戒烟难，虽说吃了戒烟糖、买了戒烟烟嘴，但心里堵得慌，总想吸最后一支，结果完不成戒烟计划。

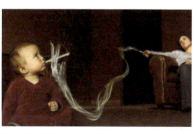

女性戒烟应注意四大要点：

（1）心情苦闷、感觉压力大的时候找朋友倾诉，通过运动、逛街、聊天的方式发泄出来，尽量建立无烟的氛围。

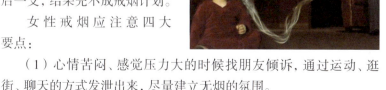

戒
烟
篇

（2）养成良好的作息时间，尽量把工作安排在白天完成，不要熬夜。

（3）戒掉不良的生活习惯，如通宵打麻将、打牌、玩乐，这些氛围往往是吸烟的最佳场所。

（4）使用食物帮助，如用戒烟口香糖、零食等代替吸烟。

以下是教女性如何戒烟的一些方法：

（1）给自己的近一周做个计划，安排时间表，不要留一秒钟给自己吸烟。

（2）把所有的烟都扔掉。

（3）每天清晨对自己说：我讨厌烟，我憎恨烟。

（4）学一套健身操，想吸烟时蹦蹦跳跳出一身大汗。

（5）看书，挑选一些激励女性成功的书籍或情节动人的小说。

（6）泡一杯蜂蜜水或红枣桂圆茶，时时告诫自己，女人的身体是要细致保养的。

（7）去美容院做美容，与其他女士交流美容心得。

（8）整理衣柜，把闲置已久的衣服套在身上，感觉一下是否仍然得体。

（9）计算一下：一包烟＝？，一条烟＝？，十条烟就是一套名款套装、一条镶宝石的白金项链。

（10）把以前买烟的钱捐赠给贫困地区的女孩子读书。

（11）订阅一些格调高雅、装帧漂亮的时装杂志和女性刊物。

（12）养几盆爽心悦目的花，浇浇水、剪剪枝。

（13）约上女友去逛街，尽情试穿各款服装。

（14）练习插花技艺。

（15）打扫房间，让自己的小天地整洁清爽。

（16）买点自己平时爱吃的零食，多吃水果。

（17）对周围朋友说"我戒烟了"，让他们做戒烟的见证人。

（18）看见吸烟的人，便在心里说，"傻瓜，你在慢性自杀"。

（19）如果有人递烟，就告诉他你跟人打赌了，若再吸一支烟就得从8楼跳下去。

（20）夸奖自己：我真有毅力，连烟都戒了，看来没有我干不成的事。

（21）常回家看看，把买烟的钱用来买礼物孝敬父母。

317. 什么是戒烟5A？

对于愿意戒烟的吸烟者采用5A法进行治疗，即"询问烟草应用情况（Ask）、建议戒烟（Advice）、评估尝试戒烟的意愿（Assess）、帮助制定戒烟计划（Assist）和安排随访（Arrange）"。

（1）询问烟草应用情况。询问患者的吸烟情况，了解吸烟史、吸烟行为及家庭和社会因素，将吸烟情况记录表作为病历首页的一部分，并注意保证记录随时更新。

（2）建议戒烟。用明确、坚定的口气及个性化的方式建议吸烟者必须戒烟，对患者吸烟行为给予同情、关怀、鼓励与安慰（如鼓励戒烟、安慰挫折感等），给患者一张纸片，列出其必须戒烟的理由，建议患者签戒烟志愿书。

（3）评估尝试戒烟的意愿。评估成瘾的程度，决定介入的模式（如用药与否），评估提升戒烟动机的方法，如将吸烟与来门诊求医的症状联系，强化其意愿等。

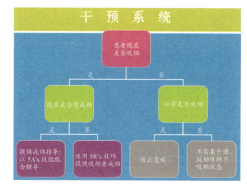

（4）帮助制定戒烟计划。解释戒烟成功的要素，说明医护人员会全力支持配合；帮助制订开始戒烟的日期；开处方药物及说明如何正确用药；预防戒断的症状，提供专业的咨询

及家人的关怀；当一种方法遭遇困难时提供其他方法或建议。

（5）安排随访。目标戒烟日第1周随访很重要，前3周每周1次，此后1月1次，可采用面对面或电话随访等方式，内容包括：祝贺成功、回顾犯错情景以防戒断时再犯、提前预防复吸挑战、评估药效、给予更多强化治疗、追踪是否有戒断症状出现，等等。

318. 什么是戒烟5R？

对于不愿意戒烟的吸烟者，可采用5R法增强其戒烟动机，5R即相关（Relevance）、风险（Risks）、益处（Rewards）、障碍（Roadblocks）、重复（Repetition）。

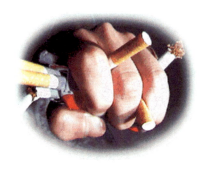

（1）相关：要尽量帮助吸烟者懂得戒烟是与个人密切相关的事。如果能结合吸烟者的患病状态、患病危险性、家庭或社会情况（如家里有小孩）、健康问题、年龄、性别及其他重要问题（如以往的戒烟经验、个人造成的戒烟障碍等），效果会更好。

（2）风险：应让吸烟者知道吸烟对其本人可能造成的短期或长期负面影响以及吸烟的环境危害。可以提醒并强调与吸烟者本人具体情况相关的风险，并着重强调吸低焦油、低尼古丁的卷烟或其他形式的烟草（如无烟的烟草、雪茄和烟斗）并不能减少这些风险。

（3）益处：应当让吸烟者认识戒烟的潜在益处，并说明和强调那些与吸烟者最可能相关的益处，如促进健康、增加食欲、改善体味、节约金钱、创造良好的自我感觉，以及家里、汽车内和衣服上气味更清新、呼吸也感到更清新，为孩子树立一个更好的榜样、养育更健康的孩子，不再担心吸烟会影响其他人，在体育活动中表现更出色，减少皮肤皱纹及皮肤老化等。

（4）障碍：医师应告知吸烟者在戒烟过程中可能遇到的障碍及挫折，并告知其如何处理。

（5）重复：每次遇到不愿意戒烟的吸烟者，都应重复上述干预措施。对于曾经在戒烟尝试中失败的吸烟者，要告知他们大多数人都是在经历过多次戒烟尝试后才成功戒烟的。

319. 如何帮助有戒烟意愿者戒烟？

对有戒烟意愿的吸烟者可提供以下帮助：

（1）帮助吸烟者树立正确的理念。

（2）审查戒烟的理由。

（3）让吸烟者观察自己的吸烟类型。

（4）确定开始戒烟的日期。

（5）创造一个有助于吸烟者戒烟的环境。

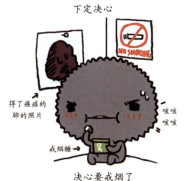

（6）帮助其回顾以往的戒烟经历，做好可能出现挑战的准备。

（7）帮助其签一份戒烟协议。

（8）帮助其选择适当的戒烟方法。

（9）鼓励其使用戒烟药物。

（10）帮助其控制持续的吸烟欲望。

（11）帮助处理戒断症状。

（12）帮助其进行自我鼓励，向其提供辅助材料、提供电话咨询，等等。

320. 明确吸烟者戒烟意愿有什么意义？

了解吸烟者是否决心戒烟，强化吸烟者的戒烟意识是十分重要的。可以询问以下问题："您希望尝试一下戒烟吗？"或"对于戒烟这一问题，您有什么想法？"对于那些已经决定戒烟的吸烟者，可以帮助其戒烟，对吸烟者的戒烟努力提供具体的支持。另一方面，对于那些还没有决定戒烟的吸烟者，不能强迫其戒烟，应提供动机干预，具体详见 5R 方法，且在此过程中要避免争论。

321. 如何强化个体的戒烟意识？

强化吸烟者的戒烟意识，就是要用一种清晰的、强烈的、个性化的方式，劝说每一位吸烟者戒烟。

（1）告诉吸烟者要"毫不犹豫地"戒烟。应该以清楚的言语告诉吸烟者戒烟的必要以及戒烟的时间。例如：从现在就应该开始戒烟，要完全戒掉，而不能只是减少吸烟的量。

（2）强调戒烟的重要性。吸烟不仅是一个最能有效预防的病因，而且也是影响疾病预后的主要因素。应该与吸烟者交流戒烟的重要性。例如：戒烟是恢复健康最重要的一步。

（3）告知吸烟者为什么要戒烟。结合吸烟者的病史和症状，以及被动吸烟对吸烟者孩子和家庭的危害等，告知吸烟者为什么应该戒烟。例如：如果吸烟者患有除烟草之外无其他原因可解释的慢性咳嗽，则应告诉吸烟者，"我认为咳嗽是吸烟所致。如果戒烟，咳嗽将会得到改善"。

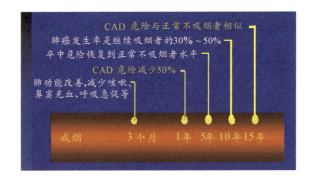

322. 如何控制吸烟者持续吸烟的欲望？

吸烟者开始戒烟后将会持续经历强烈的烟瘾。口腔内会感觉空荡荡的，手也会感觉被忽视，而且在大脑还未开始思维之前，手就伸向了卷烟。在这种情况下，需要告知戒烟者控制这种持续的吸烟愿望的方法，包括：

（1）改变戒烟者的行为类型。要改变与吸烟密切相关的吸烟者的生活行为。例如：清晨改变戒烟者的行为顺序，起床就洗漱、吃早饭等；让戒烟者不喝咖啡或酒精饮料；饭后迅速从座位上起来等。

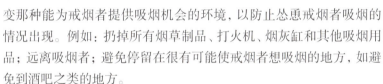

（2）改善戒烟者的环境。要改变那种能为戒烟者提供吸烟机会的环境，以防止怂恿戒烟者吸烟的情况出现。例如：扔掉所有烟草制品、打火机、烟灰缸和其他吸烟用品；远离吸烟者；避免停留在很有可能使戒烟者想吸烟的地方，如避免到酒吧之类的地方。

（3）建立一些补偿行为。戒烟者可以借用一些烟草替代物，例如饮水或茶，咀嚼干海藻或无糖口香糖，进行深呼吸、刷牙、散步等。告诉戒烟者可选择一种或几种对自己有效的方法，以便能够应付持续的吸烟欲望。

323. 什么是戒烟后复吸？

复吸是在戒烟者身上常出现的现象，是尼古丁依赖的特性，不能完全靠个人的毅力解决，长期吸烟者凭个人努力戒断者仅3% ~ 5%，大部分复吸发生在前8天。

能增加复吸危险的环境因素包括缺少支持，心情不好、忧郁，戒断状态太强或太长，伴随空虚感，缺乏好朋友，过度自信，伴随体重增加等。

324. 如何应对那些能增加复吸危险的环境因素？

（1）缺少支持。可约定门诊见面或电话访问帮助吸烟者在他的周围寻得支持，或转诊到特别戒烟门诊。

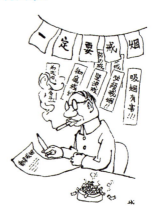

（2）心情不好、忧郁时，应给予鼓励，开适当的治疗药物，加强戒烟前的心理准备。

（3）戒断症状太强或太长。继续给予咨询，分析症状的来源，延长药物使用的期间，视情况许可，考虑增加药物来减少症状。

（4）空虚感，缺少好朋友。安慰吸烟者，告之有此种感觉属常见，也是自然反应，建议自我奖赏的活动，将好朋友及快乐时光与戒烟分隔，切忌让戒烟者偶尔吸一口。

（5）过度自信。强调即使吸一二口，也会增加烟瘾，戒烟的努力会遭遇到困难和挫折，容易复吸。

（6）体重增加。建议开始有规律的运动，饮食正常化，不要太过节食；体重增加是正常现象，也不会太严重，可用特选药物减缓体重增加。

（7）精神萎靡不振或时常感到饥饿。应给予安慰，要进一步确认戒烟者确实没有沉溺于周期性的吸烟，建议自我奖励，强调开始吸烟（即使只是闻一下）也将增加吸烟的欲望，使戒烟变得更困难。

325. 应对复吸的实用处理方法有哪些？

（1）预测诱惑，提前应对。与诱惑斗争，只有有所准备时才能战胜它们。

（2）保持忙碌。如编织、做针线活、玩单人跳棋、猜字谜、搞园艺、做家务、修剪指甲、写信或烹饪，等等。

（3）使用香烟替代物。咀嚼无糖口香糖、嚼胡萝卜、吃泡菜、嗑瓜子、吃需要剥皮的水果或芹菜、吮吸麦秆或牙签等针对嘴上的习惯。

（4）参加使吸烟变得困难的一些活动。如洗澡、做园艺、洗车、做家务、遛狗等等。

（5）制定一个锻炼计划。如游泳、慢跑、骑车、参加有氧健身、打羽毛球、乒乓球或网球等等。充分运动，适当休息。经常锻炼将使自己的感觉更爽，看上去气色更好。

（6）改变原有的习惯。

①如果总是在喝咖啡时吸烟，那就尝试改为喝茶。经常在晚餐后吸烟的人，最好晚餐后去刷牙、洗碗、散步或遛狗。

②如果喜欢在看喜爱的电视节目时吸烟，那么尽量避免这些环境。

③如果喜欢在开车时吸烟，那么就改乘公交车。

④经常去参与有意义、高兴和重要的活动。

⑤增加一些自己喜爱且较为激烈的日常活动。

（7）选择无烟环境。享受户外活动或去禁止吸烟的场所，如图书馆、博物馆、电影院、商店等。去餐馆吃饭，尽量选择坐在餐馆的无烟区。

（8）避免接触吸烟者。将不吸烟的朋友列在一个单子上，然后尽可能与他们交往。如果要去可能有吸烟诱惑的地方聚会、参加晚宴，也要坚持与非吸烟者在一起。

（9）多喝水和果汁。不要喝酒、咖啡或其他易诱使吸烟的饮料。这些饮料容易削弱戒烟者的决心。在聚会上可以喝一种或两种饮料，但不要太多。最好用带有吸管的高脚杯来喝果汁、苏打水或矿泉水。

（10）保持口腔的清新和清洁，一天中多次刷牙或漱口。

（11）经常回顾戒烟的理由，并坚信这些理由。

如果知道自己将要去一个易诱使自己吸烟的地方，但又不得不

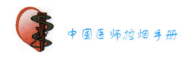
去，请先想好应对策略。

326. 心理治疗对防止复吸有用吗?

心理治疗对防止复吸有用。治疗烟瘾有很多心理治疗的方法，包括：

（1）寻求社会支持。把自己的戒烟承诺告诉亲朋好友，请他们给予帮助。告诉他们不要提供香烟。一定要告诉最亲近的朋友，在自己因戒烟而焦虑时寻求支持和安慰。当觉得孤独或有烟瘾时，打

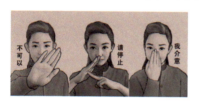

电话给朋友，和朋友一起制定计划以记录和监督戒烟的进展。

（2）积极思考。杜绝"现在就吸一支烟，以后再不吸了"的想法。时刻提醒自己已经为此付

出了很多努力。多想一些有关不吸烟的好处（气色好、胃口好、没有吸烟引起的咳嗽、牙齿变白等）。

（3）认识到吸烟容易戒烟难。一个刚开始戒烟的人往往会感到焦虑不安，会想"我需要一支烟使我平静下来"。如果您有类似的想法，千万要杜绝。有很多更好的方式可使自己放松。例如在向老板提升职问题时感到紧张，那么应事先组织好想说的话，直到能轻松地脱口而出。准备做得越充分，就会获得越好的效果。

（4）学会快速完全地放松。使用放松技巧，如做深呼吸。呼吸训练有助于减轻紧张不安。做一个长而深的吸气，从 1 数到 10，然后呼气。看看自己是否感到放松？分散注意力是另一种缓解紧张的方式。闭上眼睛，放松全身肌肉，并集中在一个单词上（也可以数数字或默念一个单词如"镇静"），可以占用 20 分钟的时间，1 天 2 次。另一种选择是去一个使人心旷神怡的地方，远离喧嚣，思想集中在平静的景象上或什么都不想。这样的放松有助于消除吸烟的欲望。

（5）奖励自己。每天要为自己没有吸烟而给予祝贺。提醒自己

要遵守不吸烟的承诺。坚持1周奖励自己1次，以增加戒烟的成就感。买一些东西、周末睡个懒觉等。计算一个月或半年下来，因戒烟能节省多少钱，计划用这些钱买一些特殊的东西，作为长期奖励。

327. 如果复吸了应该怎么办？

如果身边经常有一支烟，就很难坚持做一个非吸烟者，所以应尽量避免持有香烟，要远离香烟。

如果复吸了，应该做以下几项工作：

（1）认识已有的过失。所谓的过失是指曾吸1支或2支香烟，但这并不意味着戒烟失败。现在要做的就是继续远离香烟。

（2）不要责备自己。一个过失不代表结束。这不是失败的表现，没有理由因此感到愧疚。告诉自己能戒烟，并且坚信自己能持续下去。

（3）识别诱惑。知道什么诱惑可诱发烟瘾，设想当下一次出现这种诱惑时该如何处理。

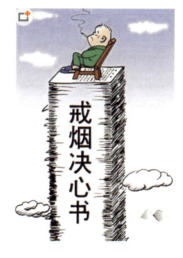

（4）了解并且利用不同的解决方法。设想当处在吸烟高危环境时，将怎样应对。研究表明，有准备的人比无准备的人更容易抵御吸烟的诱惑。

（5）签订保证书。签订的保证书将时刻提醒自己已作出戒烟的承诺，这是决心改掉坏习惯的证据。

328. 如何对待复吸人群？

戒烟者吸烟的冲动并没有消失。经常可以看到，正在戒烟的人与同事饮酒时，当被问到是否想"抽一根烟"时，他们的手就已经下意识地伸出去接烟了。因为有些人很难抵御烟的诱惑，所以要求戒烟者观察自己的吸烟习惯，事先准备好有针对性的对抗措施，以应对可能再次吸烟的情况。可能再次吸烟的危险情况包括：当戒烟者在工作和人际关系方面感觉不安时；心情抑郁时；外出饮酒时；戒烟者看到有人正在吸烟时。

329. 什么是防止复吸的初级方案和规范方案？

（1）防止复吸的初级方案

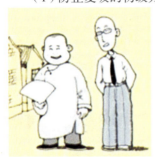

每一次与最近刚戒烟成功的人见面时，都需要实施这些干预。对于每一个不再复吸的前吸烟者，都要表示祝贺并给予强烈的支持，从而使其完全抵制吸烟。对于一个最近刚戒烟的吸烟者，可使用设计好的一些开放式提问来维持戒烟状态（如戒烟对你有何益处？）。医师应当鼓励戒烟者积极讨论以下几个问题：从戒烟中得到的好处，包括潜在的健康方面的好处；在戒烟中取得的成功经验，如完全停止吸烟的时间、戒断症状的减轻等；所遇到的或预料到的妨碍戒烟的问题，如压抑、体重增加、酗酒或家庭内其他人吸烟等。

（2）防止复吸的规范方案

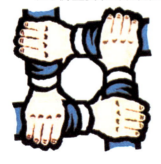

在实施防止复吸的规范方案期间，吸烟者需要识别那些可能不利于自己成功戒烟的因素。可能报告的问题包括：缺少支持；心情不好或忧郁；强烈或持续的戒断症状；体重增加；精神萎靡不振或时常感到饥饿等，戒烟者应了解可采取的相应对策。

戒烟后预防复发是戒烟最大的挑战。除识别那些可能不利于成功戒烟的因素外,还要以治疗慢性病的心态来进行戒烟。可建立戒烟咨询热线,回答关于戒断症状的相关问题、药物治疗的副作用,以及讨论临床症状。也可考虑长时间或联合用药,缓解那些突出的或持续时间过长的戒断症状。

330. 什么是尼古丁戒断症状?

尼古丁戒断症状(戒断症候群)是指戒烟后因血液中尼古丁浓度降低,加上心理上和行为习惯改变等原因,会出现渴望吸烟、头晕目眩、胃部不适、便秘、紧张、易激惹、注意力不能集中、抑郁及失眠等症状。

331. 尼古丁戒断症状的诊断标准是什么?

当体内尼古丁浓度下降到低于某一阈值时,便会产生"戒断症候群",这些症状常和尼古丁的原始药理作用相反。戒断症状的程度因人而异。诊断标准包括:(1)至少数周内每天使用尼古丁;(2)突

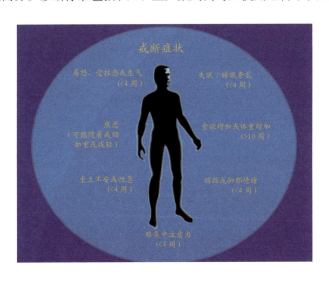

戒断症状

易怒、受挫感或生气
(<4周)

失眠/睡眠紊乱
(<4周)

焦虑
(可能随着戒烟
加重或减轻)

贪婪增加或体重增加
(>10周)

坐立不安或性急
(<4周)

烦躁或抑郁情绪
(<4周)

难集中注意力
(<4周)

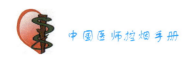
然停止或减少尼古丁用量，于24小时内产生下列病征至少4项：①渴求尼古丁；②烦躁易怒、挫折愤怒、坐立不安；③焦虑、忧郁、情绪低落；④无法集中注意力；⑤不能静止；⑥心率变慢；⑦食欲增加或体重增加。

尼古丁戒断症状常在成瘾的吸烟者停止吸烟或减少吸烟后数小时内开始出现，48～72小时后达到最明显的程度，以后的3～4周内，整个戒断症状逐渐消失，但想吸烟的念头可持续3～6个月。这些症状可造成吸烟者社交职业或其他功能障碍。

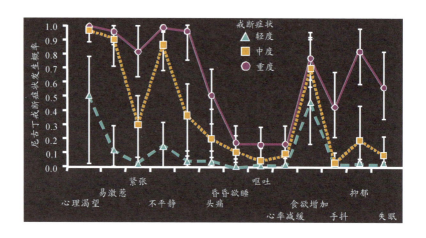

332. 如何减轻和消除尼古丁的戒断症候群？

要减轻尼古丁的戒断症状，必须在戒烟初期避免体内尼古丁突然中断。临床上是以低剂量的尼古丁药物来取代烟草中的高剂量尼古丁，使体内尼古丁浓度不致于下降过快，又能避免吸入烟草中的其他有害物质。尼古丁替代疗法在治疗期间必须逐步减少给药剂量，使体内尼古丁浓度慢慢降低，只要顺利地进行下去，所有不舒服的戒断症候群便会逐渐消失，取而代之的是停止吸烟的舒适与成就感。

消除戒断症状的方法有：（1）应用肌肉放松、缓慢呼吸；（2）有技巧地冥想；（3）低热量饮食、多吃蔬菜水果、喝天然果汁；（4）喝水、嚼冰块、嚼口香糖，转移注意力；（5）适当的运动、散步；（6）洗个舒服的澡；（7）保持良好的睡眠习惯；（8）做事的步调放慢、分清事情的缓急轻重，按部就班去做；（9）加强自我肯定；（10）适当使用抗抑郁药物。

333. 常见戒断症状的处理方法有哪些？

常见的戒断症状及其处理方法如下：

（1）"一直有吸烟的欲望"：可饮水、喝茶、咀嚼干海藻或无糖口香糖，这些替代行为可能有效。

（2）"感觉易激动，不能平静"：鼓励吸烟者慢慢地深呼吸，感觉紧张的肌肉渐渐松弛；散步或适度锻炼等补偿行为也可能有效。

（3）"不能够集中精力"：在开始戒烟后让吸烟者减少工作负担1周，以便释放压力。

（4）"头疼"：嘱吸烟者做深呼吸，并在睡觉时抬高双下肢。

（5）"感觉身体疲乏，而且总想睡觉"：让吸烟者得到充足的睡眠，并且建议吸烟者午睡、适度锻炼、洗热水澡、用干或湿毛巾擦拭全身。

（6）"不能睡觉"：告知吸烟者避免饮用含咖啡因的饮料，适度锻炼，用温水洗澡。

（7）"开始便秘了"：嘱吸烟者大量饮水。

（8）"总想吃东西"：可以多吃一些蔬菜水果进行替代，多喝水，但不要吃巧克力等高能量的零食，以防发胖。

334. 如何应对戒烟初期的戒断症状？

戒烟初期可能会感到头晕、头痛、咳嗽、口腔及喉部干渴、胃部不适、便秘等。应对方法：（1）放松自己；（2）多饮冰水及果汁；（3）吮没有糖分的喉糖；（4）多吃蔬果、五谷等食物；（5）多做运动及用

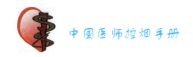

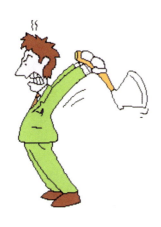

温水沐浴。

戒烟2周后，常会出现烦躁、心悸、头痛、痰多等诸多不适症状，鱼腥草汤可缓解这些状况。药方组成：鱼腥草30克，地龙、远志各15克，藿香、薄荷、甘草各10克；体虚者，方中再加人参5克。用水煎服，每天1剂，分3次，可连续服用7～10天。方中鱼腥草能清热解毒，加之鱼腥味浓烈，服后可产生恶心感觉，会使人不再想吸烟，是方中主药；配以地龙，能泻热、止痛、除烦；远志安神、祛痰；藿香化湿和中、止呕；薄荷清利头目、利咽；人参扶正、宁心。该方对戒烟后产生的戒断症状还有一定的缓解作用，可作为戒烟的辅助手段。

226

335. 如何度过戒烟最难熬的前5天？

戒烟的前5天最难熬，以下方法会有帮助：

（1）两餐之间喝6～8杯水，促使尼古丁排出体外。

（2）每天洗温水浴，忍不住烟瘾时可立即淋浴。

（3）在戒烟的前5天内要充分休息，生活要有规律。

（4）饭后到户外散步，做深呼吸15～30分钟。

（5）不可喝刺激性饮料，应改喝牛奶、新鲜果汁和谷类饮料。

（6）要尽量避免吃家禽类食物、油炸食物、糖果和甜点。

（7）可吃多种维生素B，以安定神经、减少尼古丁。

336. 如何维持戒烟成绩？

过了最初5天，可按下列方法保持戒烟"战绩"：（1）饭后刷牙漱口，穿干净没烟味的衣服；（2）用钢笔或铅笔取代手持烟的习惯动作；（3）将大部分时间用在看报纸、书刊杂志、种花或工作学习上；

（4）避免去酒吧或赴宴，避免与吸烟者在一起。

337. 如何应对烟瘾发作？

（1）尽可能做些别的事以转移注意力，改变或避开令自己想吸烟的情况。

（2）在室外站直进行深呼吸，几分钟后烟瘾就会减弱。

（3）逐一提醒自己戒烟的原因。

（4）如果可能，尽量在没有人吸烟的环境中工作。

（5）写一封信或打一个电话。

（6）喝一大杯水，也可吃一点高蛋白食物。

（7）嚼一片不含糖分的口香糖；有些人认为镇静剂或戒烟药片有帮助，但这些药并非对每个人都有效，故应先征询医师的意见。

（8）回想吸烟的种种害处，如：只要1支烟就可使动脉收缩、血压升高和心脏增加额外负担一个半小时。

（9）提醒自己，世界上有成千上万的人已经成功戒烟，自己也一定可以！

338. 什么是抗烟瘾疫苗？

美国佛罗里达州的纳比（Nabi）公司发表声明，该公司发明的一种抗烟瘾疫苗NICVAX是由一种可与蛋白质结合的尼古丁分子组成。注射过疫苗的吸烟者吸入尼古丁后，免疫系统便会释放抗体依附尼古丁分子，使尼古丁分子体积大得无法进入大脑。在早期的研究中，有40%的人接种该疫苗后不再吸烟，并且没有复发的迹象。

瑞士洛桑大学研制出一种新药CYT002-NicQb，它能够保护大脑不受尼古丁的侵害。这种药含有结合了尼古丁分子的细菌，人体免疫系统会对它作出反应，产生抗体并与所有进入人体的尼古丁分子结合到一起。因此，血液中就形成了一种足够大的屏障，防止尼古丁进入大脑。没有了尼古丁也就没有了快感，剩下的就只有口中令人讨厌的浓烟和不停的咳嗽。科学家们认为，烟瘾不重的烟民在接受治疗后能够很快戒烟。在瑞士进行的试验已经证实，60%的参加试验者能成功戒烟。

339. 吸烟者存在哪些错误认识？

中国是世界上因吸烟而死亡人数最多的国家，许多人在戒烟的问题上还有许多误解。

（1）戒烟有害。有些吸烟者错误地认为，多年吸烟后已经适应了烟草中的有害物质，如果戒烟反而会因为体内缺少这些有害物质而生病或死亡。这种理论是错误的，因为世界上迄今为止还没有发现一个因戒烟而死亡的病例。有人戒烟后不久便会死亡可能是一种巧合，也可能是戒烟太晚了，但绝不可能是由戒烟引起的。世界卫生组织发表的数据显示，戒烟1年后，心脏病的发病率便会下降一半；戒烟15年后，肺癌的发病率将与不吸烟者相同。

（2）过滤嘴香烟很安全。名牌香烟虽然价格不菲，但绝对没有进行过任何无害处理，这不是因为生产商们不想，而是因为他们无法做到。早在20世纪60年代，美国的布朗·威廉姆斯烟草公司便开始寻找去除烟草中有害物质的方法，以便能够生产出一种安全的香烟，但历时多年的研究却毫无进展，最后得出结论是：由于烟草烟雾中绝大多数的有害物质都是在燃烧过程中产生的，所以根本无法在生产香烟时去除。1952年美国人发明了过滤嘴香烟，原以为这种香烟能够安全些，但是多年后却发现，它使吸烟者死于肺癌的危险性足足提高了近20倍。

（3）不抽纸烟改吸烟斗可能不会得癌。这种说法也是十分错误的。大量的调查研究表明，吸烟斗与唇癌、口腔癌的发生有直接关系。吸烟斗者与不抽者比较，前者口腔癌的死亡率比后者高 3.4 倍。据分析，这是因为在烟斗烟丝中含有一种强力的致癌物质 N–亚硝基哌啶而引起的。另外，吸烟容易引起口唇或口腔内黏膜产生白斑，而黏膜白斑本身就是一种癌前病变。

（4）男子汉的风度。有些人明知吸烟有害，但仍吸烟不断，这是因为他们认为吸烟很潇洒、很有风度。然而事实恰恰相反，吸烟将严重伤害吸烟人的呼吸系统及心肺功能，从而会使人的体力及耐力明显下降。那些稍做一点剧烈运动便气喘吁吁的吸烟者，会有多少风度和潇洒可言呢？同时，科学家们早已

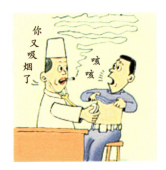

明确指出，吸烟将严重损害男性的生殖能力及性功能。实际上，要想真正具有男子汉的风度，多做运动和立即戒烟才是上策。

（5）难舍难分的朋友。由于吸烟会为吸烟上瘾者带来过瘾及愉快的满足感，所以许多吸烟者认为香烟是他们的好朋友，并将吸烟视为他们的唯一嗜好。这些吸烟者会以掩耳盗铃的方式来对待吸烟的危害。但是，他们却没有认真地想过，正是这位"好朋友"无时无刻不在威胁着他们及他们身边亲人们的健康与生命。

340. 转吸无烟烟草产品能降低患病风险吗？

从卷烟转向鼻烟或嚼烟不如完全戒掉烟草更健康。一项新的研究显示，转向无烟烟草产品的卷烟吸食者，死于肺癌和心脏病等与吸烟相关疾病的可能性，仍然高于那些戒掉所有烟草产品的人。美国癌症协会流行病与监督研究部的医学博士迈克尔·桑在一份新闻稿中说："转而使用鼻烟或嚼烟的吸烟者的健康结果，比那些完全戒烟的人要糟糕得多。"

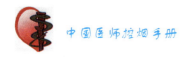
341. 戒烟者常犯的错误有哪些？

戒烟不成功的原因，最常见的莫过于缺乏持之以恒的毅力，遇到挫折就放弃。戒烟是一件难事，当然不能一蹴而就。此外，烟民还必须避免以下几种经常出现的错误做法和想法。

（1）对戒烟不作充分的思想准备和物质准备，心血来潮般地一想到戒烟就开始。这是一种轻敌思想，在这种情况下戒烟，十有八九要失败。对大多数烟民来说，戒烟是一场克服烟瘾的斗争，不是自己能完全左右的。因此，需要有充分的思想准备，了解一切有用的戒烟知识和方法，制订详细的戒烟策略和计划。戒烟的办法有多种，应该向戒烟成功者取经，并采纳适合于自己的戒烟方法。

（2）没搞清自己吸烟的真正原因。每个烟民都有促使自己吸烟的原因，有的出于社交的需要，有的为了减轻心理压力，有的则为了追求时髦。一旦你明白了自己为什么要点燃香烟，就会去寻找其他无危害的方法来代替香烟。

（3）有些烟民怕戒烟失败而被人取笑，不敢公开宣告自己要戒烟，只是暗暗下决心戒烟。这就陷入了孤军作战的境地，很难戒烟成功。所以，戒烟时应大胆地争取家人、同事、朋友的帮助，并提醒周围的人，自己戒烟也是为了大家的健康，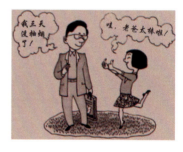希望得到他们的鼓励和支持。事先向大家打个招呼，把自己戒烟的消息传出去，这样，同事、客户就会体谅你，而不再向你递烟，也就少了许多尴尬。开个家庭戒烟"发布会"，让妻子、孩子配合你，演练拒绝香烟时的言谈举止。任何场合、任何时候都应坚决而有礼貌地说："谢谢，我不吸烟！"

（4）"我就吸这一支"，这是戒烟半途而废的主要原因。对大多数人来说，即使已经几周没吸烟了，但仍不能说戒烟成功。此时，只要点燃一支烟，以前所做的一切就会化为乌有。因为一旦吸了一支烟，你就会有更强烈的冲动去吸第二支，于是又重新开始了吸烟。这种"我就吸这一支"的危险想法，在情绪低落和无所事事时特别容易产生。

342. 为什么说戒烟不当可以引起糖尿病？

对于瘾君子来说，戒烟之路是漫长的。戒烟不当还易引发糖尿病。健康人戒烟后为何体重增加、进而并发糖尿病呢？国内曾就吸烟与糖尿病的关系进行研究，结果发现，排除年龄、体重等干扰因素，戒烟者糖尿病的发病率高于吸烟者和非吸烟者。戒烟可使人产生饥饿感，食欲增强，如不加节制，就会导致体重增加；有不少戒烟者在烟瘾发作时喜欢吃些糖块、瓜子等零食，时间长了，也会导致体重增加。肥胖是糖尿病的主要危险因素，它与糖尿病的关系非常密切。

343. 戒烟会引起体重增加吗？

美国疾病研究中心（CDC）的研究结果表明，美国人在戒烟以后会增加体重，男性平均增加2.8千克，女性平均增加3.8千克。尤其是年满55岁、每天吸烟在15支以上的人更容易在戒烟后变胖。研究人员发现：这确实有一定的情绪和行为上的原因，包括那种喜欢往嘴里放东西的习惯。烟草中的尼古丁加速了整个生理功能，特别是人体代谢食物的频率，尽管吸烟大多是在空闲期间。过度吸烟常使人的心率加快，吸烟者的心跳平均为每分钟84次，而非吸烟者心跳平均为每分钟72次。一旦停止吸烟，代谢变缓，食物消耗缓慢，体重就会增加。

344. 戒烟过程中如何应对体重增加？

如果您想戒烟，但担心戒烟会增加体重，请不要有顾虑，戒烟并

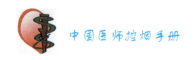

不会使所有人因此而增加体重。大部分戒烟的人都没有增加体重。戒烟后体重增加，通常是因为没有注意自己的饮食，食量较前增加。如果很介意自己的体重，可采取以下方法。

（1）请仔细计划一个菜单并计算饮食热量。当准备戒烟时，就开始这一饮食计划。

（2）每天坚持锻炼或参加健身班。

（3）每周称一次体重。体重是天天变化的，不要过于频繁称体重。

（4）不要在假日开始戒烟计划，因为在假日往往会摄取大量高热量的食物。

（5）随身携带无糖口香糖或糖分较少的糖果。不定时地吃一点，不要咀嚼糖果，而是让它慢慢溶化在口中，时间越长越好。

（6）找些东西（除了食物）占着自己的手。闲暇时尝试做一些事情，比如做手工艺品、家居修理、园艺、填字游戏等。

（7）在家时，选择吃一些需要加工的食物，如吃需要剥皮的水果、葵花子或其他坚果，吃这些食物可以使双手忙碌起来。另外，由于吃这些食物要花费一些时间，这样就会吃得相对少些。

有的人在戒烟过程中确实增加了一点体重，不过从健康的观点来看，因为戒烟额外增加了一点体重，也不完全是一件坏事。

控 烟 篇

345. 禁烟、戒烟与控烟有何不同？

禁烟、戒烟和控烟这三个词有着完全不同的定义和内涵。禁烟指的是公共场所禁烟，为的是不伤害其他人。戒烟是个人行为，烟草目前还是合法制品，政府不能禁止个人使用合法制品。控烟就是采用各种经济和行政

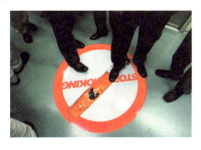

手段，控制烟草的流行，尽可能降低危害。控烟的目的是减少烟民的数量，减少烟民的吸烟量，减少吸烟、二手烟和三手烟的危害。

戒烟是一种个体行为，控烟则是一种社会群体的行动。我国控烟有2层含义：一是针对3.5亿的吸烟人群而言，通过各种方式宣教、劝阻，使其认识到吸烟的危害性，尽最大可能，动用各种资源，使吸烟人数得到控制；二是针对7.4亿的被动吸烟者而言，这一群体无吸烟的意愿，但由于主动吸烟者的无空间、无场所区分的随意吸烟，使得这一些人群，特别是一些妇女、儿童卷入烟雾之中，成为受害者。我们应积极采取措施，避免这些被动吸烟者遭受二手烟的损害。

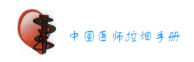

346. 世界各国控烟形势如何？

爱尔兰从 2004 年 3 月开始在全国的酒吧、餐馆以及封闭式公共场所实施全面禁烟，成为全球首个在公共场所全面禁烟的国家。2004 年 6 月，挪威的无烟立法也开始生效。此后，新西兰、意大利、西班牙、几内亚、毛里求斯和乌拉圭等 12 个国家都相继开展了创建无烟工作场所、无烟公共场所的工作。

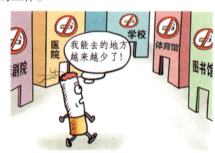

欧洲大国法国也不甘落后，从 2007 年 2 月 1 日起在公共场所全面禁烟，范围包括办公楼、企业、商店、学校、剧院、车站、机场和公共交通工具等。英国紧随其后，于 2007 年 7 月 1 日开始在英国本土各地区的室内公共场所都实行全面禁烟。

另外，加拿大法律也规定，在政府大楼、商店等多数公共场所吸烟违法。更有借鉴意义的是，加政府对于纵容或不制止在酒楼、餐馆吸烟者，可处以最高 5000 加元的罚款。泰国更是自 2002 年起就将饭馆纳入禁烟公共场所，对违反者一律处以 2000 泰铢罚款。

此外，一些国家还采取渐进方式推行在公共场所全面禁烟。例如，芬兰于 2007 年 6 月 1 日首先在餐馆、酒吧和咖啡馆实施全面禁烟。从 2008 年元旦起，德国柏林开始实行禁烟令，禁止在医院、学校和餐馆等公共场所抽烟，但允许餐馆专辟封闭的禁烟室，违令者将被处以 100 欧元的罚款，而餐馆经营者要被处以 1000 欧元的罚款。和柏林同时实行禁烟令的联邦州还有勃兰登堡、汉堡、石荷州、不来梅、巴伐利亚、北威州和萨安州，连同已经开始实行禁烟令的巴符州、下萨克森州和梅前州一起，德国全面禁止在公共场所吞云吐雾的州达到了 16 个。

234

347. 世界各国有哪些控烟奇招?

长期以来,为减少烟民数量,降低吸烟给社会带来的危害,世界各国各出奇谋,从常规的罚款到"恐吓""利诱",无所不用。

(1)最彻底:唯一全面禁烟的国家不丹。2004年,不丹通过全面禁烟法案,成为世界上第一个也是唯一一个全面禁烟的国家。不丹全国禁止销售各种烟草,所有公共场所都禁止吸烟。对于进入该国的外国烟民,想要抽烟必须付出高昂的代价——个人携带烟草进入不丹境内要被课以100%的关税。

(2)最独特:法国"香烟警察"走上街头。法国政府从2008年元月1日起,把博物馆、学校、火车站、机场、办公室、公共场所以及密封空间等列入严禁吸烟的地方。为了落实禁烟条例,政府在全国范围布下了17.5万名"香烟警察"。这些"香烟警察"被派上街头巡逻,一旦发现有人违反禁烟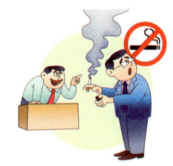令,"香烟警察"有权对违反者处以最低30欧元、最高200欧元的罚款。

(3)"恐吓"型:警示图片花样多。在烟盒上印制健康警示性语句和图片,被认为是减少吸烟人数的有效手段之一。新西兰法律规定,从2008年起,所有在新西兰生产并销售的烟盒外包装上必须印刷13款健康警示性图片及警示语。内容有死人尸体、看起来令人作呕的腐烂牙齿和牙龈、熏黑的肺部等。泰国规定,烟盒必须用一半的面积印上统一的警示性画面,内容分别有一个被熏黑了的肺、一副黄黄的参差不齐的板牙、一个插满管子的病体,还有一个吞云吐雾的骷髅。

(4)"奖励"型:政府发戒烟费。对于想戒烟的吸烟者,法国国家保健制度将补给1/3的戒烟费用,每年最多可达50欧元,这部分

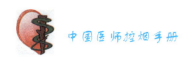

钱归入疾病保险。英国苏格兰邓迪市为鼓励市民戒烟，为戒烟者每周提供 12.5 英镑的补贴。

（5）"劝导"型。宣传吸烟的危害，瑞典采用的是"温情攻势"——女性杂志上称，现代择偶标准之一就是找一个不吸烟的男士；而男士读物上则写着：小心吸烟的女友过早衰老。加拿大则"乘虚而入"，从患者入手。该国研究发现，心脏病患者在住院期间，如能接受戒烟辅导疗程，戒烟成功率明显提高。

（6）"处罚"型。在西班牙，违法吸烟行为按轻重等级，将受到 30 欧元到 60 万欧元的处罚。在墨西哥城，违法吸烟的个人将被处以 50 ～ 150 美元不等的罚款，惯犯将被监禁 36 小时。在新加坡，违法吸烟者最高可罚款 2000 新加坡元，在公共场所扔一个烟头罚款 500 新加坡元或打 4 板子。

348. 我国目前的控烟形势如何？

最近十多年，尤其是 2015 年后，中国的烟草控制有了一些重要进展。哈尔滨等一些城市已经相继出台符合 WHO《烟草控制框架公约》精神的无烟立法。北京、上海、深圳的公共场所无烟法规完全符合公约要求，堪称表率。越来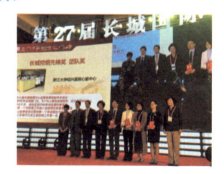
越多的城市、机关、企业加入无烟单位创建。

2013 年底，作为中国高层领导的政治支持，中共中央办公厅和国务院办公厅高规格联合发布《关于领导干部带头在公共场所禁烟有关事项的通知》。另外，目前的国务院机构改革，把控烟履约的职责从工信部划归到国家卫生健康委员会，这是一个很大的进步。

2015 年和 2016 年，卷烟消费分别出现了 2.3% 和 5.6% 的下降，但 2017 年卷烟消费又较前一年上升了 0.8%。中国多地建立了戒烟门诊，引入了简单的戒烟干预技术，更新了临床戒烟指南，并开设了戒烟热线。虽然一半的吸烟者都有戒烟需求，但目前戒烟率仅为18%；造访戒烟门诊者寥寥无几。这与烟草成瘾的诊断、治疗和咨询服务未融入到医疗卫生服务体系，特别是基层医疗卫生服务机构中，以及戒烟服务和治疗成本完全没有被医疗保险计划覆盖，或通过公共基金或补偿计划支持等因素密切相关。

　　中国控烟虽然有进步，但与中国 3.5 亿吸烟者、7.4 亿二手烟烟雾暴露者，每年因烟草消费导致 100 万人死亡的健康危害相比，中国的控烟依然明显落后于世界控烟进程。从 2010 年到 2015 年，五年时间的控烟努力，中国的吸烟率仅仅降低了 0.4%。反而由于人口增长，吸烟人口增加了 1500 万，同时吸烟量也在增加。如果控烟不采取更有力的措施，2030 年健康中国的目标是无法实现的。

349. 如何尽量减少吸烟带来的伤害？

　　（1）香烟的选择：选择焦油量低、混合型的香烟。

　　（2）吸烟的方法：

　　①最好的方法就是不抽烟。

　　②抽烟前，可以先喝一杯水，水是焦油的天然克星。

　　③尽量不在早晨睡醒后、饭后、饮酒和上厕所时抽烟。经过一夜的休息，机体大部份组织器官新陈代谢能力低，空腹吸烟，烟气会刺激支气管分泌液体，久而久之会引发慢性支气管炎。吃饭时，胃肠蠕动加强，血液循环加快，这个时候抽烟会加速中毒，胃里的食物到肠道需要 2 个小时，所以建议饭后 2 小时后再抽烟。

　　④吸烟时，不要抽完整根烟，抽到三分之二就扔掉，因为过滤嘴

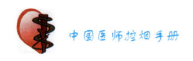
香烟越到最后毒害越大。

⑤不要抽一半烟后掐灭，然后接着抽后半截，因为燃烧不充分的地方会成为炭化烟，炭化部分集聚着更多的焦油和有害物质。

⑥要把烟量减少到最低量。要学会自我控制，一支接一支吸烟是一种不良的吸烟习惯，和暴饮暴食一样，给人体健康带来严重危害。

⑦应避免吸入二手烟。

（3）吸烟的人应该多吃的食物：

①含维生素 C 的食物：如胡萝卜、白萝卜、鲜枣、柚子、橘子、橙子、柠檬、草莓、柿子、芒果、猕猴桃等。重度吸烟者除通过饮食摄入外，最好每日口服维生素 C 200 ~ 300 毫克。

②含维生素 E 的食物：维生素 E 能减少香烟对 DNA 的损伤，血液中维生素 E 含量较高的吸烟者，烟草中致癌物苯并芘不容易与 DNA 结合，所以发生癌症机会减少。富含维生素 E 的食物主要是麻油、花生油、豆类、蛋类、麦芽、坚果等。

③含维生素 A 的食物：维生素 A 的主要功能是维持人体上皮细胞的正常发育生长，能降低上皮细胞对致癌物的敏感性。

④粗粮、杂粮：吸烟者日常主食谷物不可过于精细，要经常吃点粗粮、杂粮。

350. 国外医疗机构有哪些成功的控烟经验？

在英国，以伦敦皇家医院为例，患者入住无烟医院时，医院提供的服务包括专职健康心理学家咨询，为医师、药师和护士提供转诊培训，在病房内查看患者，在住院期间诊断吸烟者并开始治疗，出院后继续随访 1 个月以上，在住院病历中记载给予的药物。多数英国医院都有相似的服务。

美国麻省总医院则在患者入院时就通过计算机系统发现哪些是吸烟者，继而为每位吸烟患者分发戒烟书面宣传材料。同时，戒烟顾

238

问访问吸烟患者，提供初始的药物疗法、介绍戒烟热线并帮助其出院后继续戒烟。不想戒烟的患者由于在住院的几天中不能吸烟，可能会有不适感，因此也会给予戒烟药物。

351. 国外医护人员有哪些成功的控烟经验？

（1）让医师真正了解吸烟的危害。从20世纪40年代开始，英国牛津大学Richard Doll爵士和他的助手Richard Peto爵士，追踪了4万名英国的注册医师，当时医师吸烟率高达70%。在50多年的研究过程中，在英国各类医学期刊上发表了大量论文，使英国医师认识到，吸烟是导致医师和患者早逝的主要原因。随之医师的吸烟行为开始转变，目前医师的吸烟率仅有2%。吸烟造成的损害是日积月累的，越早吸烟危害越大，越早戒烟受益越大。

（2）无烟科室、无烟医院的环境促使医师行为改变。无烟科室、无烟医院已经成为医护人员控烟的一个重要环节。欧盟国家有专门的无烟医院网络，为建设无烟的医疗保健机构提供技术支持。美国从20世纪80年代开始，已将无烟作为医院的基本条件之一，吸烟行为在医疗机构是绝对被禁止的。许多发达国家的人普遍认为，在医院里吸烟是不可理喻的。

（3）医学生的控烟活动。医学院有得天独厚的机会来教育和动员未来医师控烟。在美国加州，控烟内容已成为医学生必修课的一部分；烟草控制的职责结合入学教育编写进新生手册中；医学院的学生可以参加控烟项目。学校让学生们在毕业前组成宣教小组，广泛参与控烟行动。捷克共和国的Eve Kralikova博士曾经是医学院中支持和实施控烟行动的先锋和模范，现在全国7所医疗机构中的所有学生都要接受烟草控制课程。Eva Kalikova博士还要求学生们在放假回家乡期间编成小组，在地方诊所开展医疗人员吸烟行为调查。

（4）医师提供戒烟服务能力的加强。当今大多数欧美发达国家的心脏病专家，为高血压和冠心病患者看病时一定会主动询问其吸

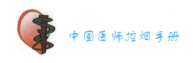

烟史，心脏病专家不为吸烟患者提供戒烟服务视同于忘记给患者开降低胆固醇药物。

352. 烟盒包装印有图形警示与控烟的关系如何？

（1）有 47.7% 的公众见过烟盒包装上印有警示图片，男性比例高于女性，吸烟者高于非吸烟者。

（2）高达 77.0% 的公众认为烟盒包装上印有警示图片对告知吸烟危害更有效，其认知度随着学历的增高而增高，性别、年龄、是否吸烟方面则无明显差异。

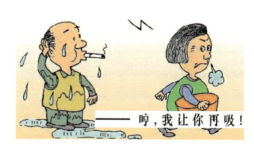

—— 哼，我让你再吸！

（3）有 69.3% 的公众不会将烟盒包装上印有警示图片的卷烟作为礼品赠送，其比例随着学历的增高而上升，女性略高于男性，非吸烟者高于吸烟者，年龄方面则无明显差异。

（4）65.5% 的公众不愿意接受烟盒包装上印有警示图片的卷烟礼品，其比例随着教育程度的增加而上升，非吸烟者高于吸烟者，性别、年龄方面则无明显差异。

（5）77.2% 的公众支持我国烟盒包装上印有警示图片，其比例随着教育程度的增加而上升，性别、年龄、是否吸烟方面则无明显差异。

353. 什么是国际脏烟灰缸奖？

脏烟灰缸奖，由全球非政府组织（Non-Governmental Organization，NGO）代表在历次《烟草控制框架公约》会议召开期间，根据各国代表团的表现，集体评选得出，以谴责获奖者在控烟工作方面表现拙劣的一个奖项。

在 2008 年召开的国际控烟大会上，中国被与会的 200 名全球NGO 代表授予"脏烟灰缸奖"，"颁奖词"是："宁要漂亮烟盒，不要公民健康。"

每次框架公约会议召开期间，NGO 将根据各国代表团的表现集体评选出当天的"兰花奖"与"脏烟灰缸奖"，以赞扬或谴责获奖者。

354. 什么是中国脏烟灰缸奖？

参照国际控烟大会颁奖方式，中国控制吸烟协会于 2011 年起设立"脏烟灰缸奖"。奖杯的造型就是一个透明的大烟灰缸。该奖项专门"奖励"那些夹杂了太多吸烟镜头和烟草广告的影视作品。控烟协会希望通过发放"贬义奖"方式，给涉烟影视制作团队以警示。

获奖名单：

第一届，2011 年 5 月，电影《让子弹飞》和电视剧《红色摇篮》。

第二届，2012 年 6 月，电影《钢的琴》和电视剧《钢铁年代》。另外，《亲密敌人》《失恋 33 天》等 12 部电影和《咱家那些事》等 3 部电视剧因为没有烟草镜头，被授予"无烟影视剧奖"。

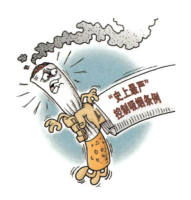

第三届，2013 年 6 月，电影《大上海》和电视剧《悬崖》。另外，《饭局也疯狂》等 11 部电影、《媳妇的美好宣言》等 10 部电视剧因为没有吸烟镜头，被授予"无烟影视剧奖"。

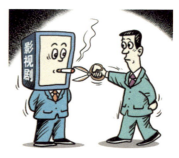

第四届，2014 年 5 月，电影《扫毒》和电视剧《寻路》。

控烟篇

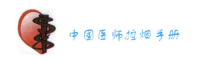

第五届，2015年5月，电影《一步之遥》。另外，《爸爸去哪儿1》等9部影片、《杉杉来了》等9部电视剧获"无烟影视奖"。当年，中国控制吸烟协会发布2015年度热播国产影视剧烟草镜头监测结果，显示影视剧烟草镜头状况明显好转。

第六届，2016年5月，电影《老炮儿》、电视剧《千金女贼》。

第七届，2017年5月，电影《我不是潘金莲》。

第八届，2018年6月，电影《建军大业》、电视剧《风筝》。

355. 为什么需要医师做戒烟表率？

50% ~ 70% 的吸烟者对戒烟感兴趣，而医师的行为常被视为楷模和榜样，所以，医师是协助人们戒烟的最合适人选。最近三年的全国六大城市调查发现，包括大约1/4的内科医师不知道吸烟和心脏病的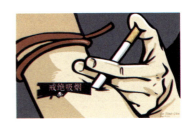
关系，国内控烟面临很多挑战，其中之一就是医师本身的行为。医师的行动会影响患者的意识，所以医师在控烟中应该起先锋表率作用。如果医师也吸烟，那么患者就不会相信吸烟的危害，所以医师是最容易劝导患者不吸烟的最佳人选。

吸烟者每年戒烟的平均比例只有约为2%，而只要医师简短的建议就会使戒烟率提高1倍。有研究显示，医师劝患者戒烟3分钟以下，患者戒烟成功率能增加30%；医师劝烟3 ~ 10分钟，患者戒烟成功率就增加60%；医师劝烟10分钟以上，患者戒烟成功率增加130%。所以，医师对中国整体控烟事业的成功起着关键作用。

356. 医师的劝说可对吸烟者产生怎样的影响？

医师的劝诫对吸烟者的心理和行为具有重要影响。医师关于吸烟后果和戒烟好处的劝告，特别是结合吸烟者的自身健康情况的严

242

肃、多次的劝告，可以在很大程度上增强吸烟者的决心和自觉性。如果吸烟者在戒烟过程中经常到门诊接受医师的进一步指导，并配合一氧化碳测定来帮助医师客观了解该吸烟者的近期吸烟情况，则有望在更大程度上提高戒烟成功率。

医师除对吸烟者进行劝导外，还应对其进行行为治疗。按保守估计，如果医师的劝导可使 10% 的吸烟者成功戒烟，辅以行为治疗则可将戒烟率提高至 20%。医师可采取举办讲座、办戒烟训练班或个别指导等方式帮助吸烟者改变自己以往与吸烟有关的行为模式，并为吸烟者分阶段设计一套专用戒烟方案。对于戒烟者需要同时制订一个防止复吸的方案。对于失败者，要帮助他们分析失败的原因，鼓励再次戒烟，必要时将行为疗法和药物治疗联合应用。行为疗法实施中的主要问题是吸烟者难以按时参加各种讲课和学习班，而对每个吸烟者个别进行整套行为指导又会花费医师或戒烟工作者大量的时间。

357. 临床医师在控烟工作中应扮演怎样的角色？

我国临床控烟工作存在诸多问题，主要是缺少对吸烟危害的明确认识、缺乏责任感和紧迫感、未担当表率作用、未积极履行医师控烟和帮助戒烟的职能，以及缺乏戒烟知识和技能。因此，指南提出，所有医护人员，应义不容辞、责无旁贷地承担起控烟的责任，上则推动政府，下则带动公众。现在临床医护人员劝诚患者戒烟不是很主动，且中国医师自身吸烟问题也比较突出，特别是外科男医师。我们必须要让医护人员有一个专业认识：医护人员参与控烟任务责无旁贷。要达到提高健康水平的目标，医师劝导患者戒烟，劝导遇到的一切吸烟者戒烟，是非常重要的一个方面，甚至是一个捷径。

358. 为什么说医师是帮助吸烟者戒烟的最佳人选？

（1）医师戒烟带动全民吸烟率下降。这是 40 年来发达国家控烟

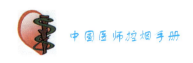

成功的重要经验之一。对医护人员进行培训并动员他们参与戒烟运动,先有医师吸烟率的下降,才有全民吸烟率的下降。英国医师的吸烟率从1951年的68%下降到目前的10%以下,英国18岁以上人群吸烟率随之也从1960年的61%下降到目前的30%以下。

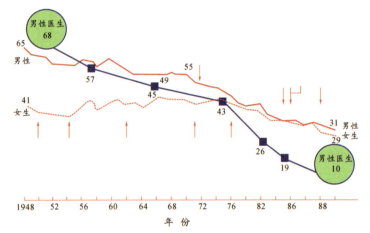

(2)医师是戒烟最好的建议者。研究显示,70% ~ 90%的吸烟者每年与医师接触,约70%的戒烟者的成功是由医师的劝告实现,由此可见,医师在劝导吸烟者戒烟中的重要作用。我国吸烟者的戒烟率低的重要原因之一是医师没有充分发挥其在戒烟中的作用。吸烟至少是和高血压、高脂血症和糖尿病同等重要的心血管危险因素,控制这些危险因素,心内科医师责无旁贷。

(3)医师的建议最有效。医师是帮助吸烟者戒烟的最佳人选。每个人在关注自己的健康时,最信赖的就是身边的医护人员。当吸烟者因病痛就医时,一个能以身作则拒绝烟草的医师给患者提出的不要再吸烟的简单忠告,就可能完全改变患者以后的吸烟行为。

359. 目前我国医师在戒烟工作中的现状如何?

我国医师在临床控烟工作存在的问题很多。目前国内医师的吸烟率为58%，其中男医师吸烟率为48%；医师对吸烟危害的认知较差，98%的医师不知道戒烟的具体方法；对吸烟者，特别是在医院和病房内吸烟者的劝诫少、力度不够；目前在戒烟的医师大部分无辅助治疗。

360. 针对医护人员有何控烟对策？

（1）加强医护人员的控烟健康教育。医护人员都受过几年专门的医学教育，对吸烟危害健康的道理非常明白，通过单纯地宣传吸烟有害来阻止医师吸烟，作用不会太大。目前更重要、更迫切的是让医师理解医护人员的责任、医护人员的模范作用、医护人员在控烟问题上对整个社会的引导作用。要让医师认识到，医护人员作为健康的维护者和健康知识的传播者，有责任给人们树立良好的形象。

（2）加强医德医风建设，规范医患关系。接受患者送烟、敬烟是造成医护人员吸烟和保持吸烟的原因之一。提高医护人员的思想素质，规范医患之间的关系，对截断医护人员这部分烟的来源是非常关键的。通过医德医风的加强、医患关系的规范，使医护人员自觉文明行医，拒收烟酒，同时也使患者及其家属文明就诊，不向医护人员送烟、敬烟。

（3）开展创建无烟科室和无烟医院活动。通过开展无烟科室和无烟医院活动，创造一个良好的就医环境，增强医护人员的无烟意识，使每一位医护人员和患者都参与到禁烟的活动中，让吸烟者无"立足之地"。

（4）条件成熟时，医疗卫生单位可出台单位内部的禁止吸烟制度，用行政措施约束吸烟行为。禁止医护人员在工作区吸烟；禁止患者及其家属在就诊、候诊时吸烟或向医护人员敬烟、送烟，并制定相应的奖惩措施。

（5）卫生行政部门及社会应积极创造条件，减轻医护人员的工作压力及思想压力，如职称晋升问题、医疗事故的处理问题，以及丰富

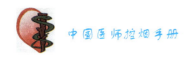

医护人员业余生活、改善医护人员生活条件等，努力为医护人员创造一个轻松愉快的工作环境，减少以吸烟来缓解工作压力的可能性。

361. 心内科医师如何做好戒烟表率？

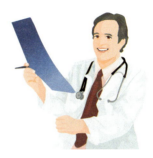

心内科医师可能是内科系统中最忙的群体，也是当前医学研究和治疗领域中最活跃，同时也是最愿意接受新理念和先进诊疗策略的群体。临床心内科医师应积极践行将控烟融入临床工作的承诺，在日常医疗活动中做到"知、信、行"：知，即了解中国控烟工作任务艰巨，吸烟是心血管病重要危险因素，以及戒烟是降低心血管风险最经济的干预方式等理念；信，即转变观念，相信医师的力量和榜样作用；行，即医师要身体力行，做控烟表率，用科学的方法有效控烟。

心内科医师具体可以做以下工作：（1）做不吸烟或戒烟楷模；（2）建议患者戒烟，提供戒烟服务；（3）承担公众教育任务，协助政府制定相关政策。

《中国心血管医师临床戒烟实践共识》指出了临床实践中心血管医师戒烟 ABC：

A—Ask（询问）：了解患者的吸烟程度；

B—Brief Advice（建议）：用清晰、强烈、个性的方式劝说每一位吸烟者戒烟；

C—Cessation Support（支持）：明确障碍，具体支持。

心内科医师应将戒烟融入慢性病管理系统，将戒烟指导作为冠心病、高血压和糖尿病门诊诊疗的必要组成部分。

心内科医师的戒烟宣言：

（1）自觉拒绝烟草，身体力行，做控烟表率。

（2）将控烟融入日常临床工作，给每一个吸烟患者3分钟时间讨论戒烟。

（3）充分认识烟草依赖是一种慢性疾病，将控烟提升到治疗疾病的高度，积极掌握治疗方法。

（4）努力创建无烟科室、无烟医院，传播戒烟知识。

（5）拒绝烟草，减少疾病！

（6）让我们为创造一个无烟的健康环境而共同努力！

362. 科主任在控烟工作中扮演的角色有哪些？

整个控烟工作开展的过程中，科主任的理念和思想、科主任的榜样和示范作用是非常重要的。具体可借鉴的经验有：

（1）积极响应医师协会的号召，成立控烟小组，邀请护士长、主诊医师、护理组长等一并加入，进行科室控烟的管理，制定相应的对策。

（2）定期举办戒烟班、开展控烟知识的宣教，重点是生活方式的教育和常见疾病的预防；此外，心内科医师定期外出走访，到社区开展生活方式及疾病预防的讲座。

（3）清理环境。把病区里所有的烟、烟缸及所有的卫生死角都清理掉，真正做到无烟环境。

（4）对于门诊及住院的患者进行戒烟宣讲，并在住院病历和门诊病历中记录，进行控烟、戒烟方面的指导。

（5）可印刷一些小册子作宣传，主要是改变生活方式方面的，尤其是戒烟，这是生活方式干预的重中之重。在病区墙上张贴一些吸烟有害健康的警示牌，让更多人了解吸烟的危害。

（6）对于重点患者，特别是冠心病、高血压、心衰患者，应进行生活方式方面的重点随访，特别是吸烟。看有没有减少吸烟？有没有戒烟？原因是什么？并进行分析和指导。

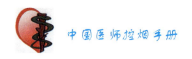

363. 如何把控烟工作融入日常的临床诊疗工作中？

（1）给予每个吸烟者3分钟指导戒烟。临床医师的行为心理干预，可明显提高戒烟率。大多数吸烟者也许有戒烟的意愿，但自然戒断率低，约为3%。如果医师给每个吸烟患者3分钟的宣传与指导戒烟，可提高戒断率到10%。冠心病患者可出现明显的预后方面的改善。

（2）真正实行戒烟的"5A"策略。Ask：询问吸烟状态；Advise：建议戒烟；Assess：评估患者戒烟的意愿，评估尼古丁成瘾的强度；Assist：帮助患者制定戒烟计划；Arrange：安排随诊、检查计划、调整治疗手段。

（3）在门诊和住院的电子病历中有问诊、干预和科普宣教的板块植入。

364. 中国控烟工作中的大事件有哪些？

（1）中国政府全程积极参与《烟草控制框架公约》的起草，并于2003年11月成为正式签约国，对推动中国控烟工作有积极意义。

（2）1997年8月在北京召开的《第十届世界烟草与健康大会》，有114个国家或地区的1800名代表参加。这不仅表明中国党和政府对人民的健康和控烟工作的高度重视，而且也显示中国政府愿与国际社会一道开展广泛的合作，共同应对烟草危害的坚定决心。

（3）《烟草专卖法》《未成年人保护法》《广告法》《禁止在公共交通工具上吸烟的规定》和《学校卫生工作条例》等国家法规以及众多的地方法规的发布，为我国控烟提供了法律依据，控烟法规体系初步形成。

（4）中国控制吸烟协会、中国疾控中心控烟办、中国烟草控制联盟、各级爱卫会和疾控中心、宋庆龄基金会、全球烟草控制研究所中国合作中心等一大批热心于控烟事业的国家机构和民间团体的成立和运作，吸烟与健康网站的开通，《中国吸烟与健康通讯》的面世等，为指导、宣传、协调和沟通中国控烟工作提供了强有力的组织保障。

（5）年复一年的经常性控烟教育，结合世界无烟日宣传主题开展的形式多样的年度活动，已成为对我国公众进行烟草危害健康教育的主导形式。它是我国控烟工作中具有全局意义的一项重要基础工作，其产生的社会效益和影响不容低估。

（6）国家通过经济结构的调整，不再续建新烟厂，现有烟厂已从1995的180多家减少到130家。这一实施起来难度极大的重大举措无疑有效地阻抑了我国香烟的生产和销售。

（7）无烟医院、无烟学校、无烟单位、无烟公共场所、无烟草广告城市的推广初见成效。如公共汽车、火车上吸烟现象大为减少，民航班机已实现了全面禁烟。部分医院成为无烟医院，为在公共场所实施控烟开了个好头。

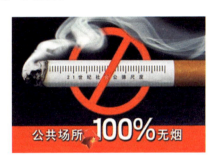

（8）由健康发展研究中心、中国控烟协会、全球烟草控制研究所中国合作中心等多家民间机构发起的，以宣传框架公约、促进烟草控制为宗旨的中国烟草控制联盟的成立，为凝聚民间力量、充分发挥非政府机构在控烟工作中的积极性和特殊作用，作出了可喜的贡献。

（9）与国际组织或国外相关机构合作或独自组织了多次学术研讨会或论坛，研究单位、医院和高等医学院校开展控烟的调查研究和学术交流开启了国际交流之门，并为制定控烟策略、技术、措施等提供科学咨询和依据。

（10）为配合"卫生工作者与控烟"这一无烟日宣传主题，由32位疾控中心主任、22位院（校）长、16位院长联署的致全国疾控中心工作人员、医学院校全体师生、全国医护人员的控烟倡议书的发出，为调动有影响力的公众人物的榜样作用，推动全民控烟，具有正

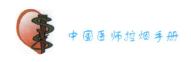

面积极意义。

（11）部分城市的香烟零售柜台设置了"禁止中小学生吸烟"的提示牌，这不仅有助于防止和减少青少年吸烟，而且能唤起全社会对青少年吸烟现象的关注。

（12）世界卫生组织从 1989 年至今已陆续向我国吴阶平、何鲁丽、陈敏章、翁心植等领导和 15 位专家，以及中国民航、中央电视台、中国控烟协会等 8 个集体，颁发了控制烟草促进健康纪念奖。这表明中国控烟工作已获得国际组织的肯定和赞赏。

365. 我国控烟工作面临的挑战有哪些？

（1）我国是世界上烟草生产和消费最大的国家，占全球总量的 1/3 以上。每年香烟销量达 1.8 万亿支，吸烟人群约 3.5 亿。每年死于吸烟相关疾病者近 100 万人。

（2）控烟有利于减轻烟草危害，保护广大群众的健康；而繁荣的烟草业具有明显的经济效益，可提高税收，增强国家财力，扩大就业群体，这一对"利效"难以两全的矛盾将在长时间内影响控烟的进程。

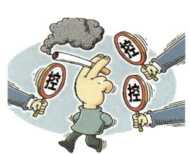

（3）我国人群吸烟率在过去的 20 多年间未见明显下降。

（4）中国人群对烟草危害的认知度和控烟意识低下。

（5）吸烟人口呈低龄化，青少年吸烟率的上升，成了最使人忧心之事。

（6）被动吸烟人群居高不下，我国大多数人没有意识到被动吸烟带来的危害。

366. 哪些公共场所应禁止吸烟？

（1）文物保护单位、医疗机构、影剧院、音乐厅、档案馆、图书馆、博物馆（院）、美术馆、陈列馆、展览馆、科技馆、游艺厅（室）、网吧、舞厅、体育场馆、游泳馆等科教、卫生、文化、艺术、体育场所的室内区域。

（2）托儿所、幼儿园，各类学校、教育培训机构的室内教学活动场所，食堂、学生宿舍及青少年活动场所的室内活动区域。

（3）会议室。

（4）公共汽（电）车、出租车、轨道交通、船舶等公共交通工具内部。

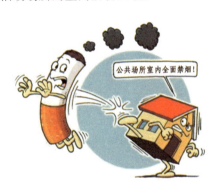

（5）公共电梯内部、地下人行通道和地下停车场。

（6）宾馆、饭店、旅馆、咖啡馆、酒吧、茶座。

（7）商场（店）、书店。

（8）公共浴室、理发店、美容店。

（9）公园、广场举行集会等重大活动时禁止吸烟。

（10）根据实际需要，由当地政府确定的其他禁止吸烟场所。

367. 无烟单位的基本标准是什么？

（1）成立控烟领导组织，有领导分管，有专人负责；将控烟工作纳入本单位工作计划，年终有总结。

（2）制定控烟规章制度及有效的管理措施（奖惩制度）。

（3）单位会议室、办公室等禁止吸烟；除特设的吸烟室外，单位内任何地方均不设烟具；吸烟室应通风良好或安装有通风设备，有明显的指示标识。

（4）单位内有醒目的禁烟标识，保证在禁烟区内无烟蒂，并设有

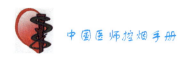

专（兼）职控烟监督员。

（5）单位定期开展多种形式的控烟知识宣传，令职工了解《世界烟草控制框架公约》相关内容，掌握烟草危害健康知识，并积极参与各部门组织的控烟活动。

（6）单位区域内禁止销售烟草制品。

（7）单位人员吸烟率在原有基础上呈下降趋势。

（8）民意调查不吸烟人员对单位控烟满意率在 90% 及以上。

368. 无烟医疗卫生机构的标准包括哪些？

（1）成立控烟领导组织，将无烟机构建设纳入本单位发展规划。

（2）建立健全控烟考评奖惩制度。

（3）所属区域有明显的禁烟标识，室内完全禁烟。

（4）各部门设有控烟监督员。

（5）开展多种形式的控烟宣传和教育。

（6）明确规定全体职工负有劝阻吸烟的责任和义务。

（7）鼓励和帮助吸烟职工戒烟。

（8）所属区域内禁止销售烟草制品。

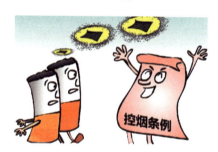

无烟医院在此基础上还要符合以下 2 个标准：（1）医护人员掌握控烟知识、方法和技巧，对吸烟者至少提供简短的劝阻指导；（2）在相应科室设戒烟医师和戒烟咨询电话。

369. 无烟医院的评估标准是什么？

评估标准总分为 100 分。为体现医院管理及工作过程，以 60 ~ 75 分（含 75 分）为基本达标，75 分以上为达标，均授予"无烟医院"称号。

（1）医院有控烟综合行动计划（30分）。

①医院有控烟组织结构架模式（12分）：医院控烟工作应由一位院级领导主持，由医院各部门负责人组成控烟管理委员会（4分）；医院控烟实行医院、科室两级管理，各级领导人和员工的责任明确（4分）；院、科两级控烟管委会定期召开会议（院级不少于半年一次；科室不少于每季度一次），有记录文书（4分）。

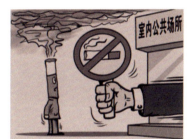

②医院有中长期和年度控烟工作规（计）划（5分）。

③医院有控烟制度，开展员工控烟教育（8分）：建立控烟和奖罚制度（4分）；对医护技、行政后勤、初上岗人员（包括进修和其他临时工作人员）有培训制度，每年至少进行两次集体控烟教育（4分）。

④医院有相应考核制度和各项控烟工作记录（5分）。

（2）医院无烟环境建设（30分）。

①医院工作场所禁止吸烟（20分）：禁烟区包括医院内所有室内场所（10分）；医院的会议室、候诊室、医师办公室等室内场所不摆放烟具（3分）；禁烟区无烟蒂（7分）。

②有明显的禁烟标识（5分）。

③医院内的商店、小卖部等不售烟（3分）。

④医院内设露天吸烟处，引导标识清晰（2分）。

（3）提高医护人员控烟能力（20分）：医护人员知道吸烟的危害（3分）；医护人员知道戒烟的益处（3分）；医护人员知道戒烟的方法（6分）；医护人员掌握劝导吸烟者戒烟的技巧（6分）；医院设一名专（兼）职控烟医师（2分）。

（4）医院对患者开展控烟教育（10分）：医护人员对吸烟患者进

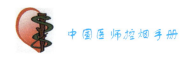

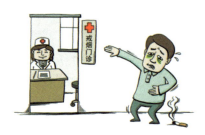

行诊治时对其进行戒烟劝导（6分）；医院向患者免费提供控烟相关材料（2分）；医院内摆放控烟宣传展板（2分）。

（5）医院职工吸烟率逐渐下降（10分）：医院有本院吸烟情况基线调查（2分）；医院每三年至少有一次吸烟情况调查（2分）；医院职工吸烟率逐渐下降（6分）。

370. 如何执行无烟医院标准？

（1）医院有控烟领导组织，有控烟规划、工作方案，有控烟制度和工作保障。

（2）医院内工作场所有明显的禁烟标识。办公室、会议室、接待室及餐厅等场所不摆放烟具。

（3）医院职工、患者和家属及来访者等在室内工作场所一律不得吸烟。在医院内室外设吸烟处。

（4）医院职工了解吸烟的危害，积极开展控烟宣传。将控烟纳入相关临床诊疗或防治工作中，医护人员能指导患者戒烟并正确使用戒烟药物和控烟用品。提倡建立控烟门诊和热线。

（5）医院职工吸烟者积极戒烟，吸烟率在原基础上逐渐下降。

（6）医院内小卖部、商店不得出售香烟。

371. 医院可提供的戒烟服务模式有哪些？

医院戒烟服务包括普通服务和专科服务两种架构模式。

（1）普通服务：需由全体工作人员介入，以简短干预为原则，需要尽可能多的工作人员参与，所有工作人员需要做下列工作：确定患者是否吸烟，激励患者尝试戒烟，需要时建议或给予药物处方。

（2）专科服务：包括医院的专科门诊和地方或国家的戒烟服务，

服务的提供者为经过培训的专职
工作人员，可从医院病房和门诊
接收被转诊的患者，同时向其他
工作人员提供有关如何激励患者
尝试戒烟和如何将患者转至专科
服务等方面的培训，以及尽可能
到床边访视吸烟的住院患者。

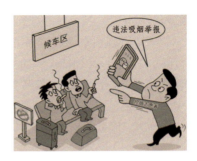

372. 如何开设戒烟门诊?

开设戒烟门诊需准备以下事项:

（1）开设计划:应事先完成开设计划，包括人员配备、人员培
训、场地选择、开诊时间设定、门诊宣传、评估计划、仪器设备和戒
烟药物准备等。

（2）门诊设置:由于目前进入戒烟门诊的患者在吸烟人群中的
比例还很低，因此戒烟门诊不一定单独开设，否则利用率较低。建议
开设在内科相关科室中（如呼吸内科、心内科和神经内科等）。

（3）人员构成:除具有专业知识外，戒烟门诊工作人员需具有无
私奉献和投身公益事业的热心。戒烟门诊应至少配备1名接受过正
规戒烟技能培训并考核合格的执业医师。除医学专业知识外，工作
人员必须具有一定程度的心理学知识和心理咨询技能。至少有1名
护士或社区工作者协助登记和随访。如有条件，可以培养一定数量
的志愿者，协助劝导吸烟者进入戒烟门诊和参加其他戒烟相关的公
益工作。

（4）仪器设备:门诊需配备电话（用于预约和随访）、血压计、体
重计、听诊器和呼出气一氧化碳检测仪等设备，准备好戒烟门诊首
诊登记表、随访登记表和评估表等。门诊还应该备有一些吸烟有害
健康的宣传教育材料，如宣传折页、戒烟手册、宣传画和挂图等，并
根据条件增设影像资料（DVD和电视机等）和器官模型（如肺脏、心

脏和血管等）。

（5）开诊时间：应有固定的出诊时间，至少每周开诊一次，每次时间不少于半天。根据工作量，适当增加开诊时间。戒烟门诊开始开设时，每次可接诊 3 ~ 5 例患者，进行个别治疗，首诊时间不少于30分钟。还可对就诊患者采用预约的方式，鼓励患者进入戒烟门诊。如果每次门诊患者超过 10 例以上，可以按小组进行治疗。

373. 如何才能开好戒烟门诊？

戒烟门诊是对吸烟者进行专业化戒烟干预的一种有效途径与方式，其对象主要是简短干预效果不佳或自愿接受强化戒烟干预的吸烟者。

（1）医院及主管部门应积极在相关科室建立戒烟门诊并给予相应的政策支持。

（2）有条件的卫生医疗机构可设立单独诊室供戒烟医师进行戒烟干预。

（3）有条件的卫生医疗机构可配备经过专业培训并获得资格认证的戒烟医师。

（4）应配备相关的检查设备，如呼出气一氧化碳检测仪等。

（5）通过多种方式宣传戒烟门诊，引导吸烟者到戒烟门诊接受专业化戒烟干预。

374. 戒烟门诊的评价指标有哪些？

（1）门诊运行评价：资源（人力物力，来源，可持续性），门诊设置（门诊的地点，必要的配备，门诊的时间，医师或护士人数），人员培训（培训内容，次数及接受过培训的单位，培训的测评及其方式，接受现场辅导时间及其方式），接诊（接诊的吸烟者数，包括自行前来的吸烟者数和转诊的吸烟者数、完成登记表的吸烟者数、接受咨询服务的吸烟者数、使用尼古丁替代治疗的吸烟者数、使用其他戒烟药的吸烟者数，接诊时间，接诊方式，接诊人员和所用宣教材料的种类），随访（随访的次数和频率，完成全部随访的人数，没有完成随访的人数和原因，戒烟的人数，有意愿戒烟的人数，减少吸烟量50% 以上的人数），时点戒烟率（经呼出气一氧化碳测试证实的 3 个月和 6 个月时点戒烟率）。

（2）门诊的宣传教育情况：院内（开设医院领导，如院长、科主任等人数 / 次数及效果，印制的宣传资料种类，发放出去的资料种类和数量，发放对象以及发放形式，利用院内的宣传栏、网页和院报等做宣传的

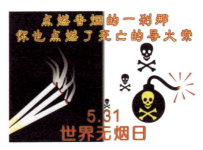

次数及其效果，在院内做戒烟知识和技能培训的次数和参加人数，新加入到倡导戒烟行列中的人数，自愿提供戒烟服务的医师和护士的人数，开设门诊后医护人员戒烟的人数）；院外（在周边社区和学校等开展控烟宣教活动的形式和次数，与其他相关单位合作开展控烟宣教工作的形式和次数，开展媒体宣传的形式和频次，印制宣传资料及其种类和数量，发放次数、数量、对象和形式）。

375. 公共场所应如何控烟？

一些国家控烟成功的经验显示，立法是禁止在公共场所吸烟的关键措施。除了落实国家机关带头禁烟以外，对公共场所立法禁烟，禁绝烟草广告，宣传吸烟的危害，倡导吸烟文明，并配以制度规范，都十分必要。在这方面，国外的禁烟经验值得借鉴。比如，为了减少未成年烟民，1995 年美国香烟管制新措施规定：禁止在学校和学生活动区

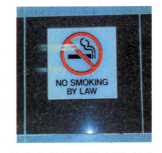

控
烟
篇

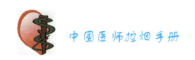

域设置香烟售卖机；卖烟者应查明顾客确已年过 18 岁。有的城市出动警车在学校附近巡逻，规定第一次看到青少年吸烟将予以没收并告知校方、家长；第二次则要令其上专门劝阻吸烟的学习班；第三次则须交付 500 ~ 1000 美元罚款，或去参加社区劳动。不仅对未成年人严厉禁烟，公共场所对成年人禁烟也毫不含糊。例如英国规定从 2007 年 7 月 1 日起，对所有室内公共场合禁烟，个人违法罚款 200 英镑，商家违法最高罚款 2500 英镑。2008 年 2 月 1 日，法国在公众场所禁烟的法令生效。在法国的各类企业办公楼、政府机构、购物中心、学校、火车站、机场和医院等公共场所均禁止吸烟，每个在上述场所点燃香烟的瘾君子都将面临罚款。不仅吸烟者受罚，连物业管理者也将面临罚单。

　　此外，应把控烟教育作为公民素质教育的组成部分，这是控烟工作的根本。同时要教育非吸烟人群增强反吸烟自我健康保护意识，态度鲜明地反对吸烟者在公共场所吸烟，建立起一道坚定的"反吸烟屏障"，从而提高人们自觉控烟的意识。

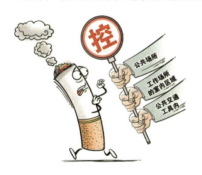

　　应在公共场所辟出专门的室外吸烟区，解决烟民与非吸烟者之间的矛盾。尽可能减少新增烟民数量，加强"吸烟有害健康"的宣传，以期增加人们对于吸烟危害健康的理性认知，自觉抵制香烟的诱惑。中国政府应该进一步加强对烟草企业和烟草价格的调控，这可以在一定程度上使经济拮据的人群减少吸烟。

376. 如何提供戒烟热线服务？

　　医疗机构开设配备相关工作人员的戒烟热线，并向全国人民免费开放。戒烟热线使用方便，同时全天候均有工作人员值守，可为戒烟者介绍烟草依赖治疗手段，比如戒烟知识咨询、尼古丁替代疗法等。此外，戒烟热线还可触及边远地区的个人，并根据不同人群具体设置，覆盖范围广，效果显著。戒烟热线还可安排人员回拨电话，追踪戒烟者的进展，加强戒烟效果。

377. 如何推进戒烟社区教育？

（1）政府支持是前提，立法建制是保证。有关调查显示，75.56% 的群众认为国家应该禁止烟草的生产和销售，这虽然是一种片面的过激的看法，但是我们认为政府在控烟的行动中应该有政策的体现。第一，要限制并逐步减少烟草的生产和销售，否则控烟始终是一句空话，这唯有政府的干预才能解决；第二，要严厉打击和禁止任何形式的烟草广告宣传，要表明政府的态度，而不应允许控烟宣传和烟草促销宣传同时存在；第三，要制定烟草生产、销售和使用的明确法规，同时加强市场的监控，只有长期坚持才能取得实效；第四，对香烟的商标图案和色彩也应作出规定，应当取消代表国家形象的天安门、人民大会堂等做香烟的商标，这是表明政府立场和态度的一个严肃问题；第五，建议政府在烟草利润和税收中每年拨出一定经费作为控烟宣传教育经费。

（2）建立社区吸烟与健康组织，开展丰富多彩的控烟活动。可建立单位吸烟与健康协会，采取各种形式，开展大规模的普及宣传教育活动和工作，使职工都了解和掌握"吸烟危害健康"的卫生知识。建立戒烟俱乐部并开展"9个1"系列活动，即看一部戒烟录像；发一份戒烟资料；介绍一套戒烟方法；签订一份戒烟协议；致戒烟者家属的一封公开信；组织一次戒烟知识竞赛；举办一次戒

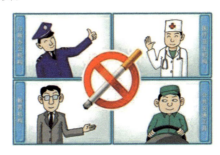

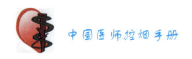

烟座谈会；召开一次戒烟表彰会；举办一场戒烟展览会。

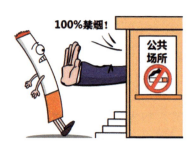

（3）以家庭为最小单位，采取综合干预措施。在开展社区禁烟活动中，以家庭为最小单位，提高家庭自助干预能力，妻子动员丈夫戒烟，母亲劝导儿子戒烟，依靠自助、互助力量矫正行为。在社区卫生院内开设戒烟门诊，进行咨询指导、戒烟服务，加大医师干预力度。调查结果显示，通过子女劝导家长戒烟成功的占 18.72%，在医师劝导下戒烟成功的占 5.6%，因病戒烟成功的占 22.48%。控烟治本，造就新人，在进行家庭控烟教育时，可与幼儿防止吸烟和被动吸烟的教育同步进行。实践证明，实行健康教育的家庭化是可行的、有发展前景的。

（4）突出重点，标本兼治，持之以恒地开展控烟教育。我国有 3.5亿多烟民，占世界吸烟人数的 1/4，绝大多数在农村。近些年来，我国政府十分重视戒烟工作，在城市效果显著，而在农村由于诸方面的原因，禁烟工作形势不容乐观。因此，加强农村控烟教育显得尤为重要。农民戒烟，教育在先，首先，必须建立健全农村健教机构，使之有人抓、有人管，多层次、立体式开展健康教育；其次，必须加强农村中小学的健康教育，培养和造就不吸烟的一代新人，这是一项治本措施。

378. 历年无烟日主题是什么？

1988 年：要烟草还是要健康，请您选择

1989 年：妇女与烟草

1990 年：青少年不要吸烟

1991 年：在公共场所和公共交通工具上不吸烟

1992 年：工作场所不吸烟

1993年：卫生部门和卫生工作者反对吸烟

1994年：大众传播媒介宣传反对吸烟

1995年：烟草与经济

1996年：无烟的文体活动

1997年：联合国和有关机构反对吸烟

1998年：在无烟草环境中成长

1999年：戒烟

2000年：不要利用文体活动促销烟草

2001年：清洁空气，拒吸二手烟

2002年：无烟体育——清洁的比赛

2003年：无烟草影视及时尚行动

2004年：控制吸烟，减少贫困

2005年：卫生工作者与控烟

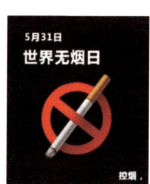

2006年：烟草吞噬生命

2007年：创建无烟环境

2008年：无烟青少年

2009年：拒绝二手烟，让肺自由呼吸

2010年：性别与烟草——特别抵制针对女性的市场营销

2011年：世界卫生组织《烟草控制框架公约》

2012年：烟草业干扰控烟

2013年：禁止烟草广告、促销和赞助

2014年：提高烟草税

2015年：制止烟草制品非法贸易

2016年：为平装做好准备

2017年：烟草——对发展的威胁

2018年：烟草伤害心脏

2019年：烟草和肺部健康

控烟篇

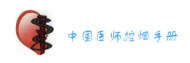

379. 我国控烟办公室是怎样的机构?

于 2002 年成立的国家控烟办公室（National Tobacco Control Office），是国家卫健委领导下的国家级烟草危害控制专业机构，是烟草危害控制全国业务技术指导中心。控烟办公室主要从以下几方面具体实施控烟工作。

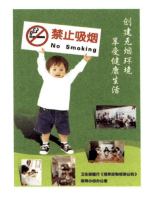

第一，采取经济措施，从价格、非价格和税收等方面进行控制，以减少烟草需求。

第二，采取卫生措施，保护不吸烟人群免受烟草制品的危害。

第三，采取管理措施，使烟草制造商和进口商必须如实披露烟草制品成分和排放物的信息。

第四，禁止向法定未成年人出售烟草制品等。

380. 什么是中国控烟协会?

中国控烟协会（Chinese Association on Tobacco Control，原名为中国吸烟与健康协会），成立于 1990 年 2 月，是由志愿从事控烟的各行业人员自愿组成的全国控制吸烟的学术性、社会性群众团体，为非营利性社会组织，接受国家卫健委和民政部的业务指导和监督管理。全国人大常委会原副委员长吴阶平任首届协会会长。2004 年 6 月 21 日更名为中国控制吸烟协会。协会设办公室、组织宣传部、联络部等办事机构。

381. 什么是《烟草控制框架公约》?

世界《烟草控制框架公约》是一个由各成员国以国际协定的方式达成的全面执行世界烟草控制协议的法律文件。它的既定目标是实行全面的烟草控制战略，其最终内容将依据各成员国所提交的内

262

容而定。公约工作小组首先编写了公约草案的拟议内容，把控烟框架公约分为公约和相关议定书两大部分。公约的内容包括：（1）序言、定义、目标和指导原则；（2）一般性义务；（3）组织机构；（4）执行机制；（5）公约的发展；（6）最后条款。第（1）（2）部分主要含拟议的实质性内容，第（3）至（6）部分主要

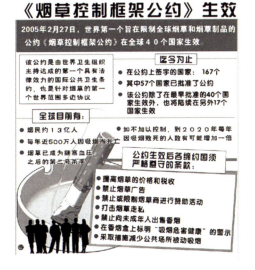

《烟草控制框架公约》生效

2005年2月27日，世界第一个旨在限制全球烟草和烟草制品的公约《烟草控制框架公约》在全球４０个国家生效。

该公约是由世界卫生组织主持达成的第一个具有法律效力的国际公共卫生条约，也是针对烟草的第一个世界范围多边协议

迄今为止
- 在公约上签字的国家：167个
- 其中57个国家已批准了公约
- 该公约除了在最早批准的40个国家生效外，也将陆续在另外17个国家生效

全球目前有：
- 烟民约13亿人
- 每年近500万人因吸烟而死亡
- 烟草已成为健康血压之后的第二号杀手

- 如不加以控制，到２０２０年每年因吸烟致死的人数有可能增加一倍

公约生效后各缔约国须严格遵守的条款：
- 提高烟草的价格和税收
- 禁止烟草广告
- 禁止或限制烟草商进行赞助活动
- 打击烟草走私
- 禁止向未成年人出售香烟
- 在香烟盒上标明"吸烟危害健康"的警示
- 采取措施减少公共场所被动吸烟

包括程序性内容。相关议定书阐明各成员国更加具体的承诺。内容主要涉及：减少烟草需求的价格和税收措施；减少烟草需求的非价格措施；减少环境烟草烟雾和避免被动吸烟的措施；保护儿童和青少年；取缔烟草产品的走私；免税烟草产品的销售；广告、促销和赞助；检测和报告烟草产品成分；烟草工业的管制；烟草的监督、研究和信息交流；健康教育和研究；政府的烟草农业政策；烟草产品管制；与供应烟草有关的措施，等等。

2003年5月，在日内瓦召开的第56届世界卫生大会上，世界卫生组织192个成员一致通过了第一个限制烟草的全球性公约——《烟草控制框架公约》，为在全球控制烟草危害、共同维护人类健康提供了法律框架。这一公约及其议定书对烟草及其制品的成分、包装、广告、促销、赞助、价格和税收等问题均作出了明确规定。公约的主要目标是提供一个由各缔约方在国家、区域和全球各级实施烟草控制措施的框架，以便使烟草使用量和接触"二手烟"频率大幅度下降，从而保护当代和后代人免受烟草对健康、社会、环境和经济造成

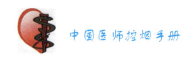

的破坏性影响。2005年2月27日,《烟草控制框架公约》正式生效。它是由世界卫生组织主持达成的第一个具有法律效力的国际公共卫生条约,也是针对烟草的第一个世界性的多边协议。

该公约目前已有160个缔约方,涵盖了全球85%以上的人口。150个缔约国已批准公约生效。2003年11月,中国成为该公约的第77个签约国。2005年8月,全国人大常委会表决批准了该公约,10月正式向联合国交存了批准书。

382. 中国履行《烟草控制框架公约》的现状如何?

我国政府高度重视控烟工作,积极参与国际控烟活动。2003年5月21日,第56届世界卫生大会一致通过了《烟草控制框架公约》(简称《公约》)。我国于2003年11月10日签署了《公约》。2005年8月28日,第十届全国人大常委会第十七次会议正式批准《公约》,为第89个批准《公约》的国家。2005年10月13日,我国政府举行了履行《公约》启动仪式。为了积极有效履行《公约》,2007

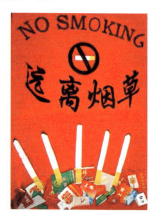

年1月,在原政府间谈判机构的基础上,国务院批准成立了由国家发改委、卫生部等8个部(委、局)组成的中国履约部际协调机制,负责协调全国的履约工作。这些都向世界表明了中国对控烟工作的重视,表明了中国对在《公约》的框架下加强各国的合作,应对公共卫生领域的挑战以及保护公民健康的郑重承诺。《公约》为中国的控烟工作带来新的机遇与挑战。

烟草控制框架公约已生效,烟草控制从专家行为转变为政府行为,这是好的一面。控烟相关法律法规有待进一步完善,烟草控制能力不足,很多烟草控制活动没有获得应有效果等,则是不利的一面,

264

其中公共场所禁烟状况尤其不理想。

我国目前还没有一部专门针对公共场所禁止吸烟的法律法规，有关规定只是出现在相关法律法规的某些条款或细则中。目前我国地市级及以上城市中，有控烟法规的仅占45.7%，一半以上还存在控烟法规的空白；禁止吸烟场所比较局限，绝大多数地方规定禁止吸烟的场所只限于医疗机构、影剧院、音乐厅、录像厅、托幼机构、学校、会议室、图书馆、展览馆、公共交通工具、邮电、金融业的营业厅等少数场所。办公室等工作场所均未列入禁止吸烟的范围。此外，法规内容限定模糊，执法主体不明，可操作性不强，等等。

383. 什么是 MPOWER 策略？

MPOWER 策略系 2008 年 2 月 7 日 WHO 发布的有效遏制烟草流行的六项烟草控制政策。具体包括：

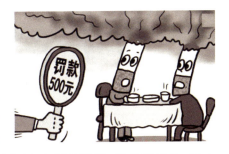

M（Monitor tobacco use and prevetion politics，监测烟草使用与预防政策）：强调加强烟草使用及影响评估，监测对象包括吸烟者、被动吸烟者、青少年、医师，更重要的是控烟政策的实施和有效性。

P（Protect people from tobacco smoke，保护人们免受烟草烟雾危害）：防止二手烟已被《烟草控制框架公约》纳入优先领域，无烟环境对于保护非吸烟者和鼓励吸烟者戒烟都十分重要。

O（Offer help to quit tobacco use，提供戒烟帮助）：3/4意识到烟草危害的吸烟者想戒烟，但很难凭个人力量戒烟，多数需要帮助和支持以克服成瘾性。国家卫生保健系统担负着治疗烟草依赖的重大责任。

W（Warn about the dangers of tobacco，警示烟草危害）：烟草包

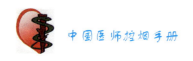

装图形警示信息和强制性警示图片可有效遏制烟草流行。2009年1月9日，我国所有烟草包装均将出现大而清晰且可以轮换的健康警语。

E（Enforce bans on tobacco advertising, promotion and sponsorship，确保禁止烟草广告、促销和赞助）：世界约半数儿童生活在不禁止免费分发烟草制品的国家。研究发现，执行广告禁令后，烟草消费最多降低了16%。

R（Raise taxes on tobacco，提高烟草税）：控烟措施中最有效和最符合成本－效益原则的策略。烟草税提高10%，可使高收入国家烟草消费下降4%，中低收入国家烟草消费下降8%。烟草价格上涨70%，可预防1/4烟草相关死亡。

384. 什么是《中国心血管医师临床戒烟实践共识》？

《中国心血管医师临床戒烟实践共识》（简称《共识》）是由中国医师协会心内科医师分会主任胡大一教授于2007年倡议，随后分会指定的专家组在认真分析心血管流行病学资料和烟草控制文件的基础上写成初稿，又经广泛征求各方面专家的意见，进行酝酿和讨论，几易其稿，才正式成文并经2008年4月心内科医师分会常委会讨论一致通过。制定和颁布《共识》的目的是号召全国的心内科医师成为戒烟的表率和控烟的先锋，为提高中国人民的健康水平，为在中国实践世界卫生组织《烟草控制框架公约》作出积极的贡献。

385.《2007年版中国临床戒烟指南》主要内容是什么？

中国是WHO《烟草控制框架公约》的签署国，2006年1月在中国正式生效。为了履行公约，推动中国的戒烟服务，世界卫生组织烟草或健康合作中心王辰主任牵头、联合中国疾病预防控制中心控烟办公室、中国控制吸烟协会医院控烟专业委员会，组织了国内呼吸、心血管、肿瘤、公共卫生等多学科领域的专家，综合国际戒烟指南，结合中国国情，制定了2007年版《中国临床戒烟指南》（试行本）。该指南可供各级各专业临床医师特别是全科医师、护士以及公共卫生医师在临床或公共卫生实践中使用。

指南介绍了烟草流行情况、烟草烟雾中的有害成分、吸烟与疾病的关系以及戒烟"早戒比晚戒好，戒比不戒好"；明确提出烟草依赖是一种慢性高复发性疾病，治疗需要持久战。具体措施包括：对愿意戒烟的吸烟者，采用 5A 法帮助戒烟，即 Ask（询问烟草使用情况）、Advise（建议）、Assess（评估）、Assist（帮助）和 Arrange（安排随访）；对于不愿意戒烟的吸烟者，采用 5R 法增强戒烟动机，即 Relevance（相关）、Risks（危险）、Rewards（奖赏）、Roadblocks（障碍）和 Repetition（重复）；对于曾吸烟者，采用防止复吸的初级方案和规范方案。指南还介绍了戒烟流程、戒烟日记、戒烟协议书、戒烟药物、国内的戒烟门诊以及控烟资源等。

指南提出烟草依赖是一种值得积极治疗的慢性疾病，需要反复干预。只有少数吸烟者第一次戒烟就完全戒掉，大多数吸烟者均有戒烟后复吸的经历，需要多次尝试才能最终戒烟。目前我们已有一些可使烟草依赖者摆脱成瘾甚至永久戒除的有效治疗方法，但烟草依赖的治疗是一个长期过程，需要持续进行，在这个过程中应强调心理支持和建议的重要性。医师要帮助每个吸烟者朝着戒掉最后一支烟的目标努力，每次至少解决吸烟者戒烟过程中的一点问题。迄今为止，还没有任何其他临床干预措施像干预吸烟那样，能够如此有效地减少疾病的发生、防止死亡和提高生活质量。

386. 什么是 "SHAO 100" 原则？

高血压合并多种危险因素时降脂目标为：LDL-C<100mg/dL（2.6mmol/L），其具体入选标准为 "SHAO 100" 原则，即高血压患者同时合并 ≥ 3 个危险因素：（1）吸烟（Smoking）；（2）早发缺血性心血管病家族史（Family History）；（3）年龄（Age）：男 ≥ 45 岁，女 ≥ 55 岁；（4）肥胖（Obesity）。

控
烟
篇

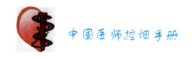

387. 如何拒吸二手烟？

（1）告诉别人和你的朋友，你不喜欢吸烟；

（2）不接受别人吸烟，要养成拒绝的习惯；

（3）不论身在何地，坚持选择"禁止吸烟区"。

以下几点有助于减少已吸入的二手烟对我们身体所造成的伤害：（1）多吃新鲜的富含胡萝卜素及维生素 C 的蔬菜、水果（如木瓜、蕃茄、胡萝卜、南瓜等蔬果），因为维生素具有抗氧化的功能，可以抗癌；（2）多喝水，多排尿，多运动，多排汗，可以加速排除体内的尼古丁等有害物质。

388. 戒烟在预防策略中的地位如何？

医学的进步，使得目前已经有大量的预防手段被循证医学证明是确切有效的。然而对医师和患者来说，难题在于判断哪些预防措施是最佳组合。对于医疗保险和公费医疗政策制定者来说，需要确定哪些预防措施应该被纳入保健体系；对于卫生策略制定者而言，需要明确哪些措施能使最多的人群获益并且具有最佳的投入产出比，从而作为预防策略的重点。

上述问题的解决有赖于对目前常用的预防措施进行客观、公正的评价。2006 年底，美国国家预防工作委员会（NCPP）对美国常用的 15 项主要疾病预防措施进行了评价和排序，其目的是为政府卫生决策部门和医疗保健系统提供科学参考依据，看哪些预防措施能带来更多的获益、更好的性价比。结果显示，阿司匹林、儿童疫苗和戒烟是综合疗效和效价比最高的疾病预防措施。

2006 年美国国家预防工作委员会（NCPP）对多种预防措施的排序

美国临床预防措施	健康获益评分	经济效益评分	总分
应用阿司匹林预防心血管病 （男≥40岁，女≥50岁）	5	5	10
儿童时期免疫	5	5	10
吸烟筛查和戒烟	5	5	10
结肠癌筛查（≥50岁）	4	4	8
高血压筛查（≥50岁）	5	3	8
胆固醇筛查和治疗 （男≥35岁，女≥45岁）	5	2	7
肥胖筛查	3	2	5
成人糖尿病筛查	1	1	2

389. 控烟禁烟的标语有哪些?

（1）健康随烟而灭！有多少生命可以重来?

（2）健康，随烟而逝；病痛，伴烟而生！

（3）有时候相爱是一种无奈，有时候离开是另一种安排。为了爱你和你爱的人，请不要吸烟。

（4）如今吞云吐雾，将来病痛缠身。

（5）No smoking , No crying.

（6）青烟长在，恶梦长随。

（7）香烟是魔鬼的契约。

（8）提神不妨清茶；消愁不如朋友；若吸烟，又何苦?

（9）If you smoke , tomorrow is a good day to die.

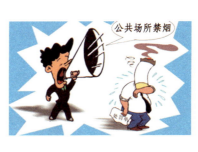

（10）不一定烟雾缭绕的地方才是天堂。

（11）小小一支烟，危害万万千。

（12）无烟世界，清新一片。

（13）吸烟，我们可以选择，那么，生命呢？

（14）还人类一片清新，请丢掉手中的香烟。

（15）点燃香烟的一刹那，你也点燃了死亡的导火索。

（16）不抽一支烟，快乐似神仙！

（17）让你的肺清亮一点。

（18）烟缈缈兮肺心寒，尼古丁一进兮不复还。

（19）曾经有一堆烟摆在我面前，我没好好珍惜，而今后悔莫及；如果上天，再给我一次机会，我会对那鬼东西吼一声"get out"。

（20）想说爱你（吸烟）并不是很容易的事，那需要太大的勇气。

（21）都说吸烟的男人够潇洒，可知香烟的危害有多大？

（22）请把火柴留给你的生日蜡烛，而不是香烟。

（23）生命只有一次，怎能断送在香烟上？

（24）燃烧的是香烟，消耗的是生命。

（25）It is easier to start than it is to stop. Tobacco, it's killing the one you love.

（26）蜡烛——燃烧自己，照亮别人；香烟——燃尽自我，贻害众生。做蜡烛 or 吸烟？

（27）千山鸟飞绝，万径人踪灭。吞云吐雾中，物物皆湮灭。

（28）吸烟几时止？美景几时还？青春何能驻？生命何与共？只愿君能禁吸烟，盼回"无烟好世界"！

（29）吸烟是你最简单的快乐，也让你最彻底地哭泣。

（30）我最怕烟雾蒙蒙，看不清你的面容。

（31）摒弃吸烟陋习，创造健康新时尚。

（32）珍惜生命，崇尚文明生活；热爱生命，养成良好习惯。

（33）远离烟草，拒吸第一支烟；净化空气，保护环境卫生。

（34）拒绝烟草，珍爱生命。

（35）吸烟有害健康。

（36）远离烟草，崇尚健康，爱护环境。

（37）此处禁止吸烟，"中华烟也不行"。

（38）为了妇女儿童的健康，请勿吸烟。

（39）也许，你的指尖夹着他人的生命。

（40）为了让人类多繁衍几代，让我们从今天起就戒烟吧！

控
烟
篇

附 表

附表 1　健康基石

合理饮食	每天 100 克荤菜（鱼、肉等）
	每天 200 克水果
	每天 300 克粗细搭配的主食（50 ~ 75 克杂粮）
	每天 500 克多个品种的蔬菜
	每天 2000 大卡以内的总热量
	每天烹调油用量 20 ~ 25 克
	每天食盐不超过 6 克
	每天 6 ~ 8 杯（1500 毫升左右）水
	每周坚果 50 ~ 70 克
	每周不多于 5 个鸡蛋
适当运动	每次运动总时间 40 ~ 60 分钟（有氧平地运动为主）
	准备热身活动 5 ~ 10 分钟
	训练活动 30 ~ 40 分钟
	结束整理活动 5 ~ 10 分钟
	频率：3 ~ 5 次 / 周
	靶心率 = 静息心率 +20 ~ 30 次 / 分
戒烟限酒	如吸烟，应积极戒烟
	如饮酒，男性每天饮用的酒精量不超过 25 克，女性不超过 15 克
心理平衡	助人为乐，知足常乐，自得其乐
	心理健康，良好睡眠

附表 2　WHO 关于健康的十项标准

（1）精力充沛，能从容不迫地应付日常生活和工作；
（2）处事乐观，态度积极，乐于承担任务，不挑剔；
（3）善于休息，睡眠良好；
（4）应变能力强，能适应各种环境变化；
（5）对一般感冒和传染病有一定的抵抗力；
（6）体重适当，体态均匀，身体各部位比例协调；
（7）眼睛明亮，反应敏锐，眼睑不发炎；
（8）牙齿洁白，无缺损，无疼痛感，牙龈正常，无蛀牙；
（9）头发光洁，无头屑；
（10）肌肤有光泽，有弹性，走路轻松，有活力。

附表 3　布瑞斯朗十大新健康生活习惯

（1）防治肥胖	（6）不过度摄取甜食
（2）少喝酒	（7）保证深度睡眠
（3）戒烟	（8）不过度摄取脂肪
（4）每天步行 1 小时以上	（9）饭后刷牙
（5）吃饭七八成饱	（10）控制盐分

附表 4　生活习惯自查表

（1）每天都吃早饭
（2）每天平均睡 7 ~ 8 小时
（3）吃饭时比较注重营养的均衡
（4）不吸烟
（5）定期运动，或每周进行 1 次以上能让人流汗的运动
（6）每天快步行走时间总计超过 1 小时
（7）适量饮酒
（8）每天的平均工作时间控制在 9 小时以内
（9）自我感觉精神压力不大
（10）每天饭后刷牙

注：9 ~ 10 分：良；6 ~ 8 分：中；5 分以下：差。

图书在版编目（CIP）数据

中国医师控烟手册 / 郭航远等主编.— 3版.— 杭州：浙江大学出版社，2019.6
ISBN 978-7-308-19151-7

Ⅰ.①中… Ⅱ.①郭… Ⅲ.①戒烟—手册 Ⅳ.
①R163.2-62

中国版本图书馆CIP数据核字（2019）第092978号

中国医师控烟手册（第三版）

主编　　郭航远　　池菊芳

　　　　张邢炜　　郭诗天

责任编辑　余健波
责任校对　王安安
封面设计　周　灵
出版发行　浙江大学出版社
　　　　　（杭州天目山路148号　邮政编码：310007）
　　　　　（网址：http://www.zjupress.com）
排　　版　浙江时代出版服务有限公司
印　　刷　绍兴市越生彩印有限公司
开　　本　880mm×1230mm　1/32
印　　张　9.5
字　　数　264千
版 印 次　2019年6月第3版　2019年6月第1次印刷
书　　号　ISBN 978-7-308-19151-7
定　　价　50.00元

版权所有　翻印必究　　印装差错　负责调换

浙江大学出版社发行中心联系方式：（0571）88925591；http://zjdxcbs.tmall.com